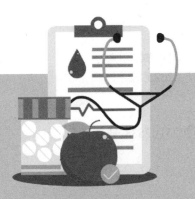

ZHONGXIYI JIEHE
TANGNIAOBING MANBING GUANLI SHOUCE

中西医结合糖尿病慢病管理手册

主　编：阴永辉　　孔　畅　　张效丽
副主编：魏思宁　　张新颖　　祝然然　　刘轶凡　　张传锋
编　委：李思毅　　周　吉　　王子晨　　赵　晟　　辛颖倩
　　　　刘　娜　　张雅琦　　刘映君　　王文宽　　张金涛
　　　　刘雅坤　　高　硕　　徐婷婷　　刘洪银　　成昕昕
　　　　满文轩　　王艳杰

苏州大学出版社
Soochow University Press

图书在版编目(CIP)数据

中西医结合糖尿病慢病管理手册 / 阴永辉,孔畅,张效丽主编. --苏州:苏州大学出版社,2025.2.
ISBN 978-7-5672-4944-8

Ⅰ. R587.105-62

中国国家版本馆 CIP 数据核字第 2025DJ2538 号

书　　名:	中西医结合糖尿病慢病管理手册
主　　编:	阴永辉　孔　畅　张效丽
责任编辑:	汤定军
助理编辑:	樊慧娟
封面设计:	吴　钰
出版发行:	苏州大学出版社(Soochow University Press)
社　　址:	苏州市十梓街1号　邮编:215006
印　　装:	镇江文苑制版印刷有限责任公司
网　　址:	http://www.sudapress.com
邮　　箱:	sdcbs@suda.edu.cn
邮购热线:	0512-67480030
销售热线:	0512-67481020
开　　本:	700 mm×1 000 mm　1/16　印张:17.25　字数:301千
版　　次:	2025年2月第1版
印　　次:	2025年2月第1次印刷
书　　号:	ISBN 978-7-5672-4944-8
定　　价:	68.00元

凡购本社图书发现印装错误,请与本社联系调换.
服务热线:0512-67481020

目 录

绪 论

一、糖尿病慢病管理的目的 ………………………………………… 1

二、糖尿病慢病管理的重要性 ……………………………………… 2

三、糖尿病慢病管理面临的挑战 …………………………………… 3

四、中医糖尿病慢病管理的特色及价值 …………………………… 5

五、中西医结合糖尿病慢病管理规范制定的重要性 ……………… 7

第一章 中西医对糖尿病的认识

一、西医对糖尿病的基本认识 ……………………………………… 9

（一）糖尿病前期 ………………………………………………… 10

（二）糖尿病期 …………………………………………………… 11

（三）糖尿病并发症期 …………………………………………… 15

二、中医对糖尿病的基本认识 ……………………………………… 23

（一）中医糖尿病的基本概念 …………………………………… 23

（二）消渴的病因病机 …………………………………………… 26

（三）消渴的施治 ………………………………………………… 28

第二章 中西医对糖尿病的治疗

一、西医对糖尿病的治疗 …………………………………………… 67

（一）生活方式管理 ……………………………………………… 67

（二）药物治疗 …………………………………………………… 69

（三）代谢手术治疗 ……………………………………………… 74

（四）干细胞移植 ······ 75
（五）血糖监测 ······ 77
（六）教育和自我管理 ······ 79
（七）三级预防 ······ 79

二、中医治疗糖尿病的理论基础 ······ 82
（一）基础理论 ······ 82
（二）病因学 ······ 84
（三）病机学 ······ 86
（四）治疗学 ······ 89

三、中医对糖尿病的治疗 ······ 90
（一）辨证施治 ······ 90
（二）中药食疗 ······ 92
（三）中药代茶饮 ······ 92
（四）中成药 ······ 93
（五）名方验方 ······ 95
（六）中医特色疗法 ······ 96
（七）传统功法 ······ 98
（八）情志疗法 ······ 104
（九）音乐疗法 ······ 106

第三章　糖尿病慢病管理策略

一、慢病管理的现状及应用 ······ 108
（一）慢病的现状 ······ 108
（二）慢病管理的重要性 ······ 109
（三）慢病管理面临的主要问题 ······ 110
（四）慢病管理的时代性 ······ 112

二、慢病管理在防治糖尿病中的重要性 ······ 113
（一）慢病管理对糖尿病的危险因素的干预 ······ 113
（二）慢病管理在糖尿病前期的干预 ······ 115
（三）慢病管理在糖尿病期及其并发症期的应用 ······ 116

三、中医治未病思想在慢病管理中的应用 ……………………… 118
　　（一）治未病思想的产生 ………………………………………… 118
　　（二）治未病思想的应用 ………………………………………… 118
四、糖尿病慢病管理基本流程 ………………………………………… 121
　　（一）医院对糖尿病患者的慢病管理 …………………………… 121
　　（二）社区对糖尿病患者的慢病管理 …………………………… 123
　　（三）中医对糖尿病患者的慢病管理 …………………………… 124

第四章　糖尿病患者健康教育要点

一、糖尿病健康教育的方式 …………………………………………… 128
　　（一）教育方法 …………………………………………………… 128
　　（二）教育形式 …………………………………………………… 129
二、糖尿病健康教育的内容及要点 …………………………………… 138
　　（一）糖尿病基础知识 …………………………………………… 138
　　（二）医学营养治疗 ……………………………………………… 139
　　（三）运动 ………………………………………………………… 142
　　（四）戒烟 ………………………………………………………… 143
　　（五）情志疏导 …………………………………………………… 143
　　（六）降糖药物治疗过程中的健康教育 ………………………… 144
　　（七）血糖自我监测注意事项 …………………………………… 145
　　（八）并发症预防 ………………………………………………… 145
　　（九）日常生活管理 ……………………………………………… 146
　　（十）中医养生保健 ……………………………………………… 147

第五章　中医体质学说在糖尿病慢病管理中的应用

一、糖尿病前期 ………………………………………………………… 150
　　（一）痰湿质 ……………………………………………………… 150
　　（二）湿热质 ……………………………………………………… 152
　　（三）阴虚质 ……………………………………………………… 155
二、糖尿病期 …………………………………………………………… 158
　　（一）阴虚质 ……………………………………………………… 158

（二）血瘀质 　　161
　　（三）阳虚质 　　164
　　（四）气虚质 　　167
　　（五）痰湿质 　　170
三、糖尿病慢性并发症期 　　172
　　（一）糖尿病肾病 　　172
　　（二）糖尿病周围神经病变 　　182
　　（三）糖尿病心血管病变 　　191
　　（四）糖尿病脑血管病变 　　199
　　（五）糖尿病视网膜病变 　　207
　　（六）糖尿病胃肠病变 　　214
附：中医特色治疗 　　221

第六章　糖尿病互联网管理

一、互联网在糖尿病管理中的作用 　　225
　　（一）糖尿病管理互联网平台和应用程序的发展历程 　　225
　　（二）互联网技术对糖尿病患者的影响 　　226
二、糖尿病互联网管理工具 　　228
　　（一）糖尿病管理应用程序和软件 　　228
　　（二）血糖监测设备和远程监测设备 　　230
　　（三）人工智能在糖尿病管理中的应用 　　231
三、血糖监测与数据管理 　　232
　　（一）CGM 的原理和使用 　　232
　　（二）血糖数据的收集、分析和可视化 　　233
　　（三）云端数据存储和分享 　　234
四、互联网饮食和运动管理 　　236
　　（一）互联网饮食计划和糖尿病食谱 　　236
　　（二）运动跟踪和建议应用程序 　　237
　　（三）健康饮食和锻炼的在线资源 　　238
五、互联网药物管理和治疗方案 　　240
　　（一）药物管理应用程序和提醒系统 　　240

（二）个性化治疗计划的制订 …………………………………… 241
　　（三）糖尿病患者的药物依从性问题 …………………………… 243
六、互联网与糖尿病教育 …………………………………………… 244
　　（一）在线糖尿病教育资源 ……………………………………… 244
　　（二）社交媒体和糖尿病支持社群 ……………………………… 245
　　（三）远程糖尿病教育的发展 …………………………………… 246
　　（四）糖尿病互联网管理的适用条件 …………………………… 247
七、互联网医疗糖尿病线上诊疗和管理规范 ……………………… 249
　　（一）病情评估 …………………………………………………… 250
　　（二）目标设定 …………………………………………………… 253
　　（三）干预管理 …………………………………………………… 255
八、数据隐私和安全性 ……………………………………………… 256
　　（一）糖尿病数据的隐私保护问题 ……………………………… 257
　　（二）互联网平台的安全性和合规性 …………………………… 257
九、糖尿病管理新模式 ……………………………………………… 259
　　（一）糖尿病协同管理团队 ……………………………………… 259
　　（二）运行模式 …………………………………………………… 259
　　（三）保障机制 …………………………………………………… 260
十、未来糖尿病互联网管理趋势和展望 …………………………… 260
　　（一）未来糖尿病互联网管理的技术趋势 ……………………… 260
　　（二）互联网在全球糖尿病流行病学中的作用 ………………… 261
　　（三）糖尿病互联网管理的社会影响和未来挑战 ……………… 263

参考文献 ……………………………………………………………… 266

绪 论

一、糖尿病慢病管理的目的

糖尿病是一种严重的慢性疾病,它对患者的身体健康和生活质量造成了严重威胁。糖尿病的患病率在全球范围内持续增加,成为一个严重的公共卫生问题。因此,开展糖尿病慢病管理变得至关重要。其旨在指导医疗机构、医生和患者如何更好地管理糖尿病,以降低并发症风险、提高生活质量、降低医疗成本、促进患者自我管理。

1. 降低并发症风险

糖尿病患者因长期在高血糖状态下,容易发生多种并发症,包括心血管疾病、视网膜病变、肾病、神经病变等。糖尿病慢病管理的首要目的是降低这些并发症的风险。规范治疗和控制血糖水平,可以有效降低并发症的发生率。

2. 提高生活质量

糖尿病对患者的日常生活产生了很大影响,包括饮食、运动、用药等方面的限制。糖尿病慢病管理的目的之一是帮助患者更好地适应疾病,提高生活质量。通过教育患者如何正确饮食和合理运动,以及如何正确用药和监测血糖,可以减轻糖尿病对患者生活造成的不良影响。

3. 降低医疗成本

糖尿病患者通常需要定期就医进行各种检查,以及购买药物,这会产生相当高的医疗费用。患者的糖尿病如果得不到有效管理,可能需要更多的医疗资源,增加医疗成本。规范的管理可以减少不必要的医疗开支,减轻医疗系统的负担,促进社会资源的有效利用。

4. 促进患者自我管理

糖尿病是一种需要患者积极参与管理的慢性疾病。患者的自我管理能力对于疾病控制至关重要。开展糖尿病慢病管理的目的之一是培养患者积极管理糖尿病的意识和能力,包括合理饮食、按时用药、监测血糖、定期锻炼等。这不仅有助于更好地控制疾病,还可以提高患者对自身健康的责任感和信心。

二、糖尿病慢病管理的重要性

糖尿病慢病管理的重要性在于其直接关系到糖尿病患者的生命质量和健康状况。通过维持稳定的血糖水平、预防并控制并发症、采用健康的生活方式和合理的药物治疗,糖尿病慢病管理可以帮助患者过上更健康的生活、拥有更长的寿命。此外,慢病管理还有助于降低医疗成本,增进患者和社会的福祉。因此,慢病管理在糖尿病治疗中扮演着不可或缺的角色,应受到广泛的关注和实施。

1. 控制血糖水平

糖尿病的主要特征是高血糖。高血糖可以损害血管、神经和器官,导致心血管疾病、视网膜病变、肾病、神经病变等并发症。通过定期检测血糖水平并采取控制措施,可以降低这些并发症风险。

2. 延长寿命

糖尿病患者如果能够有效管理疾病,可以降低早逝的风险。高血糖对健康有害,但合理的治疗和生活方式的改变可以延长寿命。

3. 减轻医疗负担

糖尿病的并发症需要昂贵的医疗护理和治疗。积极的糖尿病管理可以降低这些成本,减轻医疗负担,因为预防并发症通常比治疗要经济实惠。

4. 有助于个性化治疗

每个糖尿病患者的情况都不同,需要个性化的治疗计划。慢病管理可以帮助医疗专业人员更好地了解患者的需求,并制订适合的治疗方案。同时慢病管理提供了教育和支持,帮助患者更好地进行自我管理。

5. 有助于提高社会经济效益

通过预防并发症和减少医院住院,慢病管理有助于降低医疗支出,减轻社会经济负担。

总之,糖尿病慢病管理的必要性在于预防并控制疾病,减少并发症风险,提高生活质量,延长寿命,降低医疗成本。这需要积极的医疗监管、患者教育和生活方式的改变,以便患者可以更好地管理自身疾病。

三、糖尿病慢病管理面临的挑战

糖尿病是全球公共健康问题之一。根据世界卫生组织的数据,全球有超过 4 亿人患糖尿病。虽然糖尿病慢病管理在控制疾病发展和降低社会负担方面至关重要,但这一过程中也面临多种挑战。

糖尿病是一种复杂的慢性疾病,其管理涉及多个方面的挑战和影响因素。要有效管理糖尿病,患者、医疗系统、社会文化等多方面必须协同工作。以下是整合后的糖尿病慢病管理中的主要挑战和影响因素。

1. 患者依从性与教育

患者依从性是糖尿病慢病管理的基础。糖尿病患者需要遵循医嘱,长期、持续地进行药物治疗、饮食和生活方式的调整。然而,低依从性是慢病管理中的一大挑战。患者可能会因缺乏自我管理的动力、治疗的复杂性或对疾病缺乏了解而导致低依从性。而且,许多患者对糖尿病缺乏足够的了解,包括如何自我管理和预防并发症。对患者的教育不足可能导致治疗计划的失败,因此需要通过健康教育和咨询提高患者对疾病的理解和管理能力。

2. 复杂的治疗方案

糖尿病慢病管理通常需要综合治疗方案,包括药物治疗、饮食控制、运动、血糖监测等多种措施。一些糖尿病患者需要使用多种药物来控制血糖水平,管理这些药物的用法和剂量需要定期监测和调整,以确保安全和有效。如此复杂的治疗方案要求患者理解并遵守,这对一些患者来说可能是极具挑战性的。

3. 社会、文化和生活方式因素

社会和文化因素显著影响糖尿病慢病管理。例如,在某些文化中,高糖、高脂饮食是常见的,这使得糖尿病慢病管理更加困难。而饮食和运动对于糖尿病慢病管理又是至关重要的,但改变生活方式通常是一项困难的任务。患者可能面临饮食控制、体重管理和运动习惯改变方面的挑战。许多患者难以维持健康的生活方式,从而影响治疗效果。

4. 医疗资源与技术挑战

尽管现有的医疗技术(如持续血糖监测系统)有助于糖尿病慢病管理,但其高成本和操作的复杂性阻碍了普及。对某些患者来说,这些技术可能难以使用或负担不起,限制了它们在人群中的广泛应用,与此同时还伴随着医疗资源不同程度的局限,这对糖尿病慢病管理构成挑战。缺乏足够的医疗人员和设施可能导致患者无法获得持续的专业支持和指导。

5. 经济因素与长期治疗需求

糖尿病慢病管理涉及不菲的成本,包括医疗费用、药物费用、健康保险等。社会经济原因可能使一些患者无法获得必要的治疗和药物,从而影响疾病的控制。而糖尿病是一种终身慢性疾病,需要长期的治疗和管理,这可能造成患者心理和生活上的负担。持续的治疗需求也可能导致"治疗疲劳",即患者因长期治疗而感到倦怠或不愿意继续治疗。

6. 疾病复杂性与并发症风险

糖尿病是一种复杂的慢性疾病,患者可能需要个性化的治疗方案。这种复杂性意味着不同类型的糖尿病(如1型、2型和妊娠期糖尿病)及患者的个体差异需要不同的管理策略。未经适当管理的糖尿病可能导致多种严重并发症,如心血管疾病、肾病、视网膜病变等。避免这些并发症需要密切的监测和治疗,这也增加了糖尿病慢病管理的复杂性。

糖尿病慢病管理是一个非常复杂但至关重要的课题,需要综合多方面因素来进行全面的考量和应对。随着医疗科技的不断进步和社会认识的加深,糖尿病慢病管理将会得到越来越多的重视和改善。

四、中医糖尿病慢病管理的特色及价值

糖尿病是一种慢性代谢性疾病。传统中医学在糖尿病慢病管理中具有悠久的历史和丰富的经验,其独特的治疗理念和方法为糖尿病患者提供了一条全新的治疗途径。中医糖尿病慢病管理以中医传统理论为基础,结合现代医学研究成果,形成了一套独特的管理体系,有助于提高患者的生活质量,降低并发症风险。以下是关于中医糖尿病慢病管理的特点及价值分析。

1. 整体观念

中医糖尿病慢病管理强调整体观念,将糖尿病视为身体内环境失调的结果。中医认为,糖尿病的发生与气血、阴阳、脏腑等多个方面的失衡有关。因此,中医治疗不仅仅关注血糖水平的控制,还注重调整患者的体质,通过中药、针灸、食疗等手段来调整身体的阴阳平衡,改善脏腑功能。

2. 个体化治疗

中医糖尿病慢病管理充分考虑到患者的体质、年龄、性别、病史等个体差异,制订个性化的治疗方案。不同患者的糖尿病表现和病因可能不同,因此需要个体化的治疗。中医会根据患者的体质辨证施治,选择适合的中药方剂、针灸穴位和饮食疗法,提高治疗的针对性和有效性。

3. 中药治疗

中医糖尿病慢病管理强调中药治疗的重要性。中药被视为一种天然药物,具有调理人体的潜力。许多中药具有降血糖、改善胰岛功能、保护肾脏等作用。例如,苦瓜、黄芪、五味子等中药被广泛应用于糖尿病治疗。《中华人民共和国药典》规定了中药的使用方法和剂量,以确保治疗的安全和有效。

4. 针灸疗法

针灸作为中医的重要治疗方法,在糖尿病慢病管理中也发挥着重要作用。针灸可以调整人体的气血流动,促进胰岛素分泌,改善胰岛功能。针刺特定的穴位可以有效降低血糖水平,改善糖尿病症状。针灸疗法明确了针灸治疗的适应证和操作方法,确保患者受益于这一疗法。

5. 饮食疗法

中医糖尿病慢病管理强调合理饮食的重要性。根据中医理论,不同类型

的糖尿病患者应采用不同的饮食策略。饮食疗法包含详细的饮食建议,如选择低糖、低脂、高纤维的食物,控制餐次和餐量,避免寒凉食物或过于刺激的食物等,以维持血糖稳定。

6. 生活方式调整

中医糖尿病慢病管理强调生活方式调整的重要性。除了中药治疗和针灸疗法,中医糖尿病慢病管理还建议患者积极参与体育锻炼、保持适当的体重、戒烟限酒、调节情绪等。这些生活方式的调整有助于降低血糖水平,促进全身健康。

7. 综合治疗效果

中医糖尿病慢病管理的综合治疗效果是其重要价值之一。通过多途径、个性化的治疗,患者可以获得更全面、更有效的治疗效果,提高生活质量,减少疾病带来的不便和风险。

(1)多途径治疗

中医糖尿病慢病管理综合运用中药、针灸、饮食疗法、生活方式调整等多种治疗手段,能够针对患者不同的病情和特点进行个性化管理,从而提高治疗的全面性和综合效果。

(2)辨证施治

中医治疗强调辨证施治,即根据患者的体质、病情和病机选择合适的治疗方法。这意味着治疗更具针对性,可以更好地根据患者的具体情况来调整治疗方案,提高疗效。

(3)降低药物副作用

中医疗法中的中药通常采用天然植物、动物或矿物为原料,相对于某些现代药物,中药在一定程度上减弱了药物的副作用和不良反应。这有助于减轻患者的不适感,提高治疗的耐受性。

(4)促进自愈机能

中医治疗注重调整患者的整体健康状态,强调身体的自愈机能。中药、针灸等治疗可以促进患者的免疫力、代谢和自我修复机能,有助于改善患者的整体健康状况。

(5)维护长期健康

糖尿病是一种慢性疾病,需要长期管理和治疗。中医综合治疗的优势在于其不仅可以控制病情,还可以帮助患者调整生活方式、饮食习惯等,从而维护长期健康,减少疾病复发的风险。

五、中西医结合糖尿病慢病管理规范制定的重要性

本手册对糖尿病慢病管理的内容进行了规范化。制定中西医结合糖尿病慢病管理规范(以下简称规范)具有极其重要的意义,规范可以指导医护人员对糖尿病患者实施规范化、标准化的诊断和治疗。

1. 提供科学指导

规范提供了基于传统中医和现代医学的治疗指南,有助于医护人员更好地理解糖尿病的特点和治疗原则,从而应对糖尿病患者的需求。规范为医生提供了治疗方案,不仅可以帮助他们更有效地管理患者的糖尿病,减轻患者的病痛;也有助于提高医疗质量,确保患者能够获得最佳的医疗服务;还有助于减少不必要的医疗差异。在不同的医疗机构和地区,糖尿病患者可能会接受不同的治疗方案,这可能导致治疗效果的差异。统一的管理规范可以减少这种差异,提高糖尿病患者的治疗一致性。

2. 个体化治疗

规范强调辨证施治的原则,将糖尿病分为不同的中医证型,并根据患者的具体病情进行个性化治疗。这意味着患者能够获得更符合其个体需要的治疗方案,提高了治疗的有效性。

3. 综合治疗

规范鼓励中医与现代医学相结合,形成综合治疗的模式。这充分发挥了中西医结合的优势,同时也借助现代药物和技术的支持,提高了治疗效果,有助于更全面地管理患者的病情。

4. 预防并发症

糖尿病患者容易出现多种并发症,规范中的管理措施有助于预防这些并发症的发生或减轻其严重程度,提高患者的生活质量。

5. 患者教育

规范强调患者教育在糖尿病管理中的重要性,帮助患者了解疾病并进行有效管理。通过教育,患者可以更好地了解自己的健康状况,提高治疗依从

性。规范还为患者提供清晰的生活方式建议,帮助控制血糖并降低并发症风险。这有助于患者积极参与治疗过程,提高治疗成功率。

6. 降低医疗成本

规范的制定还可以降低医疗成本,通过提供明确的治疗指南,减少不必要的医疗检查和治疗,从而节省医疗资源。这对于医疗系统的可持续性非常重要。

7. 促进研究和发展

规范的制定需要基于大量的研究和临床实践数据,它有助于推动中西医结合糖尿病治疗领域的研究和发展。

综上所述,制定中西医结合糖尿病慢病管理规范对于提高医疗质量、减少差异、促进自我管理以及降低医疗成本都具有重要的意义。

第一章 中西医对糖尿病的认识

一、西医对糖尿病的基本认识

糖尿病是由遗传、环境、免疫等因素引起的以慢性高血糖及其并发症为特征的代谢性疾病。糖尿病的基本病理生理为相对或绝对的胰岛素不足所引起的代谢紊乱,涉及糖、蛋白质、脂肪、水及电解质等多种代谢紊乱。糖尿病最典型的表现为"三多一少"综合征,即多饮、多尿、多食和体重减轻。但在临床上由于患者的体质不同,同一种糖尿病类型在不同患者身上表现的症状特点不一致,这几种症状表现往往不突出,故病情发展易被患者忽视。许多糖尿病患者因糖尿病并发症前来就诊,追其根源才发现血糖升高。

近些年来,糖尿病的发病率急剧上升,成为危害人类健康的慢性病之一,同时也是全球性重大公共卫生问题之一。2017年的《中国2型糖尿病防治指南》[1]显示,中国成人糖尿病和糖尿病前期最新患病率分别为10.9%和35.7%,其中新诊断糖尿病患病率为6.9%,既往已知糖尿病患病率为4.0%,40岁以下糖尿病患病率高达5.9%。糖尿病具有高发病率、高致残率、高病死率、高医疗负担,以及病情复杂、隐匿期长、病程长等慢性病的共同特点[2],是继恶性肿瘤、心血管疾病后第三大健康杀手,正严重威胁着人民的健康,已成为当今社会严重的公共卫生问题。

糖尿病分为1型糖尿病、2型糖尿病、妊娠糖尿病和其他类型糖尿病。2型糖尿病又分为3个阶段,即糖尿病前期、糖尿病期和糖尿病并发症期。

（一）糖尿病前期

糖尿病前期是糖尿病的早期阶段，这个时期人们需要采取措施来预防和控制糖尿病的发展。

1. 糖尿病前期的定义

糖尿病前期是指血糖水平高于正常范围，但尚未达到糖尿病的诊断标准。传统上，糖尿病前期主要根据空腹血糖水平进行定义，通常将空腹血糖水平在正常范围和糖尿病范围之间的情况定义为糖尿病前期。

2. 糖尿病前期的类型

糖尿病前期可以分为两种类型：空腹血糖受损和糖耐量异常。

（1）空腹血糖受损

空腹血糖受损是指空腹血糖水平高于正常范围，但不足以诊断为糖尿病，即 6.1 mmol/L≤空腹血糖<7.0 mmol/L，糖负荷后 2 小时血糖<7.8 mmol/L。空腹血糖高是最常见的糖尿病前期类型，也是转变为 2 型糖尿病的主要风险因素之一。

（2）糖耐量异常

糖耐量异常是指在口服葡萄糖耐量试验（OGTT）中，血糖水平在正常和糖尿病之间的情况，即空腹血糖<7.0 mmol/L，7.8 mmol/L≤糖负荷后 2 小时血糖<11.1 mmol/L。OGTT 是一种常用的检测方法，可以评估人体对葡萄糖的处理能力。

这两种情况出现一种就需要引起警惕。但是值得注意的是，这一阶段的血糖指标并未达到糖尿病的诊断标准，如果及时发现指标异常并采取积极合理的措施加以控制，患者的胰岛功能可以得到改善甚至恢复到正常状态，其指标可以回到正常范围，后续也不需要终身服药治疗。

3. 糖尿病前期的风险因素

一系列的风险因素可能增加一个人进入糖尿病前期的风险。这些风险因素包括以下几种。

① 超重或肥胖：肥胖是 2 型糖尿病的重要危险因素之一。

② 缺乏体育锻炼：长期缺乏体育锻炼可增加糖尿病前期的风险。

③ 高血压：高血压与糖尿病前期的发病率有关。

④ 高胆固醇水平:高胆固醇水平与糖尿病前期有一定的关联。

⑤ 家族病史:家族中有糖尿病病例的人进入糖尿病前期的风险更高。

⑥ 年龄:随着年龄的增加,进入糖尿病前期的风险也增加。

4. **糖尿病前期的症状**

糖尿病前期通常是无症状的,这也是它经常被忽视或未被察觉的原因。大多数人只有在做常规体检时才发现自己处于糖尿病前期。然而,一些人可能会有与高血糖相关的轻微症状,如尿频、口干、疲倦、体重波动等。这些症状是非特异性的,也可能被忽视,因为它们在生活中并不罕见。

由于这一阶段糖尿病的症状不明显,往往通过特定检查才能发现,所以有家族糖尿病病史及饮食不节、生活不规律的人群,不论身体有无不适,都需要定期检查自己的血糖情况。

5. **糖尿病前期的管理和预防**

糖尿病前期的管理和预防可以有效降低进展为糖尿病的风险。以下是一些常用的管理和预防措施。

① 健康的生活方式:采用健康的饮食习惯,包括减少高糖和高脂肪食物的摄入,增加蔬菜、水果、全谷物和高纤维食物的摄入。保持适度的体育锻炼和做好体重控制也非常重要。

② 药物干预:对于高风险人群,医生有时会考虑使用药物进行治疗,如胰岛素增敏剂或抗糖尿病药物。但药物治疗通常仅在饮食和生活方式改变无效或无法实施时推荐使用。

③ 定期检查:定期进行血糖检测和身体健康检查,对医生进行定期随访。定期检查有助于监测血糖水平的变化,了解糖尿病前期的进展。

在制订管理和预防方案时,建议咨询医生。早期发现和干预是预防和控制糖尿病发展的关键。

(二)糖尿病期

糖尿病是一种慢性疾病,以持续高血糖为特征。

1. **糖尿病的定义和类型**

糖尿病是指由于胰岛素分泌不足或细胞对胰岛素反应不佳,血液中的葡萄糖不能被正常利用,从而引起血糖升高的慢性疾病。糖尿病主要有以下几种类型。

(1) 1 型糖尿病

1 型糖尿病(type 1 diabetes mellitus, T1DM)也被称为胰岛素依赖型糖尿病或青少年糖尿病。这种类型的糖尿病通常在儿童、青少年或成人年轻时期发病。1 型糖尿病是由自身免疫反应导致的胰岛素产生不足,免疫系统攻击胰岛 β 细胞,从而导致胰岛素的分泌减少或完全停止。患者需要注射外源性胰岛素来控制血糖水平。

(2) 2 型糖尿病

2 型糖尿病(type 2 diabetes mellitus, T2DM)也被称为非胰岛素依赖型糖尿病或成人糖尿病。这是糖尿病中最常见的类型,占糖尿病病例的 90% 以上。2 型糖尿病通常发生在中老年群体,尽管在儿童和青少年中也有增加的趋势。2 型糖尿病中,细胞对胰岛素的反应减弱,胰岛素的分泌也可能受损。尽管 2 型糖尿病患者自身通常能够产生胰岛素,但其量可能不足以维持正常的血糖控制。2 型糖尿病的风险因素包括肥胖、不健康的饮食、运动缺乏、家族糖尿病病史等。

(3) 妊娠糖尿病

妊娠糖尿病(gestational diabetes mellitus, GDM)是指妇女在妊娠期间发生的糖尿病。在妊娠期间,妇女的身体会产生一定的胰岛素抵抗,并且某些妊娠激素可能干扰胰岛素的作用。这种类型的糖尿病通常在妊娠后期出现,分娩后会自行消失。然而,患有妊娠糖尿病的妇女有较高的患 2 型糖尿病的风险。

(4) 特殊类型的糖尿病

特殊类型的糖尿病通常由遗传缺陷、胰腺疾病、内分泌紊乱或药物引起,包括囊性纤维化相关糖尿病、胰腺炎引起的糖尿病等。

(5) 其他特定类型糖尿病

其他特定类型糖尿病通常与基因突变或某些疾病相关,包括家族性高血糖相关糖尿病(maturity-onset diabetes of the young, MODY)、胰岛素抵抗综合征等。

2. 糖尿病的症状

糖尿病早期的症状不明显及患者对自身血糖检测的忽视,导致大部分患者发现自己血糖升高时病情已经发展到了典型的糖尿病期阶段。正是在这个时期,许多糖尿病患者可以通过平时饮食习惯的改变、体重的增减、饮水量的

第一章 中西医对糖尿病的认识

改变、排尿发生变化等表现警觉到身体出现异常。糖尿病的症状因类型和病情的不同而异。

① 频尿和多尿:由于血糖水平较高,肾脏需要排出更多的尿液,导致频尿和多尿。

② 强烈口渴和口干:频尿和多尿会导致脱水,从而引起强烈的口渴和口干。

③ 食量增加:由于细胞不能有效利用血糖,身体会感到能量不足,从而导致食量增加。

④ 感到疲倦和虚弱:由于细胞无法正常获取能量,患者可能会感到疲倦和虚弱。

⑤ 体重减轻或增加:未经控制的糖尿病可以导致体重下降,尤其 1 型糖尿病患者会如此。然而,某些类型的 2 型糖尿病患者可能有体重增加的趋势。

⑥ 视力下降:高血糖可以导致眼部组织水肿,进而导致视力下降。

⑦ 肢体刺痛或麻木:长期高血糖可能损害神经,引起四肢产生刺痛或麻木。

3. 糖尿病的诊断标准

糖尿病的诊断通常基于血糖水平的检测。常见的诊断标准包括以下几种。

① 空腹血糖测试(fasting plasma glucose,FPG):如果空腹血糖≥126 mg/dL(7.0 mmol/L),则可以诊断为糖尿病。

② 口服葡萄糖耐量测试(oral glucose tolerance test,OGTT):如果口服葡萄糖后 2 小时的血糖≥200 mg/dL(11.1 mmol/L),则可以诊断为糖尿病。

③ 随机血糖测试:如果随机血糖≥200 mg/dL(11.1 mmol/L),并伴有典型的糖尿病症状,则可以诊断为糖尿病。

4. 糖尿病的并发症

未经控制的糖尿病可能导致多种严重的并发症。

① 心血管疾病:高血糖和血脂异常可能导致冠心病、心力衰竭、高血压和脑卒中等心血管疾病。

② 眼部问题:长期高血糖可以引起视网膜病变,导致视力损失甚至失明。

③ 神经病变:糖尿病可能损害神经,导致神经病变,包括周围神经病变和

自主神经病变。

④ 肾脏疾病:糖尿病肾病是糖尿病最常见的并发症之一,它损害肾脏的滤过功能。

⑤ 下肢循环问题:糖尿病可能引起下肢循环障碍,导致糖尿病足,甚至可能导致截肢。

5. 糖尿病的管理和预防措施

糖尿病的管理目标是控制血糖水平、减轻症状、预防并发症的发展,主要可以采取以下几种措施。

① 健康生活方式:保持健康均衡的饮食习惯,控制碳水化合物摄入量,尤其是糖分和高血糖指数(glycemic index,GI)食物的摄入;进行适度的体育锻炼,如散步、慢跑、游泳或其他有氧运动。运动可以帮助控制体重、增加胰岛素敏感性和改善血糖控制。避免吸烟。

② 药物治疗:根据病情,医生可能会建议患者通过口服药物或者注射胰岛素来控制血糖水平,以达到预定的目标。

③ 血糖监控:定期检测血糖水平,可以帮助了解病情,并及时调整治疗方案。患者应咨询医生,了解如何正确地进行自我血糖监测。

④ 定期复查:定期去医院进行检查和随访,以及定期进行身体检查,包括眼科检查、肾功能评估等。

⑤ 高风险人群关注:如果有家族糖尿病病史或其他高危因素,定期接受血糖检测,并接受医生的指导和干预。

综上所述,糖尿病是一种慢性疾病,是由于胰岛素分泌不足或细胞对胰岛素反应不佳,从而导致持续高血糖。1型和2型糖尿病是最常见的两种类型。糖尿病会引起一系列症状,包括频尿、口渴、疲倦等。诊断糖尿病通常基于血糖水平的测量。未经控制的糖尿病可导致多种严重的并发症,包括心血管疾病、眼部问题、神经病变、肾脏疾病等。糖尿病的管理和预防包括饮食控制、运动、药物治疗、血糖监测和定期复查。通过采取健康的生活方式、定期体检、控制慢性病等措施,可以降低糖尿病的发病风险。在糖尿病期,如果采取积极措施控制好血糖,延缓并发症的出现与发展,糖尿病便不会对患者的生活产生过大影响。将体质理论应用于糖尿病期患者的治疗,配合西医药物与胰岛素治疗,这种中西医联合应用的模式对延缓糖尿病的发展具有重要作用。

了解并及早控制糖尿病对于减轻症状、预防并发症和提高生活质量至关重要。如果怀疑自己患有糖尿病,应尽早咨询医生以获得正确的诊断和治疗。

(三)糖尿病并发症期

经过糖尿病前期阶段和糖尿病期阶段,病程接下来便会发展到糖尿病并发症期。据统计,糖尿病并发症高达100多种,其中有多种对人体生命健康威胁度极高。因此,对于糖尿病患者来说,糖尿病诸多并发症往往代表着预后较差。如果患者的血糖长期处于相对较高的水平而不加以控制,其体内糖代谢便会异常,各项代谢也继而紊乱,作用于人体各脏腑组织,导致各器官发生病变,而这种情况基本是不可逆的。在此阶段糖尿病患者仅仅靠饮食和运动控制往往难以将血糖维持在正常水平,当发现就诊患者已经处于糖尿病并发症期而没有采取过控制血糖的措施,或者患者虽自行采取治疗措施但血糖水平仍然处于非理想状态时,应建议患者入院治疗以稳定血糖。根据病程的缓慢进展,可以将糖尿病并发症期分为急性并发症期和慢性并发症期。

1. 糖尿病急性并发症期

糖尿病急性并发症是指在糖尿病患者血糖控制不良的情况下,突然出现并且在短时间内进展较快的病理生理变化。这些急性并发症通常是由剧烈的高血糖、低血糖、代谢性酸中毒或感染等因素引起的。急性并发症包括由于代谢紊乱造成的高渗性综合征、糖尿病酮症酸中毒、乳酸性酸中毒、低血糖和糖尿病感染等。

(1)高渗性综合征

高渗透性非酮症性昏迷(hyperosmolar hyperglycemic state,HHS)是一种少见但严重的并发症,多出现于2型糖尿病患者中。它主要是由于血糖水平极高,导致血浆渗透压增加,水分从细胞内移出,引发细胞脱水和血液浓缩。HHS的典型症状包括极度口渴、多尿、乏力、意识模糊,甚至昏迷。血糖的升高会导致细胞外液渗透压在短时间内升高,为了维持人体内的代谢平衡,细胞内的水会转移至渗透压较高的细胞外液,细胞内液大量转移导致细胞脱水。又由于血液中葡萄糖浓度高,超过了肾小管对葡萄糖的重吸收能力,即肾小管的滤过作用不能将葡萄糖完全滤过,从而导致尿中出现葡萄糖,患者出现尿糖。同时肾小管发挥重吸收功能吸收葡萄糖导致肾小管液的渗透压明显增高,肾小管吸收水的能力受到影响,因此在尿液中不仅有一定浓度的葡萄糖,还有未被重吸收的大量水分,导致了糖尿病患者的多尿并伴口渴的症状,也很容易出现脱水的紊乱现象。治疗方法包括补液、纠正电解质紊乱、调整胰岛素和治疗潜在的触发因素。

（2）糖尿病酮症酸中毒

糖尿病酮症酸中毒（diabetic ketoacidosis，DKA）是一种严重的急性并发症,通常发生在1型糖尿病患者中,尤其是未经治疗或缺少胰岛素治疗的患者中。它主要是由于血糖水平高、胰岛素分泌不足以及体内脂肪代谢紊乱导致的酮体产生增加而引起。人体的代谢需要消耗能量。当人体机能良好时,首先消耗体内的葡萄糖来供给能量,但当患者存在血糖不稳定现象或者血液中葡萄糖含量较高时,不仅不能很好地利用血液中高浓度葡萄糖的代谢获得能量,相反会大量消耗人体在机能良好时不会被分解的脂肪。这些脂肪的分解会产生较多酮体,这也是糖尿病患者发生糖尿病酮症酸中毒的原因所在。糖尿病酮症酸中毒患者的症状也十分明显,主要表现为呼气有明显的烂苹果味道,并伴有恶心、呕吐、多尿、嗜睡的症状,中毒症状发展到后期会出现尿量减少的情况。治疗通常包括给予胰岛素、补液纠正脱水和电解质紊乱,并处理引起酮症酸中毒的潜在因素。

（3）乳酸性酸中毒

乳酸性酸中毒是一种少见但严重的糖尿病并发症,通常发生在口服胰岛素促泌剂（如二甲双胍）治疗过程中。它主要是由于细胞内无氧糖酵解产生过多的乳酸,导致血液中乳酸浓度升高。乳酸性酸中毒的表现同糖尿病酮症酸中毒一样,具有恶心、呕吐的症状,此外还有呼吸加深加快、嗜睡、神志模糊,并伴有口渴、腹泻等症状。患者发生乳酸性酸中毒的主要原因是糖尿病对患者的肝肾功能造成损害,导致患者体内的乳酸无法完全被代谢分解,过量的乳酸堆积造成了乳酸性酸中毒。治疗包括停用引起乳酸生成的药物、改善组织氧供、纠正酸中毒和处理潜在疾病。

（4）低血糖

低血糖是一种常见的急性并发症,特别是在使用胰岛素或口服降血糖药物治疗的糖尿病患者中更容易发生。低血糖的症状包括轻微的焦虑和颤抖、严重的昏迷和抽搐。它通常发生在以下几种情况下:① 过量使用胰岛素或口服降血糖药物。糖尿病患者使用胰岛素或口服降血糖药物来控制血糖水平,然而如果剂量过大或不恰当,可能导致血糖水平过低。② 不规律的饮食。饮食规律和均衡对于维持血糖稳定至关重要。如果糖尿病患者不吃饭或食物摄入量不足,血糖可能会降低。③剧烈运动。剧烈运动会加速糖的代谢,导致血糖水平下降。对于糖尿病患者来说,运动前后的血糖监测和适当的饮食安排非常重要。糖尿病患者应定期监测血糖水平,及时采取补救措施,如进食含糖食物或饮用果汁来纠正低血糖的症状。如果患者丧失意识,应立即寻求紧急医疗援助。

（5）糖尿病感染

糖尿病患者相对于一般人群来说更容易出现感染。这是因为高血糖状态下,免疫系统的功能会受到影响,使身体对抗病原体的能力下降。此外,糖尿病患者常常伴随其他合并症,如神经病变、血管病变、免疫功能障碍等,这进一步增加了感染的风险。常见的糖尿病感染包括尿路感染、皮肤感染、口腔感染、肺部感染等。

① 尿路感染：尿路感染是糖尿病患者最常见的感染之一。由于高血糖提供了细菌滋生的适宜环境,尿路感染的发生率较高,女性患者更易发生。

② 皮肤感染：由于高血糖降低了皮肤的抵抗力,糖尿病患者容易出现皮肤感染,尤其是在湿疹、创伤或龟裂的皮肤部位。常见的皮肤感染包括真菌感染（如足癣）、细菌感染（如蜂窝组织炎）和疱疹病毒感染。

③ 念珠菌感染：念珠菌是一种常见的真菌,它可以感染嘴巴、生殖器等部位。糖尿病患者患上念珠菌感染的风险更高,因为高血糖为念珠菌提供了滋生的环境。

④ 眼部感染：糖尿病患者容易发生眼部感染,如角膜炎和眼眶感染。长期不受控制的高血糖会减弱眼部免疫系统的功能,导致眼部感染的风险增加。

⑤ 骨骼感染：糖尿病患者可能面临骨骼感染的风险,特别是那些患有糖尿病足的患者。糖尿病足是糖尿病患者常见的并发症之一,它使皮肤受损,增加了感染的风险。

感染可以进一步影响血糖水平,使其更难控制,因此早期发现和治疗感染至关重要。抗生素和其他治疗方法常用于处理糖尿病感染。预防感染的关键是管理好糖尿病,包括良好的血糖控制、保持良好的个人卫生习惯、定期检查并治疗其他潜在感染风险等,并遵循医生的建议定期接受糖尿病相关疫苗接种,如流感疫苗、肺炎球菌疫苗等。如果糖尿病患者出现任何感染的症状,如发热、疼痛、红肿、渗液等,建议及时就医,并告知医生自己患有糖尿病,以便确保适当的诊断和治疗。

2. 糖尿病慢性并发症期

糖尿病慢性并发症包括糖尿病肾病、糖尿病眼病、糖尿病心脑血管病变、糖尿病神经病变、糖尿病足等。

(1) 糖尿病肾病

糖尿病肾病,也称为糖尿病肾病病变(diabetic nephropathy, DN),是由于长期高血糖状态对肾脏造成损害而导致的一种糖尿病并发症。它是糖尿病患者最常见的并发症之一,也是导致糖尿病患者肾衰竭的主要原因。

① 发病机制:长期高血糖状态可以损害肾脏的小血管和肾小球单位。最初,高血糖会导致肾小球滤过膜的损伤,逐渐出现蛋白尿。随着疾病的进展,肾小球滤过功能逐渐恶化,最终可导致慢性肾功能衰竭。

② 早期症状:在早期阶段,糖尿病肾病通常没有明显症状,但在尿液检查中可以发现微量白蛋白尿,也被称为肾脏损伤的早期标志。其他可能的早期症状包括高血压、血肌酐水平轻度升高等。

③ 进展症状:随着糖尿病肾病的进展,病情可能恶化,患者可能会出现明显的蛋白尿,尿液中会出现大量蛋白质,同时血肌酐水平也会逐渐升高,患者可能会出现浮肿、体重增加、疲劳、食欲不振、恶心、呕吐等症状。

④ 高血压和糖尿病肾病的相互作用:糖尿病肾病和高血压之间存在相互作用。高血压是糖尿病肾病的常见合并症,并且也可加速糖尿病肾病的进展。因此,对于患有糖尿病肾病的患者,控制血压至关重要。

⑤ 预防和治疗:控制糖尿病是预防糖尿病肾病的关键。控制血糖、控制高血压、限制盐摄入、戒烟和避免滥用非甾体类抗炎药物等措施可以减缓糖尿病肾病的发展。对于已经确诊的糖尿病肾病患者,管理措施包括控制血压(使用降压药物)、控制血糖(胰岛素或口服降糖药物)和限制蛋白质摄入等。

总之,糖尿病肾病是糖尿病最常见的慢性并发症之一,它对肾脏造成了长期的损害,可能最终导致慢性肾功能衰竭。其主要表现有泡沫尿、蛋白尿、水肿、高血压等,所以许多伴有肾脏病变的糖尿病患者需要同时治疗高血糖和高血压。糖尿病肾病是不可小觑的慢性并发症,如果不予积极治疗,很有可能进展到肾衰竭的危重阶段。早期识别、控制高血糖和高血压,以及对其他恶化因素的干预,对于预防和管理糖尿病肾病的进展至关重要。糖尿病患者应密切关注肾脏健康,定期就医进行相关检查,并遵循医生的建议来管理和治疗。

（2）糖尿病眼病

糖尿病眼病是指糖尿病引起的眼部并发症，通常是由于长期高血糖状态对眼部血管和视网膜的损害而引起的。

① 糖尿病视网膜病变（diabetic retinopathy，DR）：糖尿病视网膜病变是糖尿病患者最常见的眼部并发症之一。长期高血糖会损害视网膜中的微血管，导致视网膜血管病变和视网膜组织损伤。视网膜病变的早期阶段称为非增殖性视网膜病变，进展到后期可能发展成增殖性视网膜病变。糖尿病视网膜病变早期可能没有明显症状，但随着病情的恶化，患者可能会出现视力模糊、视野缺损和眼压感增加等症状。

② 糖尿病性黄斑水肿（diabetic macular edema，DME）：糖尿病性黄斑水肿是糖尿病视网膜病变的一种表现形式。视网膜的中央黄斑区域受到损害并出现液体积聚时，就会发生糖尿病性黄斑水肿。这可能导致视野缺损和视力丧失。

③ 青光眼：青光眼是一种眼压过高导致视神经受损的疾病。糖尿病患者更容易患有青光眼。

④ 白内障：白内障在糖尿病患者中更为常见。高血糖状态可能导致晶状体混浊，从而引起视力模糊和眩光，引发白内障。

⑤ 视力丧失：如果糖尿病眼病得不到有效治疗或及时控制，可能会导致永久性的视力丧失，甚至失明。

糖尿病眼病也是常见的糖尿病并发症，糖尿病不仅会影响视网膜微血管，形成视网膜病变，还会影响晶状体，导致晶状体糖基化。其主要病理改变包括视网膜缺血、异常新生血管、视网膜炎症、血管渗透性增加，以及近年来研究较多的神经元和神经胶质异常。糖尿病对视网膜的影响是导致许多糖尿病患者失明的重要原因，而对于晶状体的影响则会导致白内障的发生。糖尿病引起的眼部病变需要患者定期进行眼底检查，以防止病变的进一步发展。同时，血糖的波动也会导致病变的快速发生，糖尿病患者应将血糖控制在相对稳定的水平内。

因此，预防和管理糖尿病眼病的关键是控制血糖、定期进行眼部检查、控制血压和血脂，以及早期治疗。糖尿病眼病虽然是严重并发症，但合理管理糖尿病和定期检查眼部健康可以减少糖尿病对视力的影响。糖尿病患者应该积极采取预防措施，关注眼部健康，并及时接受医生的建议和治疗。

(3) 糖尿病心脑血管病变

糖尿病引发的心脑血管病变是糖尿病患者应该注意的重要并发症,也是糖尿病最危险的并发症分型之一。糖尿病对心脏功能和心血管的影响是不容小觑的。糖尿病引起的糖脂代谢紊乱和能量代谢紊乱可导致糖尿病性心肌坏死,进而诱发心力衰竭、心律失常、心源性休克和猝死,以全身倦怠为首发症状,可伴有劳力性呼吸困难、不典型胸痛等。糖尿病的并发症不仅包括心肌疾病,还有糖尿病性冠心病,并极有可能诱发心肌梗死,以心悸、胸闷、心痛为典型症状。此外,糖尿病还会影响心脏自主神经,常表现为静息时心动过速。糖尿病对脑血管的影响多表现为脑梗死、脑血栓与脑出血。动脉粥样硬化型脑梗死是主要可见的糖尿病并发症,可致使血液凝固性增高,从而易导致血栓的形成。脑梗死患者初期症状不明显,意识也较为清晰,中期常出现意识障碍,晚期常并发脑疝导致脑死亡。脑血栓患者常会突然出现口眼㖞斜、言语不利等症状,有时也会出现偏侧上下肢麻木不利的症状。脑出血患者会在短时间内出现头晕、头痛、四肢无力的症状。

① 冠心病:冠心病是糖尿病最常见的心脏并发症之一。高血糖会损伤血管内膜,并与其他心血管危险因素(如高血压、血脂异常等)相互作用,导致冠状动脉狭窄和斑块形成。糖尿病患者发生心肌梗死的风险较高。

② 心力衰竭:糖尿病患者患心力衰竭的风险较一般人群更高。长期高血糖状态会导致心脏肌肉的损伤、心肌纤维化和心脏收缩功能下降。

③ 脑卒中(脑血管病变):糖尿病患者患脑血管病变的风险也较高。高血糖会损伤脑血管,增加脑梗死和脑出血等脑卒中的风险。

④ 外周动脉疾病:糖尿病患者还容易患有外周动脉疾病,即腿部和足部的血管狭窄和缺血。这可能导致腿部疼痛、溃疡、坏疽甚至截肢。

⑤ 高血压:高血压是糖尿病患者常见的合并症之一,同时也是心脑血管病变的重要危险因素。高血糖和高血压相互作用,导致血管损伤,进一步加剧心脑血管疾病的发展。

综上所述,糖尿病患者相对于一般人群来说更容易出现心脑血管病变。长期高血糖状态会引起血管损伤和血管功能异常,增加心脑血管疾病的发生风险。糖尿病患者需要特别关注心脑血管病变的风险。良好的血糖管理、血压和血脂控制、健康的生活方式和定期的就医检查可以降低心脑血管病变的风险,并改善整体健康状况。及早采取措施预防和管理心脑血管病变,对糖尿病患者的健康至关重要。

(4) 糖尿病神经病变

糖尿病神经病变是指长期高血糖状态对神经系统造成的损伤和功能障碍。糖尿病患者患神经病变的风险较一般人群更高。糖尿病常会损害周围神经和自主神经,对周围神经的影响更是多见。糖尿病对周围神经的影响常表现为对称性、多发性的周围神经麻痹,常由早期的呈袜套、手套样分布的肢端麻木、灼热、自发疼痛,发展为后期的肌肉萎缩、腱反射萎缩或消失,也可见面神经、动眼神经麻痹。除此之外,糖尿病对自主神经的损害常表现为便秘与腹泻交替出现或顽固性腹泻、便秘、尿失禁等。

① 糖尿病周围神经病变(diabetic peripheral neuropathy,DPN):糖尿病周围神经病变是最常见的神经病变类型之一。它主要影响外周神经,包括脚部和手部神经。糖尿病周围神经病变的症状可能包括感觉异常(如刺痛、瘙痒、麻木感)、肌肉无力、运动协调能力下降以及足部感觉丧失。

② 自主神经病变(autonomic neuropathy):糖尿病自主神经病变影响控制内脏器官的神经系统,它可能影响心脏、血压调节、消化系统、泌尿系统、性功能等,症状可能包括心率不规则、血压异常(低血压或高血压)、胃肠功能紊乱、尿失禁、性功能障碍等。

③ 运动神经病变(motor neuropathy):糖尿病运动神经病变会影响控制肌肉运动的神经,可能导致肌肉无力、肌肉萎缩和步态异常。

总之,糖尿病神经病变是糖尿病患者常见的并发症之一。良好的血糖控制、健康饮食、适度运动和足部护理,可以减轻神经病变的风险和症状,提高生活质量。及早预防和管理糖尿病神经病变,对于糖尿病患者的整体健康非常重要。

(5) 糖尿病足

糖尿病足(diabetic foot,DF)是指由糖尿病引起的足部并发症,主要包括神经病变、血管病变和感染。

① 神经病变:长期高血糖状态会损害神经系统,影响到脚部的感觉、血液循环和自主神经调节。神经病变使得患者对于足部的疼痛、温度、触觉等感觉减弱或消失,从而容易忽略足部受伤或感染的情况。

② 血管病变:高血糖状态可以损害足部血管,导致血液循环障碍和血管收缩,进一步导致组织缺氧和营养供应不足。血管病变会加剧足部的伤口愈

合困难,增加感染的风险。

③ 感染:由于神经病变和血管病变,糖尿病患者的足部容易受到细菌感染。足部伤口、疮口或裂口可能不易察觉,严重感染可能导致溃疡、蜂窝组织炎症,甚至需要截肢的严重情况。

④ 足部并发症的早期症状:糖尿病足早期症状可能包括足部疼痛、刺痛、瘙痒、感觉异常(如麻木、刺痛感)以及足部温度变冷或变热等。同时,肌肉萎缩、足弓变平、爪趾畸形、嵌甲等足部变形也是糖尿病足的常见特征。

预防和管理糖尿病足的关键是维持良好的血糖控制和采取以下措施。

① 每日足部护理:保持足部的清洁和干燥,定期检查足部是否有伤口、潮湿、红肿等异常。同时,要保持趾甲修剪整齐,避免长期挤压和摩擦。

② 穿适合的鞋子和袜子:选择合适的鞋子,并确保鞋子没有磨损、有足够的宽度和深度,以减少压力和摩擦。同时,选择透气、吸湿的袜子,避免紧致或粗糙不平整的袜子。

③ 定期检查和治疗:定期就诊足部专科医生或糖尿病医生,定期进行足部检查,包括神经测验、足动脉搏动检查、足部 X 光等。如果出现感染、溃疡或其他问题,及早就医治疗。

④ 缓解足部压力:避免长时间站立、久坐或长时间穿着紧致鞋子。可以适当进行足部伸展运动,减轻足部压力。

很多糖尿病患者最容易发生的足部并发症就是糖尿病足。病症较轻的患者表现为足部畸形,足部皮肤干燥、发凉;较重者则会出现间歇性跛行,足部皮肤溃烂溃疡,下肢疼痛、坏死、发黑,甚至截肢。因此糖尿病患者在糖尿病足初期就应当控制饮食并稳定血糖,以防止糖尿病足的病情发展。

总之,糖尿病足是糖尿病患者面临的重要并发症之一。良好的血糖控制、足部护理和定期的就医检查可以降低糖尿病足的风险,减少足部感染和并发症的发生。对于糖尿病患者而言,积极采取预防措施、密切关注足部健康、及时发现和处理任何异常情况都非常重要。

二、中医对糖尿病的基本认识

中医并无糖尿病病名,结合其症状和体征,目前多将糖尿病归属于"消渴病"范畴,始见于《黄帝内经》中的"二阳结谓之消"。消渴病指具有多饮、多食、多尿症状,形体逐渐消瘦,多伴尿有甜味的病证,日久常并发心、脑、肾、眼等多脏器的慢性进行性病变,相当于现代医学的糖尿病。多由禀赋不足、饮食不节、情志失调、劳欲过度,或过用温燥,或外感六淫、毒邪侵害,致机体阴津亏损、燥热偏盛引发,日久出现气阴两虚、阴阳两虚或瘀血、痰浊内阻的病理机转。近些年来糖尿病发病率日渐增高,随之而来的多种血管、神经并发症也成为患者致盲、致残、致死的重要原因。西医使用口服降糖药物和胰岛素治疗等都取得了一系列新进展,但目前仍存在许多问题,如药物肝肾损害、继发性失效、并发症防治等。因此,中医药防治糖尿病具有重大意义。

(一)中医糖尿病的基本概念

1. 糖尿病的中医名称

消渴,中医病名,也就是西医常说的糖尿病,泛指以多饮、多食、多尿、形体消瘦,或尿有甜味为特征的疾病。本病在《黄帝内经》中被称为"消瘅"。口渴引饮为上消,善食易饥为中消,饮一溲一为下消,统称消渴(三消)。

消渴之名首见于《素问·奇病论》。根据病机及症状的不同,《黄帝内经》还有消瘅、肺消、膈消、消中等名称的记载,认为五脏虚弱、过食肥甘、情志失调是引起消渴的原因,而内热是其主要病机。汉代张仲景的《金匮要略》有专篇讨论消渴,并最早提出治疗方药,主方有白虎加人参汤、肾气丸等。《外台秘要·消中消渴肾消方八首》引《古今录验》说:"渴而饮水多,小便数,无脂,似麸片甜者,皆是消渴病也。"《圣济总录·消渴门》也指出:"消渴者……久不治,则经络壅涩,留于肌肉,变为痈疽。"《证治准绳·消瘅》在前人论述的基础上对三消的临床分类作了规范:"渴而多饮为上消(经谓膈消),消谷善饥为中消(经谓消中),渴而便数有膏为下消(经谓肾消)"。对于消渴的治疗,《医学心悟·三消》提出"治上消者,宜润其肺,兼清其胃","治中消者,宜清其胃,兼滋其肾","治下消者,宜滋其肾,兼补其肺",此可谓是深得治疗消渴之要旨。

中医的消渴还有广义与狭义之分。《古今录验》中言："消渴病有三,一渴而饮水多,小便数,无脂似麸片甜者,皆是消渴病也;二吃食多,不甚渴,小便少,似有油而数者,此是消中病也;三渴饮水不能多,但腿肿,脚先瘦小,阴痿弱,数小便者,此是肾消病也,特忌房劳。"因此,广义的消渴包括消渴(狭义)、消中和肾消。汉代以后消渴多为狭义的消渴病,即以口渴多饮、善食易饥、形体消瘦、多尿或尿有甜味为主要临床表现。

2. 消渴的辨证论治

中医治疗糖尿病强调辨证论治的理念,即根据患者的体质、症状和体征进行个体化的治疗,辨证要点主要有以下三方面。

① 辨病位:消渴病的"三多"症状往往同时存在,但根据其表现程度的轻重不同,而有上、中、下"三消"之分,以及肺燥、胃热、肾虚之别。通常把以肺燥为主,多饮症状较为突出者,称为上消;以胃热为主,多食症状较为突出者,称为中消;以肾虚为主,多尿症状较为突出者,称为下消。

② 辨标本:本病以阴虚为主,燥热为标,两者互为因果,常因病程长短及病情轻重的不同,而阴虚和燥热之表现各有侧重。一般初病多以燥热为主,病程较长者则阴虚与燥热互见,日久则以阴虚为主。进而由于阴损及阳,可见气阴两虚,并可导致阴阳俱虚之证。

③ 辨本证与并发症:多饮、多食、多尿和乏力、消瘦为消渴病本证的基本临床表现,而易发生诸多并发症为本病的另一特点。本证与并发症的关系,一般以本证为主,并发症为次。多数患者,先见本证,随病情的发展而出现并发症。但亦有少数患者与此相反,如少数中老年患者,"三多"及消瘦的本证不明显,常因痈疽、眼疾、心脑病症等就诊,最后确诊为本病。

3. 糖尿病与中医整体观念

中医强调整体观念,认为人体各个器官和系统之间密切相连,疾病不仅仅局限于某一个器官,而是整体失衡的体现。因此,中医治疗糖尿病,不仅关注血糖水平,还重视调理脾胃、肾脏、肝脏等脏腑功能,以维护整体健康。

(1) 中医整体观念的基本概念

① 中医整体观念的起源:中医整体观念的起源可以追溯到古代的医学经典,如《黄帝内经》《难经》等。这些经典强调人体与自然环境的和谐统一,认为人体内外的各种因素相互作用,共同决定了人体的健康与疾病。

② 中医整体观念的核心理念:中医整体观念的核心理念是天人相应和整

体思维。其中,天人相应是指人体与自然环境之间的相互关系,强调人体处于自然环境的调和中;整体思维则是指中医通过望闻问切的方法,通过观察整体的病理变化来诊断疾病,并通过整体性的治疗方法来调整人体的平衡。

③ 中医整体观念的理论支持:中医整体观念的理论支持包括阴阳学说、五行学说、经络学说、脏腑学说等。这些理论体系相互关联、相互补充,构成了中医整体观念的理论基础。

(2) 糖尿病与中医整体观念的联系

① 糖尿病的整体表现:糖尿病是一种慢性代谢性疾病,影响全身多个器官和系统的功能,不仅仅是胰岛素分泌异常,还涉及消化系统、免疫系统、神经系统等多个方面。糖尿病患者的身体整体失衡,不仅表现为高血糖,还可伴有多饮、多尿、疲乏无力、视力模糊、神经病变等症状。

② 中医辨证与整体观念的关系:中医辨证是中医诊断的核心方法之一,它以整体观念为基础,通过观察患者的一系列症状、体征和辨证分析,试图了解疾病的全貌,确定治疗的方向。对于糖尿病,中医辨证不仅关注血糖水平,还关注患者的整体状况、脏腑功能、气血运行等方面。

③ 中医整体治疗糖尿病的方法:中医整体治疗糖尿病强调综合治疗,包括中药治疗、饮食调理、运动疗法、针灸疗法等多种方法的综合运用。

中药治疗:中药治疗根据患者的辨证结果组方使用,目的是调节体内的阴阳平衡,改善整体功能的失调。常用的中药有黄芪、黄连、柴胡、山药等。

饮食调理:中医饮食调理强调根据患者的辨证结果,制订个体化的饮食方案。例如,阴虚型糖尿病患者可适当补充滋阴润燥的食物,避免食用过热辛辣的食物。

运动疗法:中医认为运动可以调畅气机、活血化瘀,有助于改善糖尿病患者的体质状态。适量的有氧运动,如散步、太极拳等,对于控制血糖、减轻体重、增强免疫力等方面都有益处。

针灸疗法:针灸疗法是中医特色疗法之一,通过刺激特定的穴位,调整气血运行,改善糖尿病的症状和体征。常用的穴位有足三里、内关、合谷等。

(3) 中医整体观念对糖尿病治疗的意义

① 个体化治疗:糖尿病的治疗需要个体化的方案,因为每个患者的辨证结果和整体状况不同。中医整体观念能够充分考虑糖尿病患者的整体状况,制订个体化的治疗方案。

② 多角度治疗：糖尿病是一种复杂的疾病，涉及多个器官和系统的功能失调。中医整体观念强调综合治疗，能够从多个角度入手，调节患者的整体功能，提高治疗的效果。

③ 预防与调理：中医强调防患于未然，注重疾病的预防和调理，通过调整饮食、运动、情绪等方面，可以改善糖尿病患者的整体健康状态，减少并发症的发生。

④ 提高自愈力：中医整体观念与治疗原则注重调整人体的自愈能力，帮助患者恢复整体平衡，提高自身抵抗力和康复能力。这对于长期管理糖尿病、减轻症状、延缓疾病进展具有重要意义。

综上所述，中医整体观念与糖尿病的治疗密切相关。中医整体观念强调人体的整体性，注重个体化治疗、多角度调理和预防，以提高糖尿病患者的整体健康水平。通过中医整体观念的指导，医生能够更全面地理解糖尿病的本质和病机，制订个体化的治疗方案，提高治疗效果和患者的生活质量。这为糖尿病患者提供了一种综合、个体化的治疗选择。然而，中医治疗糖尿病仍需要结合现代医学的诊断标准和治疗方法，进行综合治疗，由专业医生进行指导和管理。

（二）消渴的病因病机

消渴的病机是阴津亏损、燥热偏盛。消渴的病因主要有禀赋不足、饮食失节、情志失调、劳欲过度等。其中，先天禀赋不足为内因，饮食失节、情志失调、劳欲过度等因素为外因，而在临床上常见的消渴是内外因夹杂为病。

1. 先天禀赋不足

先天禀赋是体质形成的基础，是体质强弱的前提条件，其包括种族、家族遗传、婚育、养胎、护胎、胎教等，决定着群体或个体体质的相对稳定性以及个体体质的特异性，张介宾称之为"形体之基"。而先天禀赋不足会导致人体体质虚弱，出现偏颇体质，易罹患疾病。若是素体阴虚，则更易发为消渴。《临证指南医案·三消》有言："三消一症，虽有上、中、下之分，其实不越阴亏阳亢、津涸热淫而已。"《灵枢·五变》言："五脏皆柔弱者，善病消瘅。"又《灵枢·本脏》指出："心脆则善病消瘅热中"，"肺脆则苦病消瘅易伤"，"肝脆则善病消瘅易伤"，"脾脆则善病消瘅易伤"，"肾脆则善病消瘅易伤"。五脏主藏精，肾受五脏六腑之精而藏之，当五脏虚弱，精气不足，肾无精可藏，调摄失宜，最终精亏液竭而发为消渴。

2. 饮食失节

饮食失节是指饮食失去规律,其中包含过食肥甘厚味、辛辣刺激等。中医将人体看作一个整体,因此过食肥甘厚味不仅会影响人的脾胃功能,更会导致人体消化与代谢失衡,继而出现一系列不适病症。《素问·奇病论》中有:"此肥美之所发也,此人必数食甘美而多肥也。肥者令人内热,甘者令人中满,故其气上溢,转为消渴。"饮食失节,过食肥甘,则中焦脾胃运化失职,聚湿生痰,日久则化热伤津,易致消渴。《素问·奇病论》中谈及消渴时,曾言:"肥者令人内热,甘者令人中满。"可见古人发现肥胖与消渴之间存在着联系,多食肥甘,损伤脾胃,脾胃运化失职致积热内蕴,化燥伤津,津液不足,不能濡养脏腑经络,阴虚燥热,发为消渴。

3. 情志失调

情志失调也是消渴的病因之一。中医认为,七情也可致病。在中医观念中,情志对应人的五脏,当人的情志太过时会影响到五脏的活动与功能,并且情志的变动也密切影响着人体内气机的升降变化。《临证指南医案·三消》有言:"心境愁郁,内火自燃,乃消症大病。"情志失调会导致人体火热邪气灼伤阴津,发为消渴。《灵枢·五变》有言:"怒则气上逆,胸中蓄积,血气逆留,髋皮充肌,血脉不行,转而与热则消肌肤,故为消瘅。"由此可见,长期情志太过造成气机失调,如怒则伤肝,肝气郁结,郁而化热,火热内燔,上灼胃津,下耗肾液,最终发展为消渴。

4. 劳欲过度

劳欲过度也为消渴病重要病因之一。房劳过度,损耗肾精,虚火内生,上蒸肺胃,发为消渴。如《外台秘要·消渴消中十八门》中有言:"房室过度,致令肾气虚耗,下焦生热,热则肾燥,肾燥则渴。"此外,张介宾曾说:"劳倦最能伤脾。"过度操劳亦可发为消渴。可见若房事不节,劳伤过度,则损耗肾精,虚火内盛,发为消渴。

5. 外感六淫

《内外伤辨惑论·辨渴与不渴》有言:"外感风寒之邪,三日已外,谷消水去,邪气传里,始有渴也。内伤饮食失节,劳役久病者,必不渴,是邪气在血脉中,有余故也。"这提示外感六淫之邪,上袭于肺,邪气入里化热,中犯于胃,邪热内蕴,致肺燥胃热,发为消渴。

(三) 消渴的施治

在中医理论中,五脏皆可致消渴病,主要病位在脾、肺、肾三脏,并据此分为上消、中消和下消。上消为燥热伤肺、损伤肺津,肺津损伤则影响人体内津液的输布,患者主要表现为口干舌燥、烦渴多饮、尿量增多。中消是由于胃津亏损,胃热炽盛造成多食善饥、大便干燥的表现;又由于脾为后天之本,脾胃运化失职,水谷精微不能濡养脏腑和肌肉,导致患者日渐消瘦。下消是因肾阴亏损,甚或阴损及阳,当燥热伤肾、肾阴亏虚时,肾主水功能也会受到影响,固摄能力相应受到影响,导致小便量多频数,同时燥热内生,小便常混浊如脂膏。人体是完整的整体,当一个脏腑的功能出现问题时,其他脏腑的功能也会相应受到影响。因此,消渴会有"三多"症状同时出现的情况,在辨证论治时也应当注重整体观念。

1. 从"三消"论治

《太平圣惠方·三消论》中根据证候,分立三消辨证之法:"一则饮水多而小便少者,消渴也;二则吃食多而饮水少,小便少而赤黄者,消中也;三则饮水随饮便下,小便味甘而白浊,腰腿消瘦者,消肾也",所以上消治肺,中消治脾胃,下消治肾。从临床而言,二消或三消并见的情况很多,如《医学心悟·三消》中所言:"治上消者,宜润其肺,兼清其胃,二冬汤主之;治中消者,宜清其胃,兼滋其肾,生地八物汤主之;治下消者,宜滋其肾,兼补其肺,地黄汤、生脉散并主之……三消之治,不必专执本经,而滋其化源则病易痊矣。"由此可知,治疗消渴时,应协调兼顾各个脏腑,可谓深得治疗消渴之要旨。

消渴病的基本病机是阴虚为本、燥热为标,故清热润燥、养阴生津为本病的治疗大法。由于本病常发生血脉瘀滞、阴损及阳的病变,以及易并发痈疽、眼疾、劳嗽等症,故还应针对具体病情,及时合理地选用活血化瘀、清热解毒、健脾益气、滋补肾阴、温补肾阳等治法。

(1) 上消

肺热津伤

症状:烦渴多饮,口干舌燥,尿频量多,舌边尖红,苔薄黄,脉洪数。

证机概要:肺脏燥热,津液失布。

治法:清热润肺,生津止渴。

方药:消渴方。本方清热降火,生津止渴,适用于消渴肺热津伤之证。常用药物有天花粉、葛根、麦冬、生地黄、藕汁、黄连、黄芩、知母。

方中重用天花粉以生津清热,佐黄连清热降火,生地黄、藕汁等养阴增液,尚可酌加葛根、麦冬以加强生津止渴的作用。若烦渴不止,小便频数,而脉数乏力者,为肺热津亏,气阴两伤,可选用玉泉丸或二冬汤。玉泉丸中,以人参、黄芪、茯苓益气,天花粉、葛根、麦冬、乌梅、甘草等清热生津止渴。二冬汤中,重用人参益气生津,天冬、麦冬、天花粉、黄芩、知母清热生津止渴。二方同中有异,前者益气作用较强,而后者清热作用较强,可根据临床需要加以选用。

(2) 中消

① 胃热炽盛

症状:多食易饥,口渴,尿多,形体消瘦,大便干燥,苔黄,脉滑实有力。

证机概要:胃火内炽,胃热消谷,耗伤津液。

治法:清胃泻火,养阴增液。

方药:玉女煎。本方清胃滋阴,适用于消渴胃热阴虚、多食易饥、口渴等症。常用药物有生石膏、知母、黄连、栀子、玄参、生地黄、麦冬、川牛膝。

方中以生石膏、知母清肺胃之热,生地黄、麦冬滋肺胃之阴,川牛膝活血化瘀,引热下行。可加黄连、栀子清热泻火。大便秘结不行者,可用增液承气汤润燥通腑、"增水行舟",待大便通后,再转上方治疗。本证亦可选用白虎加人参汤,方中以生石膏、知母清肺胃、除烦热,人参益气扶正,甘草、梗米益胃护津,共奏益气养胃、清热生津之效。对于病程较久,以及过用寒凉而致脾胃气虚,表现为口渴引饮,能食与便溏并见,或饮食减少,精神不振,四肢乏力,舌淡,苔白而干,脉弱者,治宜健脾益气、生津止渴,可用七味白术散。方中用四君子汤健脾益气,木香、藿香醒脾行气散津,葛根升清生津止渴。

② 气阴亏虚

症状:口渴引饮,能食与便溏并见,或饮食减少,精神不振,四肢乏力,体瘦,舌质淡红,苔白而干,脉弱。

证机概要:气阴不足,脾失健运。

治法:益气健脾,生津止渴。

方药:七味白术散加减。本方益气健脾生津,适用于消渴之津气亏虚者,《医宗金鉴》等书将本方列为治消渴的常用方之一,并可合生脉散益气生津止渴。常用药物有黄芪、党参、白术、茯苓、怀山药、甘草、木香、藿香、葛根、天冬、麦冬。

方中用四君子汤健脾益气,木香、藿香醒脾行气散津,葛根升清生津止渴。肺有燥热者加地骨皮、知母、黄芩清肺;口渴明显者加天花粉、生地黄养阴生津;气短汗多者加五味子、山萸肉敛气生津;食少腹胀者加砂仁、鸡内金健脾助运。

(3) 下消

① 肾阴亏虚

症状:尿频量多,混浊如脂膏,或尿甜,腰膝酸软,乏力,头晕耳鸣,口干唇燥,皮肤干燥、瘙痒,舌红苔少,脉细数。

证机概要:肾阴亏虚,肾失固摄。

治法:滋阴补肾,润燥止渴。

方药:六味地黄丸。本方滋养肾阴,适用于消渴肾阴亏虚之证。常用药物有熟地黄、山萸肉、枸杞子、五味子、怀山药、茯苓、泽泻、丹皮。

方中以熟地黄滋肾填精为主药;山萸肉固肾益精,怀山药滋补脾阴、固摄精微,该二药用量可稍大;茯苓健脾渗湿,泽泻、丹皮清泄肝肾火热,共奏滋阴补肾、补而不腻之功。

阴虚火旺而烦躁,五心烦热,盗汗,失眠者,可加知母、黄柏滋阴泻火。尿量多而混浊者,加益智仁、桑螵蛸、五味子等益肾缩泉。气阴两虚而伴困倦,气短乏力,舌质淡红者,可加党参、黄芪、黄精补益正气。

② 阴阳两虚

症状:小便频数,混浊如膏,甚至饮一溲一,面容憔悴,耳轮干枯,腰膝酸软,四肢欠温,畏寒肢冷,阳痿或月经不调,舌苔淡白而干,脉沉细无力。

证机概要:阴损及阳,肾阳衰微,肾失固摄。

治法:温阳滋阴,补肾固摄。

方药:金匮肾气丸。常用药物有熟地黄、山萸肉、枸杞子、五味子、怀山药、茯苓、附子、肉桂。

方中以六味地黄丸滋阴补肾,并用附子、肉桂温补肾阳。本方以温阳药和滋阴药并用,正如《景岳全书·新方八略》所说:"善补阳者,必于阴中求阳,则阳得阴助,而生化无穷;善补阴者,必于阳中求阴,则阴得阳长,而泉源不竭。"而《医贯·消渴论》更对本方在消渴中的应用做了较详细的阐述:"盖因命门火衰,不能蒸腐水谷,水谷之气,不能熏蒸上润乎肺,如釜底无薪,锅盖干燥,故渴。至于肺亦无所禀,不能四布水津,并行五经,其所饮之水,未经火化,直入膀胱,正谓饮一升溲一升,饮一斗溲一斗,试尝其味,甘而不咸可知矣。故用附子、肉桂之辛热,壮其少火,灶底加薪,枯笼蒸溽,槁禾得雨,生意维新。"

对消渴而症见阳虚畏寒者,可酌加鹿茸粉0.5 g,以启动元阳,助全身阳气之气化。本证见阴阳气血俱虚者,则可选用鹿茸丸以温肾滋阴,补益气血。上述两方均可酌加覆盆子、桑螵蛸、金樱子等以补肾固摄。

消渴多伴有瘀血的病变,故对于上述各种证型,尤其是对于舌质紫暗,或有瘀点瘀斑,脉涩或结或代,以及兼见其他瘀血证候者,均可酌加活血化瘀的方药,如丹参、川芎、郁金、红花、山楂等,或配用降糖活血方。方中用丹参、川芎、益母草活血化瘀,当归、赤白芍养血活血,木香行气导滞,葛根生津止渴。

2. 从脏腑论治[3]

历代医家在前人的认识和临床经验的基础上对消渴进行大量深入的研究,从而形成了从脾论治、从肾论治、从肝论治等不同的治疗观点和方法。

(1) 从脾论治

张锡纯指出:"消渴一证,古有上、中、下之分,谓皆起于中焦而及于上下。"这说明消渴病变关键在脾。

① 脾气虚证

《素问·经脉别论》曰:"饮入于胃,游溢精气,上输于脾,脾气散精,上归于肺,通调水道,下输膀胱,水精四布,五经并行,合于四时五脏阴阳,揆度以为常也。"脾对饮食物进行运化,吸收其中的精微和津液,并转输至心肺,布达于全身。饮食不节、情志失调或素体虚弱均可导致脾气虚弱、运化失职,不能吸收输布津液和精微,津液不能上承以润肺,故口干多饮;脾气虚津液失于固摄,津液下流走泄,故小便频多;脾虚不能为胃行其津液,则胃中燥热内盛,因而消谷善饥。除多饮、多食、多尿外,患者常伴有身倦乏力、食少、腹胀、便溏。脾喜燥而恶湿,此时如一味治以甘寒滋阴,则脾胃功能进一步受损,气虚更趋严重,故应在益气的基础上滋阴。常用黄芪、山药、太子参、党参、西洋参、白术以益气,用麦冬、生地黄、天冬、葛根、天花粉、玉竹、五味子以滋阴。

② 脾虚湿困证

a. 寒湿证

素体阳虚或久服清热之剂而脾阳虚衰,脾虚失运,津液不布,则口干多饮;脾虚失于固摄,则津液下趋而尿多。阳虚则津液气化不利,因而湿浊内生。证见形寒肢冷、颜面虚浮、脘腹痞满、大便稀溏、小便清长、舌有齿痕、脉虚迟濡缓。治以温中健脾。代表方剂如参苓白术散、七味白术散、补中益气汤、理中汤。

b. 湿热证

过食肥甘、醇酒厚味,日久损伤脾胃,脾胃受损,运化失司,痰浊内生互结,阻于经脉,津液不布,津不上承,故发为渴。脾虚运化无权,阴津乏源,每致阴虚燥热益甚,又易使湿邪困阻,从热而化,湿热胶着。此时既不能单纯滋阴而忌讳化湿,湿浊不去则津液不布,消渴难除;同时也不能拘泥于脾虚,一味补气则甘温助热,导致阴津进一步损伤。临证将清化湿热与补脾生津同施。常用黄芩、黄连、藿香、茵陈、厚朴以清热化湿,黄芪、党参、葛根、天花粉以滋阴。

(2) 从肾论治

肾为先天之本,消渴的病机变化与肾藏精、肾主水、肾主纳气的功能有关。

① 肾阴虚证

五脏津液皆本于肾,肾阴虚则渴饮不止,阴虚火旺中灼脾胃则消谷善饥。肾为胃之关,关门不利,故渴饮而小便多也。同时伴见腰膝酸软、头晕、耳鸣、失眠、健忘、五心烦热、潮热盗汗、舌红苔少、脉细数。治宜滋补肾阴为主,兼以益气。方用六味地黄丸。

② 肾阳虚证

张介宾述:"又有阳不化气,则水经不布,水不得火则有降无升。所以直入膀胱而饮一溲二,以致泉源不滋,天壤枯润者,是皆真阳不足,水亏于下之消症也。"由于肾阳不足,命门火衰,气不化津,津液不能上蒸于口,故口渴;肾虚不固则尿多尿频。同时伴见神疲乏力、形寒肢冷、腰膝酸软、舌淡苔白滑、脉沉细无力。故用温肾益气壮阳之法。赵献可在《医贯》中说:"治消之法,无分上中下,先治肾为急……以八味肾气丸引火归源,使火在釜底,水火既济,气上熏蒸,肺受湿气而渴疾愈矣。"方用肾气丸、真武汤等。

(3) 从肝论治

肝主疏泄,能协调平衡人体气机升降出入运动。肝失疏泄,则人体气机紊乱,犯肺、克脾、伐胃、耗肾、伤津、损血和挟痰,使人情志抑郁,从而导致人体气血津液输布失调,发生消渴。

① 肝郁化火证

《灵枢·五变》曰:"怒则气上逆,胸中蓄积,血气逆留,髋皮充肌,血脉不行,转而为热,热则消肌肤,故为消瘅。"刘河间的《三消论》云:"五志过极,皆以火化,热盛伤阴,致令消渴。"肝属木,为厥阴之脏,体阴而用阳。肝主疏泄,性喜条达而恶抑郁。肝调畅情志活动,调节气血运行,协调五脏气机升降出入运动。若情志抑郁或大怒伤肝而致肝失疏泄,肝郁化火,阴伤燥热,上刑肺金,则口渴;中伤胃液,则消谷善饥;下灼肾水,则固摄无权而尿频量多,故发为消渴。可见口苦、头晕眼花、腰膝酸软、舌红少津、脉弦数或弦细。治以疏肝理气滋阴。常用柴胡、白芍、木香、香附、郁金、枳实以疏肝理气,用天花粉、知母、生地黄、枸杞子以滋阴。

② 肝郁血瘀证

肝失疏泄,气机郁滞,气郁则血瘀;肝郁化热,阴津亏耗,燥热偏盛,热灼津液而致血瘀。兼有瘀血者,可见舌质暗或紫暗,伴有瘀点或瘀斑,脉沉细或细涩。治以活血化瘀。方用桃红四物汤或血府逐瘀汤。

(4) 从肺论治

《医学纲目·消瘅门》云:"盖肺藏气,肺无病则气能管摄津液,而津液之精微者收养筋骨血脉,余者为溲。肺病则津液无气管摄,而精微者亦随溲下,故饮一溲二,而溲如膏油也。筋骨血脉,无津液以养之,故其病成,渐形瘦焦干也。"

① 肺气虚证

禀赋不足则机体气虚,劳欲过度则耗气,而肺主一身之气,肺气虚则宣发肃降失职,津液不得宣发则口渴多饮;津液失布则直趋下行,故小便频数量多。同时可见气短、神疲体倦、舌淡苔白、脉弱。治以益气生津。方用补肺汤或玉屏风散。

② 肺阴虚证

阴液亏损,肺失滋养,肺的功能失常无法敷布津液,肺不布津则口渴多饮;治节失职,水不化津,直趋于下,故尿频量多;阴津亏损则燥热内生,故同时可见形体消瘦、五心烦热、潮热盗汗、舌红少津、脉细数。治以补肺滋阴。方药宜重用天花粉,可选用生脉散。

(5) 从心论治

《灵枢·本脏》云:"心脆则善病消瘅热中。"此乃消渴从心论治的理论基础。

① 心阴虚证

心主神明,心有主司精神、意识、思维、情志等心脑活动的功能。《证治要诀》曰:"消心之病,用心过度致心火上炎,渴而消。"长期劳神思虑,暗耗心阴,阴津耗伤,内生燥热,则为消渴。热扰心神,则心悸失眠。治以滋阴养心。方用天王补心丹加减。

② 心血瘀阻证

《读医随笔·证治类》曰:"夫血犹舟也,津液水也……津液为火灼竭,则血行愈滞。"心阴津亏耗,不能载血循经畅行而致血瘀。同时瘀血又能进一步加重阴虚。《血证论·瘀血》云:"瘀血在里则口渴,所以然者,血与气本不相离,内有瘀血,故气不得通,不能载水津上升,是以发渴,名曰血渴,瘀血去则不渴矣。"《血证论·发渴》云:"瘀血发渴者,以津液之生,其根出于肾水……有瘀血,则气为血阻,不得上升,水津因不能随气上布。"瘀血阻气,气不布津,则发消渴。《灵枢·五变》云:"血脉不行,转而为热,热则消肌肤,故为消瘅。"瘀血郁而化热,阴津亏耗更甚,故为消渴。可见胸痛甚或掣背、心悸、口干、但欲漱水不欲咽、舌有瘀点瘀斑、脉涩。治以活血化瘀。方用血府逐瘀汤加减。

③ 心气血两虚证

禀赋不足,则心气心血衰少,劳欲过度,劳则气耗,均可导致心气不足,心气不足,则津液不能正常输布与排泄,气不布津,则津不上乘,故口渴;气不摄津,则津液下泄,尿频量多。同时心气不足,则无力推动血液运行,瘀血内阻,瘀血可进一步导致心虚,消渴更甚。可见心悸怔忡、失眠健忘、面色无华、舌淡苔白、脉细弱。治以气血双补。方用归脾汤加减。

3. 变证论治

(1) 糖尿病肾病

糖尿病肾病(DN)[4]是糖尿病微血管并发症之一,又称糖尿病性肾小球硬化症,为糖尿病特有的肾脏并发症。西医认为本病的发生与慢性高血糖所致的糖代谢异常、肾脏血流动力学改变、脂代谢紊乱及血管活性因子、生长因子和细胞因子、氧化应激、遗传等因素有关,其基本病理改变为肾小球系膜基质增生、肾小球毛细血管基底膜增厚与肾小球硬化。DN 的患病率为 20%~40%,目前 DN 已成为导致终末期肾病的首要致病因素。DN 早期,通过严格控制血糖、血压,可有效阻止病情的进展。一旦发生临床期 DN,则肾功能呈持续性减退,直至发展为终末期肾功能衰竭。

本病属于中医"水肿""虚劳""关格"等范畴。基本特点为本虚标实,本虚为气(脾肾气虚)阴(肝肾阴虚)两虚,标实为痰热郁瘀,所及脏腑以肾、肝、脾为主,病程较长,兼证、变证蜂起。

① 主证

a. 气阴两虚证

症状:尿浊,神疲乏力,气短懒言,咽干口燥,头晕多梦,或尿频尿多,手足心热,心悸不宁,舌体瘦薄,质红或淡红,苔少而干,脉沉细无力。

治法:益气养阴。

方药:参芪地黄汤(《沈氏尊生书》)加减。常用药物有党参、黄芪、茯苓、地黄、山药、山茱萸、丹皮。

b. 肝肾阴虚证

症状:尿浊,眩晕耳鸣,五心烦热,腰膝酸痛,两目干涩,小便短少,舌红少苔,脉细数。

治法:滋补肝肾。

方药:杞菊地黄丸(《医级》)加减。常用药物有枸杞子、菊花、熟地黄、山茱萸、山药、茯苓、泽泻、丹皮。

c. 气血两虚证

症状:尿浊,神疲乏力,气短懒言,面色淡白或萎黄,头晕目眩,唇甲色淡,心悸失眠,腰膝酸痛,舌淡脉弱。

治法:补气养血。

方药:当归补血汤(《兰室秘藏》)合济生肾气丸(《济生方》)加减。常用药物有黄芪、当归、炮附片、肉桂、熟地黄、山药、山茱萸、茯苓、丹皮、泽泻。

d. 脾肾阳虚证

症状:尿浊,神疲畏寒,腰膝酸冷,肢体浮肿,下肢尤甚,面色㿠白,小便清长或短少,夜尿增多,或五更泄泻,舌淡体胖有齿痕,脉沉迟无力。

治法:温肾健脾。

方药:附子理中丸(《太平惠民和剂局方》)合真武汤(《伤寒论》)加减。常用药物有附子、干姜、党参、白术、茯苓、白芍、甘草。

在主要证型中,出现阳事不举者加巴戟天、淫羊藿;大便干结者加火麻仁、肉苁蓉;五更泻者加肉豆蔻、补骨脂。

② 兼证

a. 水不涵木,肝阳上亢证

症状:兼见头晕头痛,口苦目眩,脉弦有力。

治法:镇肝熄风。

方药:镇肝熄风汤(《医学衷中参西录》)。

b. 血瘀证

症状:舌色暗,舌下静脉迂曲,瘀点瘀斑,脉沉弦涩。

治法:活血化瘀。

方药:除主方外,宜加桃仁、红花、当归、川芎、丹参等。

c. 膀胱湿热证

症状:兼见尿频、急迫、灼热、涩痛,舌苔黄腻,脉滑数。

治法:清热利湿。

方药:八正散(《太平惠民和剂局方》)加减;反复发作,迁延难愈者,无比山药丸(《太平惠民和剂局方》)加减;血尿合用小蓟饮子(《济生方》)。

③ 变证

a. 浊毒犯胃证

症状:恶心呕吐频发,头晕目眩,周身水肿;或小便不行,舌质淡暗,苔白腻,脉沉弦或沉滑。

治法:降逆化浊。

方药:旋覆代赭汤(《伤寒论》)加减。常用药物有旋覆花、代赭石、甘草、党参、半夏、生姜、大枣。

加减:呕恶甚者加吴茱萸、黄连。

b. 溺毒入脑证

症状:神志恍惚,目光呆滞,甚则昏迷,或突发抽搐、鼻衄、齿衄,舌质淡紫有齿痕,苔白厚腻腐,脉沉弦滑数。

治法:开窍醒神,镇惊熄风。

方药:菖蒲郁金汤(《温病全书》)送服安宫牛黄丸(《温病条辨》)加减。常用药物有石菖蒲、郁金、炒栀子、连翘、鲜竹叶、竹沥、灯心草、菊花、丹皮。

加减:四肢抽搐者加全蝎、蜈蚣;浊毒伤血致鼻衄、齿衄、肌衄等,加生地黄、犀角粉(水牛角粉代)。

c. 水气凌心证

症状:气喘不能平卧,畏寒肢凉,大汗淋漓,心悸怔忡,肢体浮肿,下肢尤甚,咳吐稀白痰,舌淡胖,苔白滑,脉疾数无力或细小短促无根或结代。

治法:温阳利水,泻肺平喘。

方药:葶苈大枣泻肺汤(《金匮要略》)合苓桂术甘汤(《金匮要略》)加减。常用药物有葶苈子、大枣、茯苓、桂枝、白术、甘草、附子、干姜。

加减:浮肿甚者可加用五皮饮(《华氏中藏经》);四肢厥冷,大汗淋漓者重用淡附片,加人参。

(2)糖尿病视网膜病变

糖尿病视网膜病变(DR)[5]是糖尿病微血管并发症之一,病程较长的糖尿病患者几乎都会出现不同程度的视网膜血管病变,患者最早出现的眼底改变包括微血管瘤和出血。血管的改变可以发展为毛细血管无灌注,导致出血量增加、棉絮斑和视网膜内微血管异常等临床特征。持续的无灌注最终可以导致视网膜血管的闭塞和病理性增殖,表现为视乳头或视网膜其他部位的新生血管。在 DR 的病程中,血管通透性的增加导致了视网膜增厚(水肿)。视力下降通常是由黄斑水肿、黄斑毛细血管无灌注、玻璃体积血或牵拉性视网膜脱离引起。DR 的发生发展与糖尿病的类型、病程、发病年龄及血糖控制情况等密切相关,高血压、高血脂、肾病、肥胖、吸烟等可加重 DR。近年来我国糖尿病发病率逐渐增高,DR 致盲者也呈上升趋势。糖尿病患者中 30%～50%合并 DR,其中 1/4 有明显视力障碍,生存质量与健康水平严重下降,其致盲率为 8%～12%。

DR 分属于"视瞻昏渺""云雾移睛""暴盲""血灌瞳神"等内障眼病范畴。本病以眼底出血、渗出、水肿、增殖为主要临床表现。其主要病机为气血阴阳失调,以气阴两虚、肝肾不足、阴阳两虚为本,以脉络瘀阻、痰浊凝滞为标;以益气养阴、滋养肝肾、阴阳双补治其本,以通络明目、活血化瘀、化痰散结治其标。临证要全身辨证与眼局部辨证相结合。首当辨全身虚实、寒热,根据眼底出血时间,酌加化瘀通络之品。早期出血以凉血化瘀为主,出血停止两周后以活血化瘀为主,后期加用化痰软坚散结之剂。微血管瘤、水肿、渗出等随证加减。

① 气阴两虚,络脉瘀阻证

症状:视物模糊,目睛干涩,或视物变形,或眼前黑花飘舞,视网膜病变多为1—4级,神疲乏力,气短懒言,口干咽燥,自汗,便干或稀溏,舌胖嫩、紫暗或有瘀斑,脉沉细无力。

治法:益气养阴,活血通络。

方药:生脉散(《内外伤辨惑论》)合杞菊地黄丸(《医级》)加减。常用药物有党参、麦冬、五味子、枸杞子、菊花、熟地黄、山茱萸、山药、茯苓、泽泻、丹皮。

加减:眼底以微血管瘤为主加丹参、郁金、丹皮;出血明显者加生蒲黄、墨旱莲、三七;伴有黄斑水肿酌加薏苡仁、车前子。

② 肝肾亏虚,目络失养证

症状:视物模糊,目睛干涩,视网膜病变多为1—3级,头晕耳鸣,腰膝酸软,肢体麻木,大便干结,舌暗红少苔,脉细涩。

治法:滋补肝肾,润燥通络。

方药:六味地黄丸(《小儿药证直诀》)加减。常用药物有熟地黄、山茱萸、山药、泽泻、丹皮、茯苓。

加减:出血久不吸收,出现增殖者加浙贝母、海藻、昆布。

③ 阴阳两虚,血瘀痰凝证

症状:视力模糊,目睛干涩或严重障碍,视网膜病变多为4级或5级,神疲乏力,五心烦热,失眠健忘,腰酸肢冷,手足凉麻,阳痿早泄,下肢浮肿,大便溏结交替,舌淡胖少津或有瘀点,或唇舌紫暗,脉沉细无力。

治法:滋阴补阳,化痰祛瘀。

方药:偏阴虚者选左归丸(《景岳全书》),偏阳虚者选右归丸(《景岳全书》)加减。左归丸方药组成有熟地黄、鹿角胶、龟甲胶、山药、枸杞子、山茱萸、川牛膝、菟丝子。右归丸方药组成有附子、肉桂、鹿角胶、熟地黄、山茱萸、枸杞子、山药、菟丝子、杜仲、当归、淫羊藿。

加减:出血久不吸收者加三七、生蒲黄、花蕊石。

(3) 糖尿病周围神经病变

糖尿病周围神经病变(DPN)[6]是糖尿病所致神经病变中最常见的一种,发病率为30%~90%。其主要临床特征为四肢远端感觉、运动障碍,表现为肢体麻木、挛急疼痛、肌肉无力和萎缩、腱反射减弱或消失等。按临床表现分为双侧对称性多发神经病变及单侧非对称性多发神经病变。早期呈相对可逆性,后期发展为顽固性难治性神经损伤。发病机制目前尚未完全清楚,普遍认为其发生与血管病变、代谢紊乱、神经生长因子减少和遗传因子、自身免疫功能及血液流变学改变等多种因素相互作用有关。本病患者男女差异不明显,几乎相当,患病年龄7—80岁不等,患病率随年龄的增长而上升,高峰见于50—60岁。患病率与病程关系不明显,T2DM患者中约有20%患者的神经病变先于糖尿病症状出现,患病率与糖尿病病情严重程度无明显关系,但糖尿病高血糖状态控制不良者患病率明显增高。

本病属于中医"麻木""血痹""痛证""痿证"等范畴。DPN 以凉、麻、痛、痿四大主症为临床特点。其主要病机是以气虚、阴虚、阳虚失充为本,以瘀血、痰浊阻络为标,血瘀贯穿 DPN 的始终。临证当首辨虚实,虚当辨气虚、阴虚、阳虚之所在,实当辨瘀与痰之所别,但总以虚中夹实最为多见。治疗当在辨证施治、遣方择药前提下,酌情选加化瘀通络之品,取其"以通为补""以通为助"之义。本病除口服、注射等常规的治疗方法外,当灵活选用熏、洗、灸、针刺、推拿等外治法,内外同治,以提高疗效,缩短疗程。

① 气虚血瘀证

症状:手足麻木,如有蚁行,肢末时痛,多呈刺痛,下肢为主,入夜痛甚,少气懒言,神疲倦怠,腰腿酸软,或面色白,自汗畏风,易于感冒,舌质淡紫,或有紫斑,苔薄白,脉沉涩。

治法:补气活血,化瘀通痹。

主方:补阳还五汤(《医林改错》)加减。常用药物有生黄芪、当归尾、川芎、赤芍、桃仁、红花、地龙。

加减:病变以上肢为主者加桑枝、桂枝尖,以下肢为主者加川牛膝、木瓜。若四末冷痛,得温痛减,遇寒痛增,下肢为著,入夜更甚,可选用当归四逆汤(《伤寒论》)合黄芪桂枝五物汤(《金匮要略》)化裁。

② 阴虚血瘀证

症状:腿足挛急,酸胀疼痛,肢体麻木,或小腿抽搐,夜间为甚,五心烦热,失眠多梦,腰膝酸软,头晕耳鸣,口干少饮,多有便秘,舌质嫩红或暗红,苔花剥少津,脉细数或细涩。

治法:滋阴活血,柔肝(筋)缓急。

主方:芍药甘草汤(《伤寒论》)合四物汤(《太平惠民和剂局方》)加减。常用药物有白芍、甘草、地黄、当归、川芎、木瓜、牛膝、炒枳壳。

加减:腿足挛急、时发抽搐者加全蝎、蜈蚣;五心烦热者加地骨皮、胡黄连。

③ 痰瘀阻络证

症状:肢体麻木不止,常有定处,足如踩棉,肢体困倦,头重如裹,昏蒙不清,体多肥胖,口黏乏味,胸闷纳呆,腹胀不适,大便黏滞,舌质紫暗,舌体胖大有齿痕,苔白厚腻,脉沉滑或沉涩。

治法:祛痰化瘀,宣痹通络。

主方:指迷茯苓丸(《证治准绳》)合黄芪桂枝五物汤(《金匮要略》)加减。常用药物有茯苓、姜半夏、枳壳、黄芪、桂枝、白芍、苍术、川芎、生甘草、薏苡仁。

加减:胸闷呕恶,口黏者加藿香、佩兰,枳壳易枳实;肢体麻木如蚁行较重者加独活、防风、僵蚕;疼痛部位固定不移者加白附子、白芥子。

④ 肝肾亏虚证

症状:肢体痿软无力,肌肉萎缩,甚者痿废不用,腰膝酸软,骨松齿摇,头晕耳鸣,舌质淡,少苔或无苔,脉沉细无力。

治法:滋补肝肾,填髓充肉。

主方:壮骨丸(《丹溪心法》)加减。常用药物有龟板、黄柏、知母、熟地黄、白芍、锁阳、虎骨(用狗骨或牛骨代替)、牛膝、当归。

加减:肾精不足明显者加牛骨髓、菟丝子;阴虚明显者加枸杞子、女贞子。

(4) 糖尿病足

糖尿病足(DF)[7]是指糖尿病患者由于合并神经病变及各种不同程度末梢血管病变而导致下肢感染、溃疡形成和/或深部组织的破坏。其临床特点为早期肢端麻木、疼痛、发凉和/或有间歇性跛行、静息痛,继续发展则出现下肢远端皮肤变黑、组织溃烂、感染、坏疽。由于此病变多发于四肢末端,因此又称为"肢端坏疽"。现代医学认为DF的发病与糖尿病并发血管病变、神经病变、肌腱病变、感染及多种诱因有关。其病理基础是动脉粥样硬化、毛细血管基膜增厚、内皮细胞增生、红细胞变形能力下降、血小板聚积黏附力增强、血液黏稠度增加、中小动脉管腔狭窄或阻塞、微循环发生障碍,致使组织器官缺血、缺氧及同时并发神经病变等造成坏疽。DF溃疡使患者生活质量严重下降,且治疗相当困难,治疗周期长,医疗费用高。西方国家中,约有15%的糖尿病患者在一生中会发生足溃疡,美国每年约有6.5%的DF病患者需要截肢,为非糖尿病患者的10倍以上。国内1992年回顾性调查显示,DF患者占住院糖尿病患者的12.4%,截肢率为7.3%,近年来有增加趋势。

本病属于中医"筋疽""脱疽"等范畴。DF在糖尿病的各个阶段均可以起病,与湿、热、火毒、气血凝滞、阴虚、阳虚或气虚有关,为本虚标实之证。由于本病既有糖尿病和其他合并症的内科疾病表现,又有足部病变的外科情况,临床处理较为棘手,一旦发病,病情发展急剧,病势险恶。故临证辨治要分清标本,强调整体辨证与局部辨证相结合,注意扶正与祛邪并重。有时全身表现与患足局部症状并不统一,虽然全身表现为一派虚象,局部表现却可能是实证,要根据正邪轻重而有主次之分,或以祛邪为主,或以扶正为主。

① 内治重在全身辨证

a. 湿热毒蕴,筋腐肉烂证

症状:足局部漫肿、灼热、皮色潮红或紫红,触之患足皮温高或有皮下积液、有波动感,切开可溢出大量污秽臭味脓液,周边呈实性漫肿,病变迅速,严重时可累及全足,甚至小腿,舌质红绛,苔黄腻,脉滑数,趺阳脉可触及或减弱。

治法:清热利湿,解毒化瘀。

方药:四妙勇安汤(《验方新编》)合茵栀莲汤(奚九一验方)加减。常用药物有金银花、玄参、当归、茵陈、栀子、半边莲、连翘、桔梗。

加减:热甚者,加蒲公英、虎杖;肢痛者,加白芍、木瓜。

b. 热毒伤阴,脉络瘀阻证

症状:足局部红、肿、热、痛,或伴溃烂,神疲乏力,烦躁易怒,口渴喜冷饮,舌质暗红或红绛,苔薄黄或灰黑,脉弦数或洪数,趺阳脉可触及或减弱。

治法:清热解毒,养阴活血。

方药:顾步汤(《外科真诠》)加减。常用药物有黄芪、石斛、当归、牛膝、紫花地丁、太子参、金银花、蒲公英、菊花。

加减:口干、便秘者,加玄参、生地黄。

c. 气血两虚,络脉瘀阻证

症状:足创面腐肉已清,肉芽生长缓慢,久不收口,周围组织红肿已消或见疮口脓汁清稀较多,经久不愈,下肢麻木、疼痛,状如针刺,夜间尤甚,痛有定处,足部皮肤感觉迟钝或消失,皮色暗红或见紫斑,舌质淡红或紫暗或有瘀斑,苔薄白,脉细涩,趺阳脉弱或消失。

治法:补气养血,化瘀通络。

方药:生脉散(《内外伤辨惑论》)合血府逐瘀汤(《医林改错》)加减。常用药物有党参、麦冬、当归、川牛膝、桃仁、红花、川芎、赤芍、枳壳、地龙、熟地黄。

加减:足部皮肤暗红、发凉者,加制附片、续断;疼痛剧烈者,加乳香、没药。

d. 肝肾阴虚,瘀阻脉络证

症状:病变见于足局部、骨和筋脉,溃口色暗,肉色暗红,久不收口,腰膝酸软,双目干涩,耳鸣耳聋,手足心热或五心烦热,肌肤甲错,口唇舌暗或紫暗有瘀斑,舌瘦苔腻,脉沉弦。

治法:滋养肝肾,活血通络。

方药:六味地黄丸(《小儿药证直诀》)加减。常用药物有熟地黄、山萸肉、山药、丹皮、茯苓、三七、鹿角霜、地龙、枳壳。

加减:口干、胁肋隐痛不适者,加白芍、沙参;腰膝酸软者,加女贞子、墨旱莲。

e. 脾肾阳虚,痰瘀阻络证

症状:足发凉,皮温低,皮肤苍白或紫暗,冷痛,沉而无力,间歇性跛行或剧痛,夜间更甚,严重者趾端干黑,逐渐扩大,腰酸,畏寒肢凉,肌瘦乏力,舌淡,苔白腻,脉沉迟无力或细涩,跌阳脉弱或消失。

治法:温补脾肾,化痰通脉。

方药:金匮肾气丸(《金匮要略》)加减。常用药物有制附子、桂枝、地黄、山萸肉、山药、黄精、枸杞子、三七粉(冲)、水蛭粉(冲)、海藻。

加减:肢端不温、冷痛明显者,重用制附子,加干姜、木瓜;气虚明显者,加用黄芪。

② 外治重在局部辨证

a. 清创术

主要分为一次性清法和蚕食清法两种。

一次性清法适应证:生命体征稳定,全身状况良好;湿性坏疽(筋疽)或以湿性坏疽为主,而且坏死达筋膜肌肉以下,局部肿胀明显、感染严重、血糖难以控制。

蚕食清法适应证:生命体征不稳定,全身状况不良,预知一次性清创难以承受;干性坏疽(脱疽)分界清楚或混合型坏疽,感染、血糖控制良好。

b. 外敷药

主要适用于湿热毒盛、正邪分争、毒去正胜三个阶段。

湿热毒盛:疮面糜烂,脓腔,秽臭难闻,肉腐筋烂,多为早期(炎症坏死期),宜以祛腐为主,方选九一丹等。

正邪分争:疮面分泌物少,异味轻,肉芽渐红,多为中期(肉芽增生期),宜以祛腐生肌为主,方选红油膏等。

毒去正胜:疮面干净,肉芽嫩红,多为后期(瘢痕长皮期),宜以生肌长皮为主,方选生肌玉红膏等。

（5）糖尿病合并脑血管病

糖尿病合并脑血管病[8]为糖尿病并发的系列脑血管疾病,其中以脑动脉粥样硬化所致缺血性脑病最为常见。糖尿病脑血管病变的发病机制较为复杂,且尚未完全阐明,主要与糖尿病代谢紊乱、内分泌失调、血液高凝状态、微血管病变以及吸烟、肥胖等因素有关,如短暂性脑缺血发作、腔隙性脑梗死、多发性脑梗死、脑血栓形成等。糖尿病合并脑血管病的患病率为16.4%~18.6%,高于非糖尿病人群,其中脑出血的患病率低于非糖尿病人群,而脑梗死的患病率为非糖尿病人群的4倍。糖尿病患者脑卒中的死亡率、病残率、复发率较高,病情恢复慢。

本病属于中医"中风""偏枯""头痛"等范畴。临证当首辨病位深浅,邪中经络者浅,中脏腑者深;二辨病程的急性期、后遗症期等不同阶段;三辨标本主次,虚、火、风、痰、气、血六端的盛衰变化;四辨病势的顺逆,根据不同的表现分别予以治标、治本或标本同治。

① 中经络

a. 肝阳暴亢证

症状:半身不遂,舌强言謇,口舌㖞斜,眩晕头痛,面红目赤,心烦易怒,口苦咽干,便秘尿黄,舌红或绛,苔黄或燥,脉弦有力。

治法:平肝潜阳。

方药:天麻钩藤饮(《杂病证治新义》)加减。常用药物有天麻、钩藤、石决明、栀子、黄芩、川牛膝、杜仲、桑寄生、益母草、夜交藤、朱茯神。

加减:面红烦热者,加栀子、丹皮;失眠者,加龙齿、生牡蛎。

b. 风痰阻络证

症状:半身不遂,口舌㖞斜,舌强言謇,肢体麻木或手足拘急,头晕目眩,舌苔白腻或黄腻。

治法:化痰熄风。

方药:导痰汤(《校注妇人良方》)合牵正散(《杨氏家藏方》)加减。常用药物有半夏、陈皮、枳实、茯苓、制天南星、白附子、僵蚕、全蝎。

加减:痰涎壅盛,苔黄腻,脉滑数者,加天竺黄、竹沥;头晕目眩者,加天麻、钩藤。

c. 痰热腑实证

症状:半身不遂,舌强不语,口舌㖞斜,口黏痰多,腹胀便秘,午后面红烦热,舌红,苔黄腻或灰黑,脉弦滑大。

治法:清热攻下,化痰通络。

方药:星蒌承气汤加减。常用药物有生大黄、芒硝、胆南星、全瓜蒌。

加减:腹胀便秘者,加枳实、厚朴;偏瘫、失语者,加白附子、地龙、全蝎。

d. 气虚血瘀证

症状:半身不遂,肢体软弱,偏身麻木,舌喝语謇,手足肿胀,面色㿠白,气短乏力,心悸自汗,舌质暗淡,苔薄白或白腻,脉细缓或细涩。

治法:补气行瘀。

方药:补阳还五汤(《医林改错》)加减。常用药物有生黄芪、当归尾、川芎、赤芍、桃仁、红花、地龙。

加减:语言謇涩者,可选加石菖蒲、白附子、僵蚕等;吐痰流涎者,加制半夏、石菖蒲、制天南星、远志。

e. 阴虚风动证

症状:半身不遂,肢体软弱,偏身麻木,舌喝语謇,心烦失眠,眩晕耳鸣,手足拘挛或蠕动,舌红或暗淡,苔少或光剥,脉细弦或数。

治法:滋阴熄风。

方药:大定风珠(《温病条辨》)加减。常用药物有白芍、阿胶、生龟板、生鳖甲、生牡蛎、五味子、干地黄、鸡子黄、火麻仁、麦冬、甘草。

加减:头痛面赤者,加牛膝、代赭石。

② 中脏腑

a. 痰火闭窍证

症状:突然昏倒,昏愦不语,躁扰不宁,肢体强直,项强,痰多息促,两目直视,鼻鼾身热,大便秘结,甚至抽搐,拘急,角弓反张,舌红,苔黄厚腻,脉滑数有力。

治法:清热涤痰开窍。

方药:导痰汤(《校注妇人良方》)送服至宝丹(《太平惠民和剂局方》)或安宫牛黄丸(《温病条辨》)加减。常用药物有半夏、制天南星、陈皮、枳实、茯苓、甘草。

加减:抽搐强直者,合镇肝熄风汤(《医学衷中参西录》)加减,或加山羊角、珍珠母;大便干结者,加大黄、芒硝、瓜蒌仁。

第一章 中西医对糖尿病的认识

b. 痰湿蒙窍证

症状:神昏嗜睡,半身不遂,肢体瘫痪不收,面色晦垢,痰涎涌盛,四肢逆冷,舌质暗淡,苔白腻,脉沉滑或缓。

治法:燥湿化痰,开窍通闭。

方药:涤痰汤(《奇效良方》)合苏合香丸(《太平惠民和剂局方》)加减。常用药物有制天南星、制半夏、枳实、陈皮、竹茹、石菖蒲、党参、甘草。

加减:痰涎壅盛,苔黄腻,脉滑数者,加天竺黄、竹沥。

c. 元气衰败证

症状:神昏,面色苍白,瞳神散大,手撒肢厥,二便失禁,气息短促,多汗肤凉,舌淡紫或萎缩,苔白腻,脉散或微。

治法:温阳固脱。

方药:参附汤(《校注妇人良方》)加减。常用药物有人参、炮附片、生姜、大枣。

加减:汗出不止者,加山茱萸、黄芪、煅龙骨、煅牡蛎。

③ 后遗症

a. 半身不遂

· 肝阳上亢,脉络瘀阻证

症状:头晕目眩,面赤耳鸣,肢体偏废,僵硬拘急,舌红,苔薄黄,脉弦有力。

治法:平肝熄风,活血舒筋。

方药:天麻钩藤饮(《杂病证治新义》)加减。常用药物有天麻、钩藤、石决明、栀子、黄芩、川牛膝、杜仲、桑寄生、益母草、夜交藤、朱茯神。

· 气血两虚,瘀血阻络证

症状:面色萎黄,体倦神疲,患侧肢体缓纵不收,软弱无力,舌体胖,质紫暗,苔薄,脉细涩。

治法:补气养血,活血通络。

方药:补阳还五汤(《医林改错》)加减。常用药物有生黄芪、川芎、赤芍、桃仁、红花、地龙。

b. 音喑

· 肾虚音喑

症状:音喑,心悸气短,下肢软弱,阳痿,遗精,早泄,腰膝酸软,耳鸣,夜尿频多,舌质淡胖,苔薄白,脉沉细。

治法:滋阴补肾,开音利窍。

方药:地黄饮子(《黄帝素问宣明论方》)加减。常用药物有熟地黄、巴戟天、山萸肉、五味子、肉苁蓉、远志、附子、肉桂、茯苓、麦冬、石菖蒲。

· 痰阻音喑

症状:舌强语謇,肢体麻木,或见半身不遂,口角流涎,舌红,苔黄,脉弦滑。

治法:祛风化痰,宣窍通络。

方药:解语丹(《医学心悟》)加减。常用药物有胆南星、远志、石菖蒲、白附子、全蝎、天麻、天竺黄、郁金。

c. 口眼㖞斜

症状:口眼㖞斜,语言謇涩不利,舌红苔薄,脉弦细。

治法:化痰通络。

方药:牵正散(《杨氏家藏方》)加减。常用药物有白附子、僵蚕、全蝎。

d. 痴呆

· 髓海不足证

症状:头晕耳鸣,腰脊酸软,记忆模糊,神情呆滞,动作迟钝,肢体痿软,舌淡苔白,脉沉细弱,两尺无力。

治法:补精益髓。

方药:补天大造丸(《杂病源流犀烛》)加减。常用药物有紫河车、熟地黄、枸杞子、杜仲、白术、生地黄、牛膝、五味子、黄柏、茴香、当归、党参、远志。

· 肝肾亏损证

症状:头晕眼花,耳鸣,腰膝酸软,颧红盗汗,舌红少苔,脉弦细数。

治法:滋补肝肾,安神定志。

方药:左归丸(《景岳全书》)加减。常用药物有熟地黄、鹿角胶、龟板胶、山药、枸杞子、山萸肉、牛膝、菟丝子。

(6) 糖尿病胃肠病变

糖尿病胃肠病变[9]是糖尿病常见并发症之一。病变可发生在从食管至直肠的消化道的各个部分,其包括糖尿病食管综合征、糖尿病性胃轻瘫、糖尿病性便秘、糖尿病合并腹泻或大便失禁等。西医学认为本病的发生与自主神经病变、高血糖、消化道激素分泌异常、胃肠道平滑肌病变、微血管病变、代谢紊乱、继发感染、精神心理因素等有关。糖尿病胃肠病变早期防治对于避免或减少胃肠功能衰竭有重要意义。

本病属于中医"痞满""呕吐""便秘""泄泻"等范畴。

① 糖尿病性胃轻瘫

a. 肝胃不和证

症状：胃脘胀满，胸闷嗳气，恶心呕吐，胸闷，大便不爽，得嗳气、矢气则舒，苔薄白，脉弦。

治法：疏肝理气，和胃消痞。

方药：柴胡疏肝散(《景岳全书》)加减。常用药物有柴胡、香附、川芎、陈皮、枳壳、白芍、甘草。

加减：胀满重者，加青皮、郁金、木香；疼痛甚者，加川楝子、延胡索；气郁化火、口苦咽干者，加栀子、黄芩，或左金丸；呕吐甚者，加半夏、生姜、茯苓。

b. 痰湿内阻证

症状：脘腹痞闷，胸膈满闷，头晕目眩，身重肢倦，恶心呕吐，不思饮食，口淡不渴，小便不利，舌体胖大，边有齿痕，苔白厚腻，脉濡弱或滑。

治法：除湿化痰，理气宽中。

方药：二陈平胃散(《症因脉治》)加减。常用药物有半夏、茯苓、陈皮、甘草、苍术、厚朴。

加减：气滞腹痛者，加枳壳；痰浊蒙蔽清阳、头晕目眩者，加白术、天麻；不欲饮食者，加砂仁、白蔻仁；痰郁化火、烦闷口苦者，加黄连、竹茹。

c. 寒热错杂证

症状：胃脘痞满，遇冷加重，嗳气，纳呆，嘈杂泛酸，或呕吐，口干口苦，肢冷便溏，舌淡，苔白或微黄，脉弦或缓。

治法：寒热并治，调和肠胃。

方药：半夏泻心汤(《伤寒论》)加减。常用药物有炙甘草、黄芩、干姜、半夏、黄连、人参。

加减：干噫食臭，胁下有水气者，用生姜；痞利甚，干呕心烦者，重用炙甘草。

d. 脾胃虚弱证

症状：脘腹痞闷，喜温喜按，恶心欲吐，纳呆，身倦乏力，大便稀溏，舌淡苔白，脉沉细。

治法：补气健脾，升清降浊。

方药：补中益气汤(《脾胃论》)加减。常用药物有人参、黄芪、白术、甘草、当归、升麻、陈皮。

加减:胀闷甚者,加木香、枳壳、厚朴;胃虚气逆,心下痞硬者,加旋覆花、代赭石;病久及肾,肾阳不足,腰膝酸软者,加附子、肉桂、吴茱萸。

e. 胃阴不足证

症状:口干咽燥,食后饱胀或疼痛,饥不欲食,时有干呕、呃逆,或便秘纳差,舌红少津,苔薄黄,脉细数。

治法:益胃生津,和胃降逆。

方药:益胃汤(《温病条辨》)加减。常用药物有沙参、麦冬、生地黄、玉竹。

加减:阴虚甚,五心烦热者,加石斛、天花粉、知母;呕吐甚者,加竹茹、枇杷叶;便秘重者,加火麻仁、瓜蒌仁。

f. 瘀血停滞证

症状:胃脘疼痛,痛如针刺,食后腹胀,面色晦暗,恶心,大便时干时溏,或见吐血,黑便,舌质紫暗或有瘀斑,脉涩。

治法:活血化瘀,和胃止痛。

方药:失笑散(《太平惠民和剂局方》)合丹参饮(《时方歌括》)加减。常用药物有丹参、檀香、砂仁、蒲黄、五灵脂。

加减:痛甚者,加延胡索、郁金、枳壳;四肢不温,舌淡脉弱者,加党参、黄芪益气活血;口干咽燥,舌光无苔,脉细者,加生地黄、麦冬;便血者,加三七、白及。

② 糖尿病性泄泻

a. 肝脾不和证

症状:泄泻腹痛,每因情志不畅而发或加重,泻后痛缓,胸胁胀闷,嗳气,食欲不振,舌淡红,苔薄白,脉弦。

治法:抑肝扶脾。

方药:痛泻要方(《景岳全书》引刘草窗方)加减。常用药物有白术、白芍、防风、陈皮。

加减:胸胁脘腹胀满、疼痛、嗳气者,加香附、柴胡、郁金、木香;神疲乏力,纳呆者,加党参、砂仁;上腹部闷胀,恶心欲呕者,加厚朴、栀子、竹茹;食滞者,加神曲、麦芽、山楂。若症见泄泻腹痛,泻下急迫,粪色黄褐,气味臭秽,肛门灼热,小便短黄,烦热口渴,苔黄腻,脉滑数,为湿热泄泻,可用葛根、黄芩、黄连。

b. 脾胃虚弱证

症状：大便时溏时泻，饮食稍有不慎即发或加重，食后腹胀，痞闷不舒，纳呆食少，身倦乏力，四肢不温，少气懒言，舌淡苔白，脉细弱。

治法：健脾益气，升清降浊。

方药：参苓白术散(《太平惠民合剂局方》)加减。常用药物有人参、茯苓、白术、桔梗、山药、甘草、白扁豆、莲子肉、砂仁、薏苡仁。

加减：脾阳不振，手足不温者，加附子、干姜；气虚失运，满闷较重者，加木香、枳壳、厚朴。久泻不愈，中气下陷，兼见脱肛者，加升麻、黄芪。

c. 脾肾阳虚证

症状：消渴病程较长，黎明之前脐腹作痛，或无痛性腹泻，肠鸣即泻，泻下完谷，可有大便失禁，伴乏力倦怠，身体消瘦，形寒肢冷，腰膝酸软，舌淡苔白，脉沉细无力。

治法：健脾温肾止泻。

方药：附子理中汤(《太平惠民和剂局方》)合四神丸(《证治准绳》)加减。常用药物有炮附子、粳米、半夏、甘草、大枣、补骨脂、肉豆蔻、吴茱萸、五味子、生姜。

加减：年老体弱，久泻不止，中气下陷者，加黄芪、党参、白术；泻下滑脱不禁，或虚坐努责者，酌情配伍木香、肉豆蔻、罂粟壳；脾虚肾寒不甚，反见心烦嘈杂、大便黏冻者，酌情配伍乌梅、肉桂、干姜。

③ 糖尿病性便秘

a. 胃肠积热证

症状：大便干结，腹胀腹痛，面红身热，口干口臭，心烦不安，小便短赤，舌红苔黄，脉滑数。

治法：泻热导滞，润肠通便。

方药：麻子仁丸(《伤寒论》)加减。常用药物有火麻仁、芍药、枳实、大黄、厚朴、杏仁。

加减：津液已伤，口干渴，舌红少苔者，加生地黄、玄参、麦冬；肺热气逆，咳喘便秘者，加瓜蒌仁、苏子、黄芩；便秘兼郁怒伤肝、易怒目赤者，加芦荟、龙胆草。

b. 气虚便秘证

症状：大便干结，或便质不硬但临厕努挣乏力，便难解出，汗出气短，面白神疲,倦怠乏力,舌淡苔白,脉虚弱。

治法:益气润肠。

方药:黄芪汤(《金匮翼》)加减。常用药物有黄芪、陈皮、火麻仁。

加减:气虚甚者,加人参、白术;气虚下陷脱肛者,用黄芪、升麻;气息低微,懒言少动者,加人参、麦冬、五味子;日久肾气不足,腰酸乏力者,可用人参、杜仲、枸杞子、当归。

c. 阴虚肠燥证

症状:大便干结如羊屎,形体消瘦,头晕耳鸣,盗汗颧红,腰膝酸软,失眠多梦,舌红少苔,脉细数。

治法:滋阴清热,润肠通便。

方药:增液承气汤(《温病条辨》)加减。常用药物有大黄、芒硝、玄参、麦冬、生地黄。

加减:阴虚甚,口干渴者,加芍药、玉竹、石斛助养阴之力;胃阴不足,口渴口干者,加麦冬、玉竹、黄精;肾阴不足,腰膝酸软者,加熟地黄;便秘兼面色少华、心悸气短、口唇色淡、舌淡苔白者,为血虚便秘,加当归、何首乌、枸杞子等养血润肠。

d. 阳虚便秘证

症状:大便干或不干,排出困难,小便清长,面色白,四肢不温,腹中冷痛,得热则缓,腰膝冷痛,舌淡苔白,脉沉迟。

治法:温阳通便。

方药:济川煎(《景岳全书》)加减。常用药物有当归、牛膝、肉苁蓉、泽泻、升麻、枳壳。

加减:寒凝气滞,腹痛较甚者,加肉桂、木香;胃气不和,恶心呕吐者,加半夏、砂仁等;老年虚冷便秘者,可用肉苁蓉、锁阳;脾阳不足,阴寒积冷者,可用干姜、附子、白术。

(7) 糖尿病合并骨质疏松症

骨质疏松症是以骨量减少,骨的显微结构退变导致骨骼脆性增加,易于骨折的一类全身性骨骼疾病。骨质疏松症一般分为两大类,即原发性骨质疏松症和继发性骨质疏松症。糖尿病合并骨质疏松症[10]属于后一类。研究显示,我国该病症发病率占糖尿病患者的52.1%~54.68%。糖尿病患者中,有1/3~2/3伴有骨密度减低,其中1/3可诊断为骨质疏松症。目前认为胰岛素缺乏、高血糖可能是引起糖尿病合并骨质疏松症的主要原因。此外,性别、年龄、营养状况等也是糖尿病合并骨质疏松症的重要影响因素。骨质疏松症是引起糖尿病患者长期严重疼痛和功能障碍的主要原因,重者可致残。

糖尿病合并骨质疏松症可参照中医"骨痿""骨枯""骨极""痿证"等进行治疗。糖尿病合并骨病的病机要点是本虚标实。本虚以肝肾亏损、阴阳两虚为主,标实则主要是瘀血阻络。因此,在治疗上应抓住病机要点补虚祛实,标本兼顾。

① 肝肾亏损证

症状:神疲乏力,腰背部疼痛,膝胫酸痛软弱,眩晕耳鸣,健忘,头脑空痛,性功能下降,舌红或淡,脉沉细或数。

治法:滋补肝肾。

方药:壮骨丸(《丹溪心法》)加减。常用药物有龟板、黄柏、知母、熟地黄、白芍、锁阳、陈皮、虎骨(用狗骨或牛骨代)、干姜。

加减:肾虚、耳聋、足痿甚者,加紫河车;男子遗精者、尿频,加菟丝子、芡实。

② 阴阳两虚证

症状:全身乏力,腰背部疼痛,痛有定处,或倦怠,腹胀,大便时溏,或形体消瘦,或肌肉松软,舌淡少津,脉细弱。

治法:滋阴补阳。

方药:龟鹿二仙膏(《成方切用》)合二仙汤(《中医方剂临床手册》)加减。常用药物有鹿角、龟板、太子参、枸杞子、仙茅、仙灵脾、巴戟天、当归、黄柏、知母。

加减:关节疼痛拘急者,加木瓜、鸡血藤,严重者加地龙、蜈蚣等虫类药。

③ 气滞血瘀证

症状:腰背疼痛,无力,或肌肉关节刺痛,固定不移,活动不利,运动牵强,或身体沉重,胸胁疼痛,或关节肌肤紫暗、肿胀,舌质紫暗,苔白,脉细涩。

治法:理气活血,通络止痛。

方药:身痛逐瘀汤(《医林改错》)加减。常用药物有秦艽、川芎、桃仁、红花、甘草、羌活、没药、当归、五灵脂、香附、牛膝、地龙。

加减:疼痛者,加蜈蚣、全蝎等。

(8) 糖尿病合并皮肤瘙痒症

糖尿病合并皮肤瘙痒症[11]是指糖尿病患者无皮肤原发性损害,而以皮肤瘙痒为主要临床表现的皮肤病,严重者可出现抓痕、血痂、皮肤肥厚和苔藓样变。糖尿病患者血糖的急剧升高引起血浆及组织液渗透压发生变化,从而刺激神经末梢兴奋,产生痒感。皮肤角质层水分含量降低导致皮肤干燥,皮肤表层下的高渗状态也使表层细胞发生脱水,加剧皮肤干燥,皮肤生物电活动较弱,易诱发瘙痒。此外,糖尿病患者皮肤缺血缺氧、细胞代谢功能异常及排汗异常均可成为糖尿病合并皮肤瘙痒症的病理因素。糖尿病合并皮肤瘙痒症的发病率约为2.7%。本病若不经适当治疗会严重影响患者的生活质量,若及时治疗,一般预后良好。

本病属于中医"风瘙痒"范畴。皮肤瘙痒症多由外风、内风和瘀血引起,治疗宜以消风活血为主。

① 风热久郁证

症状:周身皮肤瘙痒剧烈,病情缠绵,皮肤肥厚呈苔藓样变,舌红,苔薄黄,脉弦细。

治法:解表清热,搜风止痒。

方药:乌蛇祛风汤(《朱仁康临床经验集》)加减。常用药物有乌蛇、蝉衣、荆芥、防风、羌活、白芷、黄连、黄芩、金银花、连翘、甘草。

② 血热生风证

症状:皮肤焮红瘙痒,剧者搔破后可有血痕,受热痒增,遇冷痒减,伴有口干、心烦,夏季高发,舌红,苔薄黄,脉滑数。

治法:凉血清热,消风止痒。

方药:止痒熄风汤(《朱仁康临床经验集》)加减。常用药物有生地黄、丹皮、赤芍、丹参、玄参、白鲜皮、煅龙骨、煅牡蛎、白蒺藜、生甘草。

③ 阴虚血燥证

症状:皮肤干燥,瘙痒,抓痕、血痕满布,舌红苔薄或少,脉弦细。

治法:养血润燥,消风止痒。

方药:当归饮子(《证治准绳》)加减。常用药物有当归、白芍、生地黄、白蒺藜、荆芥、何首乌、黄芪、甘草。

④ 下焦湿热证

症状:皮肤瘙痒,好发于下半身,舌红,苔白腻或薄黄腻,脉弦滑。

治法:清热祛湿,消风止痒。

方药:龙胆泻肝汤(《兰室秘藏》)加减。常用药物有龙胆草、黄芩、栀子、泽泻、白木通、车前子、生地黄、当归、柴胡、生甘草。

⑤ 瘀血阻滞证

症状:瘙痒剧烈,抓破后乌血流溢,皮疹呈暗红色,散布全身,或凝聚结块,或融合成片,舌质暗,苔薄,脉细涩。

治法:活血化瘀,消风止痒。

方药:桃红四物汤(《医宗金鉴》)加减。常用药物有当归尾、赤芍、川芎、红花、桃仁、荆芥、蝉蜕、白蒺藜、三棱、莪术、甘草。

(9) 糖尿病神经源性膀胱

糖尿病神经源性膀胱[12]是糖尿病常见的泌尿系统植物神经病变的并发症,是由于糖尿病神经病变累及支配膀胱的副交感神经及交感神经,引起排尿反射异常,膀胱收缩肌力减弱,以致尿潴留及膀胱扩大,有时被误认为子宫肿瘤而行腹部探查术。当膀胱容量超过 1 000 mL 可出现尿失禁,发生尿淋漓不尽,患者感少腹胀痛、尿频、尿急、尿痛而无力排尿,十分痛苦。由于长期残余尿易致尿路感染,加重肾功能损害,甚至发生肾功能衰竭。

本病属于中医学"淋证""癃闭"范畴。治疗糖尿病神经源性膀胱要标本兼顾,积极治疗原发病,控制血糖水平。糖尿病神经源性膀胱可表现为癃闭或劳淋,其病位在膀胱,但与肺、脾、肾、肝、三焦等脏腑相关,治疗时要分清脏腑虚实。要根据病情的轻重、病程的长短,急则治其标,即利尿以通水道,及时配合导尿与排尿训练;缓则治其本,即健脾补肾益气以通水道。应当积极采取综合疗法,将中药内服与中药外用、针灸等疗法相结合。要注意调节情志,舒畅气机,通调水道。癃闭日久,蓄水酿毒,变生他疾,必须及时治疗。

① 肾阳不足证

症状:小便不利甚或点滴不出,神疲肢冷,腰膝酸软,舌质淡,苔白,脉沉。

治法:温补肾阳,通阳利水。

方药:金匮肾气丸(汤)(《金匮要略》)加减。常用药物有熟地黄、山药、山萸肉、丹皮、茯苓、泽泻、肉桂、制附子。

加减:尿闭重者,酌加王不留行、车前子。

② 脾肾亏虚证

症状:小便不甚赤涩,但淋沥不已,时作时止,遇劳即发,腰膝酸软,神疲乏力,舌质淡,脉虚弱。

治法:健脾益肾。

方药:无比山药丸(《太平惠民和剂局方》)加减。常用药物有熟地黄、山药、山萸肉、茯苓、泽泻、肉苁蓉、菟丝子、五味子、赤石脂、巴戟天、杜仲、牛膝。

加减:少腹坠胀者,可配合补中益气汤加减;腰膝酸软、怕冷甚者,可配合右归丸加减治疗。舌红少苔者,可配合知柏地黄丸加减治疗。

③ 膀胱湿热证

症状:小便不利疼痛,甚或点滴不出,小腹胀痛,口苦咽干,舌质红,苔黄腻,脉细数。

治法:清利湿热。

方药:八正散(《太平惠民和剂局方》)加减。常用药物有木通、车前子、萹蓄、瞿麦、滑石、栀子、大黄(后下)、甘草梢、灯心草。

加减:苔黄厚腻,湿热内盛者,酌加黄柏、苍术。

④ 血瘀水停证

症状:小便不利甚或点滴不出,小腹疼痛胀满,舌质紫暗,脉细或涩。

治法:化瘀利水。

方药:抵当汤(《伤寒论》)合五苓散(《伤寒论》)加减。常用药物有水蛭、虻虫、大黄、桃仁、桂枝、泽泻、茯苓、猪苓、白术。

加减:小腹胀满重者,加大腹皮。

⑤ 肝气郁滞证

症状:小便不利甚或点滴不出,脘腹、胸胁胀满,情志抑郁,舌质红或暗红,苔薄或薄黄,脉弦。

治法:理气疏肝,通调气机。

方药:沉香散(《金匮翼》)加减。常用药物有沉香、石韦、滑石、王不留行、当归、冬葵子、白芍、甘草、橘皮。

加减:小便不利者,酌加车前子、泽泻;小腹胀满重者,酌加大腹皮。

(10) 糖尿病合并心脏病

糖尿病合并心脏病[13]是指糖尿病并发或伴发的心脏血管系统的病变,涉及心脏的大、中、小、微血管损害,包括非特异性冠状动脉粥样硬化性心脏病(冠心病)、微血管病变性心肌病及心脏自主神经功能失调所致的心律失常和心功能不全。

本病属于中医"心悸""胸痹心痛""真心痛"等范畴。治疗首先要辨别虚实,分清标本。本病以气血阴阳两虚为本,以气滞、痰浊、血瘀、寒凝为标。本病应在饮食控制(控制总热量、低脂、低盐),戒烟戒酒,改变不良生活方式,严格控制血糖、血压、血脂的基础上,针对本病的病机表现为本虚标实、虚实夹杂,发作期以标实为主,缓解期以本虚为主的特点,其治则应补其不足,泻其有余。虚证当以益气养阴为主,根据兼瘀、痰、寒、水的不同,分别采用活血通络、健脾祛痰、宣痹通阳、祛寒通络、温阳利水等标本同治的原则。病至后期,虚中有实,病情复杂,则宜标本兼顾,攻补兼施;一旦发生脱证之先兆,如疼痛剧烈、四肢厥冷或脉微欲绝等,必须尽早投用益气固脱之品,并予积极抢救。

① 气阴两虚证

症状:胸闷隐痛,时作时止,心悸气短,神疲乏力,自汗,盗汗,口干欲饮,舌偏红或舌淡暗,少苔,脉细数或细弱无力或结代。

治法:益气养阴,活血通络。

方药:生脉散(《内外伤辨惑论》)加减。常用药物有太子参、麦冬、五味子、三七、丹参。

加减:口干甚、虚烦不得眠者,加天冬、酸枣仁;气短者,加黄芪、炙甘草。

② 痰浊阻滞证

症状:胸闷痛如窒,痛引肩背,心下痞满,倦怠乏力,肢体重着,形体肥胖,痰多,舌体胖大或边有齿痕,舌质淡或暗淡,苔厚腻或黄腻,脉滑。

治法:化痰宽胸,宣痹止痛。

方药:瓜蒌薤白半夏汤(《金匮要略》)加减。常用药物有瓜蒌、薤白、半夏、白酒、干姜。

加减:痰热口苦者,加黄连。

③ 心脉瘀阻证

症状:心痛如刺,痛引肩背、内臂,胸闷心悸,舌质紫暗,脉细涩或结代。

治法:活血化瘀,通络止痛。

方药:血府逐瘀汤(《医林改错》)加减。常用药物有桃仁、当归、红花、赤芍、牛膝、川芎、柴胡、桔梗、枳壳、生地黄、甘草。

加减:心痛甚者,加三七、延胡索、丹参;脉结代者,加炙甘草、人参、桂枝。

④ 阴阳两虚证

症状:头晕目眩,心悸气短,大汗出,畏寒肢冷,甚则晕厥,舌淡,苔薄白或如常，脉弱或结代。

治法：滋阴补阳。

方药：炙甘草汤（《伤寒论》）加减。常用药物有炙甘草、生地黄、人参、桂枝、生姜、阿胶、麦冬、火麻仁、当归。

加减：五心烦热者，加女贞子、墨旱莲；畏寒肢冷甚者，加仙茅、仙灵脾。

⑤ 心肾阳虚证

症状：猝然心痛，宛若刀绞，胸痛彻背，胸闷气短，畏寒肢冷，心悸怔忡，自汗出，四肢厥逆，面色白，舌质淡或紫暗，苔白，脉沉细或沉迟。

治法：益气温阳，通络止痛。

方药：参附汤（《校注妇人良方》）合真武汤（《伤寒论》）加减。常用药物有人参、制附子、白术、茯苓、白芍。

加减：面色苍白、四肢厥逆者，重用人参、制附子；大汗淋漓者，加黄芪、煅龙骨、煅牡蛎。

⑥ 水气凌心证

症状：气喘，咳嗽吐稀白痰，夜睡憋醒，或夜睡不能平卧，心悸，动辄加剧，畏寒，肢冷，腰酸，尿少，面色苍白或见青紫，全身水肿，舌淡胖，苔白滑，脉沉细或结代。

治法：温阳利水。

方药：葶苈大枣泻肺汤（《金匮要略》）合真武汤（《伤寒论》）加减。常用药物有葶苈子、制附子、茯苓、白术、人参、白芍、桂枝、五加皮。

加减：胸腹水者，加桑白皮、大腹皮。

（11）糖尿病合并脂代谢紊乱

糖尿病合并脂代谢紊乱[14]是指在患糖尿病及糖尿病前期的同时，伴有血浆甘油三酯增高和高密度脂蛋白胆固醇降低，或伴有低密度脂蛋白胆固醇增高，或伴有胰岛素抵抗的一种状态。

本病属于中医"痰证""瘀证""湿证"范畴。本病为本虚标实之证，本虚以五脏俱虚、脾肾不足为主；标实以痰湿、瘀血多见。辨证当先辨阴阳，分清标本虚实。治疗以扶正固本、化痰祛瘀为总则。

① 气滞痰阻证

症状：胸胁脘腹胀闷，肌肤肿硬麻木，情绪抑郁，口黏腻，头晕，失眠，或心前区隐痛，纳呆或恶心，舌有瘀斑，苔白腻，脉弦滑。

治法:疏肝解郁,行气化痰。

方药:柴胡疏肝散(《景岳全书》)合二陈汤(《太平惠民和剂局方》)加减。常用药物有柴胡、香附、川芎、白芍、延胡索、枳壳、半夏、陈皮、茯苓、甘草。

加减:口干口臭、大便干结者,加栀子、大黄;肢体麻木疼痛,舌质紫暗或有瘀斑者,加桃仁、红花。

② 脾虚湿困证

症状:食少,腹胀,身体困重,体倦乏力,口干不欲饮,或形体肥胖,胸闷气短,心前区隐痛,或呕恶脘满,肢麻沉重,眩晕,舌淡胖,苔白润或腻,脉濡缓或弦滑。

治法:健脾化湿。

方药:六君子汤(《校注妇人良方》)加减。常用药物有山药、苍术、薏苡仁、砂仁、木香、人参、白术、茯苓、甘草、陈皮、半夏。

加减:胸闷心悸者,加瓜蒌皮、薤白;胃纳欠佳,不欲食,脘腹胀满者,加山楂、麦芽、神曲。

③ 湿热内蕴证

症状:头身沉重胀痛,胸闷腹胀,小便短黄,大便干结或便溏不爽,舌红,苔黄腻,脉濡数或滑数。

治法:清热利湿。

方药:王氏连朴饮(《随息居重订霍乱论》)合升降散(《伤寒温疫条辨》)加减。常用药物有黄连、厚朴、半夏、石菖蒲、芦根、栀子、熟大黄、姜黄、僵蚕、滑石、薏苡仁、陈皮。

加减:口渴烦躁,口干口臭,舌苔厚黄腻者,加龙胆草、黄柏;倦怠乏力,不欲食者,加茯苓、党参、白术;食后饱胀者,加木香、香附;胁肋胀痛甚者,加郁金、枳壳。

④ 肝肾阴虚证

症状:眩晕耳鸣,五心烦热,肢体麻木,低热颧红,腰膝酸软,口咽干燥,健忘不寐,盗汗,舌红少苔,脉细数。

治法:滋补肝肾。

方药:滋水清肝饮(《医宗己任编》)加减。常用药物有熟地黄、当归、白芍、酸枣仁、山萸肉、茯苓、山药、柴胡、栀子、丹皮、泽泻。

加减:下肢无力者,加杜仲、牛膝;口干烦热者,加黄柏、知母。

⑤ 脾肾阳虚证

症状：畏冷肢凉，面色白，腰膝酸软，腹部冷痛，久泄久痢，或完谷不化，食欲不振，头晕乏力，脘腹胀闷，精神萎靡，浮肿尿少，舌淡胖，苔白滑，脉沉迟无力。

治法：温补脾肾。

方药：附子汤（《伤寒论》）合理中汤（《伤寒论》）加减。常用药物有炮附片、白芍、茯苓、白术、人参、干姜、炙甘草。

加减：双下肢水肿者，加桂枝、益母草。

（12）糖尿病合并高血压病

糖尿病合并高血压病[15]是指静息状态下动脉收缩压和/或舒张压增高（≥140/90 mmHg），常伴有脂肪、糖代谢紊乱，以及心脑肾、视网膜等器官功能性和器质性改变，以器官重塑为特征的全身性疾病。休息 5 min 以上，2 次以上非同日测得的血压≥140/90 mmHg，则可以诊断为高血压。高血压病与糖尿病常常合并存在，对心血管系统有极强的危害性，被称为同源性疾病。

本病属于中医"眩晕""头痛"等病证的范畴，与中医"风眩"病密切相关。辨证要点有以下四方面：① 辨病因。糖尿病合并高血压病，多与体质因素、饮食不节、情志失宜、高年劳倦、外感邪毒、药石所伤等密切相关。② 辨病位。本病病位在肝肾，与脾胃、心脏等有关。③ 辨虚实。本病多虚实夹杂，初病多实，久病多虚。实证常表现为肝阳上亢、肝火上炎、痰火上扰等，重症甚至可表现为风痰扰动、风阳暴涨等；虚证可表现为阴虚、气阴两虚，甚至可见阴阳俱虚、虚阳浮越。④ 辨体质和病程。临床上应该重视分清患者体质类型和发病阶段，辨证应当辨明标本虚实、轻重缓急。本病初期多实，治当平肝潜阳、清肝泻火、化痰清热，或兼益气养阴；久病阴阳俱虚、虚阳浮越者，治当滋阴壮阳，兼以镇摄浮阳。治疗原则方面，临床上应该根据本虚证和标实证兼夹的具体情况，标本同治，针对性选方用药。兼有其他心脑肾并发症，表现为络脉血瘀者，又当在明确并发症诊断的基础上，选用活血通络、化瘀散结诸法。

① 肝阳上亢证

症状：头晕目眩，头目胀痛，面红目赤，性急易怒，失眠多梦，口苦咽干，舌红，舌苔薄黄，脉弦大而长。

治法：平肝潜阳。

方药：天麻钩藤饮（《杂病证治新义》）加减。常用药物有天麻、钩藤、石决明、栀子、黄芩、川牛膝、杜仲、益母草、桑寄生、夜交藤、茯神。

加减:神昏痉厥、肢体抽动者,配合羚羊钩藤汤(《重订通俗伤寒论》)加减。咽干口燥、倦怠乏力者,配合生脉饮(《内外伤辨惑论》)、玉液汤(《医学衷中参西录》)加减。

② 肝火上炎证

症状:头晕头痛,咽干口苦,面红目赤,心烦失眠,性急易怒,心胸烦闷,胸胁胀痛,小便黄赤,大便偏干,舌红,苔薄黄,脉弦数。

治法:清肝泻火。

方药:龙胆泻肝汤(《兰室秘藏》)加减。常用药物有龙胆草、黄芩、栀子、泽泻、木通、车前子、当归、生地黄、柴胡、甘草。

加减:心烦抑郁、胸胁苦满者,合四逆散(《伤寒论》)加减;咽干、口苦、大便干结者,合大柴胡汤(《伤寒论》)或升降散(《伤寒温疫条辨》)加减。

③ 痰蒙清窍证

症状:头重如蒙,头胀昏痛,视物旋转,形体肥胖,胸闷恶心,呕吐痰涎,舌苔白腻,脉弦滑。

治法:燥湿化痰。

方药:半夏白术天麻汤(《医学心悟》)加减。常用药物有半夏、白术、天麻、陈皮、茯苓、炙甘草、生姜、大枣、蔓荆子。

加减:头痛头胀,面红目赤,胸脘痞闷,或恶心欲吐者,合温胆汤(《备急千金要方》)加黄连、胆南星等。

④ 阴阳两虚,虚阳浮越证

症状:头晕头痛,颜面虚浮,或颧红如妆,神疲倦怠,或躁扰不宁,心悸失眠,咽干口燥,腰膝酸冷,汗出肢冷,或手足心热而手足背寒,大便不调,时干时稀,小便清长,夜尿频多,或尿少浮肿,舌苔胖大,舌淡苔黄或舌红苔滑,脉沉细无力,或脉浮大按之不实。

治法:滋阴壮阳。

方药:二仙汤(《中医方剂临床手册》)或合二至丸(《证治准绳》)加减。常用药物有仙茅、淫羊藿、当归、巴戟天、黄柏、知母、女贞子、墨旱莲。

加减:重症阳脱,头晕目眩,神昏,躁扰不宁,四肢厥冷者,可配合验方参附龙牡汤(人参、附子、龙骨、牡蛎)加山萸肉等。

⑤ 肝肾阴虚证

症状:眩晕久发不已,视力减退,两目干涩,少寐健忘,心烦口干,耳鸣,神疲乏力,腰膝酸软,遗精,舌红苔薄,脉弦细。

治法:滋养肝肾,养阴填精。

方药:左归丸(《景岳全书》)加减。常用药物有熟地黄、山药、枸杞子、山萸肉、川牛膝、鹿角胶、龟板胶、菟丝子。

加减:咽干口燥、五心烦热、潮热盗汗、舌红、脉弦细数者,加炙鳖甲、知母、青蒿等滋阴清热;失眠、多梦、健忘者,加阿胶、鸡子黄、酸枣仁、柏子仁等。

⑥ 瘀阻清窍证

症状:眩晕头痛,兼见健忘、失眠、心悸、精神不振、耳鸣耳聋,面唇紫暗,舌有瘀点或瘀斑,脉弦涩或细涩。

治法:活血化瘀,通窍活络。

方药:通窍活血汤(《医林改错》)加减。常用药物有赤芍、川芎、桃仁、红花、老葱、鲜姜、麝香。

加减:畏寒肢冷,感寒加重者,加附子、桂枝温经活血;若天气变化加重,或当风而发者,可重用川芎,加防风、白芷、荆芥穗、天麻等理气祛风之品。

(13)糖尿病泌汗异常

糖尿病泌汗异常[16]是指发生糖尿病自主神经病变时,汗腺功能失常而出现的汗液排泄异常,糖尿病汗腺功能异常多表现为下肢皮肤干、凉、出汗减少甚至无汗,而上半身尤其是面部及胸部大量汗出,其原因可能与支配汗腺的催汗纤维的传出途径障碍有关。

本病属于中医"自汗""盗汗"范畴。糖尿病泌汗异常为虚实错杂之证。其病位在表,是由于腠理开阖失司而致,开多阖少则汗出过多,开少阖多则汗出过少。病位虽在腠理肌表,但跟脏腑关系密切,治疗时应当详辨虚实盛衰,标本兼顾。

① 营卫不和证

症状:时自汗出,周身汗出或以头部、胸部汗出为主,或但头汗出,可兼见肢体酸楚或身体微热,舌质淡,苔薄白,脉浮缓。

治法:调和营卫。

方药:桂枝汤(《伤寒论》)加减。常用药物有桂枝、白芍、炙甘草、生姜、大枣。

加减:自汗严重者,可酌加煅龙骨、煅牡蛎、麻黄根、浮小麦。

② 卫表不固证

症状:汗出恶风,活动后加重,乏力倦怠,舌质淡,苔薄白,脉弱。

治法:益气固表止汗。

方药:玉屏风散(《丹溪心法》)加减。常用药物有黄芪、防风、白术。

加减:汗多者,加煅龙骨、煅牡蛎;气虚重者,加党参、炙甘草;表虚不固又兼阳虚汗出者,可辨证使用桂枝加附子汤治疗。

③ 阴虚火旺证

症状:盗汗,五心烦热,腰膝酸软,口干不多饮,舌质红,少苔,脉细数。

治法:滋阴降火。

方药:当归六黄汤(《兰室秘藏》)加减。常用药物有当归、生地黄、熟地黄、黄连、黄芩、黄柏、黄芪。或六味地黄丸(汤)(《小儿药证直诀》)加减。常用药物有熟地黄、山药、山萸肉、泽泻、茯苓、丹皮。

加减:骨蒸潮热者,加知母、地骨皮、龟板、鳖甲;口干甚者,加麦冬、玄参。

④ 湿热蕴蒸证

症状:头部蒸蒸汗出,口腻作渴,身热不扬,身体困重,舌红,苔黄腻,脉濡数或滑数。

治法:清热化湿。

方药:三仁汤(《温病条辨》)加减。常用药物有杏仁、豆蔻、薏苡仁、厚朴、半夏、通草、滑石、竹叶。

加减:腹胀,便溏不爽者,加苍术、大腹皮;身痛困重者,加防己、大豆黄卷。

⑤ 阴津亏虚证

症状:汗出减少,皮肤干燥,咽干口渴,或见两目干涩,腰膝酸软,舌质暗红少津,少苔或无苔,脉细。

治法:滋阴润燥。

方药:增液汤(《温病条辨》)加减。常用药物有玄参、麦冬、生地黄。

加减:两目干涩甚者,加沙苑子、枸杞子。

⑥ 肺胃热盛证

症状:多饮多食或兼烦热,进餐时头面手足汗出蒸蒸,小便黄赤,大便干结,舌质红,苔黄而干,脉滑数或虚数。

治法:清泄肺胃。

方药:白虎加人参汤(《伤寒论》)加减。常用药物有知母、生石膏、甘草、粳米、人参。

加减:胃热偏盛者,加天花粉、黄连、栀子;汗出过多,气津两伤者,加西洋参、麦冬、芦根。

(14)糖尿病合并代谢综合征

糖尿病合并代谢综合征(metabolic syndrome,MS)[17]是一类以高血糖、肥胖、血脂异常、高血压等病症集簇存在为标志的临床综合征。

本病可参考中医"肥胖""脾瘅""腹满""胸痹""眩晕"等病证进行治疗。MS 的发病过程"肥胖—MS—血管并发症"与《黄帝内经》描述的"肥胖—脾瘅—消瘅—仆击、偏枯、痿厥"有类似特征,因此 MS 的治疗可归属脾瘅辨证论治范畴,其基本病机为中满内热。饮食不节、过食肥甘是形成 MS 的首要原因,肥则碍胃,甘则滞脾,脾胃功能受损,气机失调,升降失常,食滞于中,津液失布,痰(浊)湿(瘀)内生,进而化热。在 MS 中,中满指中焦脾胃功能受损,内热主要指胃肠实热和肝胆湿热。可见脾瘅病位在脾、胃(肠)、肝、胆,病性多实或虚实夹杂。病久则脏腑功能虚损、气血逆乱或衰败、阴阳失调。因此,临床治疗 MS 应早期干预、积极治疗。

① 肝胃郁热证

症状:脘腹痞满,胸胁胀闷,面色红赤,形体偏胖,腹部胀大,心烦易怒,口干口苦,大便干,小便色黄,舌质红,苔黄,脉弦数。

治法:开郁清热。

方药:大柴胡汤(《伤寒论》)加减。常用药物有柴胡、黄芩、半夏、枳实、白芍、大黄、生姜。

加减:痰湿者,加化橘红、陈皮、茯苓;膏脂秽浊蓄积者,加五谷虫、红曲、生山楂;瘀血内阻者,加水蛭粉、桃仁。

② 肝胆湿热证

症状:胁肋满闷,口苦纳呆,呕恶腹胀,大便不调,小便短赤,舌红,苔黄腻,脉弦滑数。

治法:清肝利湿。

方药:龙胆泻肝汤(《太平惠民和剂局方》)加减。常用药物有龙胆草、黄芩、栀子、泽泻、通草、车前子、当归、生地黄、柴胡、生甘草。

加减:肝胆实火较盛者,去通草、车前子,加黄连;湿盛热轻者,去黄芩、生地黄,加滑石、薏苡仁。

③脾虚痰浊证

症状:腹胀痞满,肢体乏力,食少便溏,呕逆,舌苔腻,脉滑。

治法:健(运)脾化痰。

方药:六君子汤(《医学正传》)加减。常用药物有人参、白术、茯苓、陈皮、半夏、炙甘草。

加减:呕吐,不思饮食者,加生姜、砂仁、木香;胸腹胀满者,加苍术、厚朴。

④气滞湿阻证

症状:胸胁脘腹胀闷,肢体困重,形体肥胖,多食,易疲劳,舌苔厚腻,脉弦或略滑。或患者无明显不适。

治法:行气化湿。

方药:四逆散(《伤寒论》)合平胃散(《太平惠民和剂局方》)加减。常用药物有柴胡、陈皮、赤芍、半夏、茯苓、厚朴、枳实、苍术、泽泻、荷叶、神曲。

加减:胃脘灼痛者,加生石膏、黄连;两胁灼热、胀痛者,加决明子、夏枯草;便秘者,加生大黄;兼有瘀血者,加丹参、郁金。

⑤痰瘀互结证

症状:局部肿块刺痛,胸脘腹胀,头身困重,或四肢倦怠,舌质暗,有瘀斑,脉弦或沉涩。

治法:祛痰化瘀。

方药:二陈汤(《太平惠民和剂局方》)合桃红四物汤(《医宗金鉴》)加减。常用药物有陈皮、半夏、茯苓、桃仁、红花、川芎、当归、赤芍、生地黄。

加减:眩晕者,加天麻、白术;胸闷者,加瓜蒌;大便黏滞者,加槟榔;胸中烦热,痞满胀痛者,加黄连、半夏、瓜蒌。

⑥气阴两(亏)虚证

症状:神疲乏力,气短,咽干口燥,多饮,自汗,大便干结,舌质淡红,少苔,脉沉细无力或细数。

治法:益气养阴。

方药:生脉散(《内外伤辨惑论》)合防己黄芪汤(《金匮要略》)加减。常用药物有太子参、麦冬、五味子、黄精、山萸肉、黄芪、汉防己、白术、茯苓。

加减:纳差者,加陈皮、焦山楂、炒神曲;胃脘胀闷者,加苍术、厚朴;口干多饮者,加天花粉、知母。若见五心烦热、腰膝酸软、头晕耳鸣、口干口渴、大便干

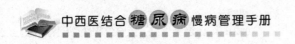

结等,可用知柏地黄汤(《症因脉治》)加减。

⑦ 脾肾气虚证

症状:神疲气短,乏力,腰酸,夜尿频多,或下肢水肿,尿浊如脂,阳痿,头昏耳鸣,大便溏泄,小便清长,舌淡胖,苔薄白或嫩,脉沉细或细弱无力。

治法:补脾益肾。

方药:四君子汤(《太平惠民和剂局方》)合右归丸(《景岳全书》)加减。常用药物有党参、白术、茯苓、黄芪、山药、山萸肉、熟地黄、菟丝子、枸杞子、肉桂。

加减:腰膝酸痛者,加炒杜仲、补骨脂;下肢水肿者,加茯苓皮、大腹皮;畏寒肢冷者,加桂枝、生姜。

(15) 糖尿病勃起功能障碍

糖尿病勃起功能障碍[18]是以糖尿病代谢异常所致男性阳事痿而不举,或临房举而不坚,或坚而不久,不能进行满意的性生活为特征。基本病机为心、脾、肝、肾受损,经脉空虚,或经络阻滞,导致宗筋失养而发病。病位在宗筋。

本病属于中医"阳痿""阴痿""筋痿""器不用""宗筋弛纵"等范畴。本病辨治要点在于把握糖尿病治疗和勃起功能障碍治疗的关系。糖尿病是本,勃起功能障碍是标,还须把握降糖与治痿的因果及主次关系,有效地控制血糖是治疗本病的前提,而改善血运、调节局部血管神经的功能状态是关键。本病有虚实之分,或虚实夹杂,故治疗应首辨虚实。标实者须区别气滞、湿热、血瘀;本虚者应辨气血阴阳虚损之差别及病变脏腑之不同;虚实夹杂者,先辨虚损之脏器,再辨夹杂之病邪。其治疗原则为:实证者,肝郁宜疏通,湿热宜清利,血瘀宜活血;虚证者,肾虚宜温补结合养精,心脾血虚当调养气血,佐以温补开郁;虚实夹杂者须标本兼顾。

① 肝气郁结证

症状:阳事不起,或起而不坚,情志抑郁,喜叹息,或烦躁易怒,胸胁或少腹胀满,舌质红,苔薄白,脉弦。

治法:疏肝解郁,行气振痿。

方药:逍遥散(《太平惠民和剂局方》)加减。常用药物有柴胡、当归、白芍、白术、茯苓、生姜、薄荷。

加减:肝郁化火,急躁易怒,口干口苦,目赤尿黄者,加丹皮、栀子。

② 气滞血瘀证

症状:阳痿不举,龟头青暗,或见腰、小腹、会阴部位的刺痛或不适,舌质紫暗或有瘀斑瘀点,脉弦涩。

治法:行气活血,化瘀起痿。

方药:少腹逐瘀汤(《医林改错》)加减。常用药物有小茴香、干姜、延胡索、当归、川芎、肉桂、赤芍、生蒲黄、五灵脂。

加减:会阴刺痛甚者,加三棱、莪术;阴茎举而不坚者,加九香虫、露蜂房、蜈蚣(研末冲服)、阳起石等;阴部发冷者,加附子、淫羊藿、补骨脂、鹿茸。

③ 湿热下注证

症状:阴茎痿软,勃而不坚,阴囊潮湿气臊,下肢酸重,尿黄,或胁胀腹闷,肢体困倦,泛恶口苦,舌红,苔黄腻,脉弦数或滑数。

治法:清热化湿。

方药:龙胆泻肝汤(《兰室秘藏》)加减。常用药物有龙胆草、黄芩、栀子、泽泻、车前子、生地黄、当归、柴胡。

加减:阴部瘙痒,潮湿甚者,加地肤子、蛇床子。

④ 心脾亏虚证

症状:阳痿不举,精神不振,失眠健忘,胆怯多疑,心悸自汗,纳少,面色无华,或失眠多梦,食少纳呆,腹胀泛恶,舌淡,苔薄白,脉弱。

治法:补益心脾。

方药:归脾汤(《济生方》)加减。常用药物有党参、龙眼肉、白术、黄芪、当归、茯神、酸枣仁、木香、远志。

加减:夜寐不酣者,加夜交藤、合欢皮;腹胀泛恶,痰湿内盛者,加半夏、厚朴、竹茹。

⑤ 阴阳两虚证

症状:阳事不举,遗精早泄,眩晕耳鸣,神疲,畏寒肢冷,五心烦热,心悸腰酸,舌瘦质红,少津,脉沉细数。

治法:阴阳双补,通络振痿。

方药:二仙汤(《中医方剂临床手册》)加减,或(合)肾气丸(《金匮要略》)加减。常用药物有仙茅、淫羊藿、巴戟天、当归、黄柏、知母、桂枝、附子、熟地黄、山茱肉、山药、茯苓、丹皮、泽泻。

加减:肾虚不固,滑精频繁,精薄清冷者,可合金锁固精丸(《医方集解》)及水陆二仙丹(《洪氏集验方》)加减。常用药物有沙苑蒺藜、芡实、莲须、龙骨、牡蛎、金樱子。

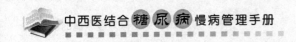

综上所述,消渴容易发生多种并发症,应在治疗本病的同时,积极治疗并发症。白内障、雀盲、耳聋的主要病机为肝肾精血不足,不能上承耳目所致,宜滋补肝肾,益精补血,可用杞菊地黄丸或明目地黄丸。对于并发疮毒痈疽者,则宜清热解毒,消散痈肿,用五味消毒饮。在痈疽的恢复阶段,治疗上则要重视托毒生肌。

因此,在治疗上,消渴也当急则治标,缓则治本。应在立足于消渴病因病机特点及标本虚实缓急的基础上,根据病情的发生、发展、转归和中医证候及临床症状的变化,及时调整治疗方案,辨证施治,精准用药。同时,依据体质学说辨证施治,调整体质偏颇,不仅能改善先天引起的不足,也能针对后天造成的病症有的放矢,对于消渴的治疗意义重大。

第二章 中西医对糖尿病的治疗

第二章 中西医对糖尿病的治疗

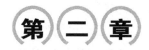
一、西医对糖尿病的治疗

西医对糖尿病的治疗[19]是多方面的,主要目标是控制血糖水平,预防或减轻并发症的发生,提高患者的生活质量。西医治疗糖尿病的方法通常包括以下几个方面。

(一) 生活方式管理

生活方式管理对糖尿病患者非常重要,主要包括营养治疗、体育锻炼、体重管理、戒烟和限制酒精。

1. 营养治疗

制订合理的饮食计划,包括控制碳水化合物摄入、控制食物的糖分和脂肪含量,以及确保均衡的营养摄入。糖尿病医学营养治疗是指临床条件下对糖尿病或糖尿病前期患者的营养问题采取特殊干预措施,参与患者的全程管理,包括进行个体化营养评估、营养诊断、制订相应营养干预计划,并在一定时期内实施及监测。通过改变膳食模式与习惯、调整营养素结构、由专科营养(医)师给予个体化营养治疗,T2DM 患者的糖化血红蛋白可以降低 0.3%~2.0%,并有助于维持理想体重及预防营养不良。营养治疗已经成为防治糖尿病及其并发症的重要手段。营养治疗的目标主要有以下三方面:① 促进并维持健康饮食习惯,强调选择合适的食物,并改善整体健康。② 达到并维持合理体重,获得良好的血糖、血压、血脂的控制以及延缓糖尿病并发症的发生。③ 提供营养均衡的膳食,为满足个人背景、文化等需求,可选择更多类型的营养丰富的食物,并能够进行膳食行为改变。

2. 体育锻炼

体育锻炼在 T2DM 患者的综合管理中占重要地位。规律运动可增加胰岛素敏感性、改善身体成分及生活质量,有助于控制血糖、减少心血管危险因素,而且对糖尿病高危人群一级预防效果显著。糖尿病患者运动时应遵循以下原则。

① 运动治疗宜在相关专业人员指导下进行。运动前进行必要的健康评测和运动能力评估,有助于保证运动治疗的安全性和科学性。

② 成年 T2DM 患者每周至少进行 150 min(如每周运动 5 d、每次 30 min)中等强度(50%~70% 最大心率,运动时有点费力,心跳和呼吸加快但不急促)的有氧运动。即使 1 次进行短时的体育运动(如 10 min),累计 30 min/d,也是有益的。

③ 中等强度的体育运动包括健步走、太极拳、骑车、乒乓球、羽毛球、高尔夫球等。较高强度的体育运动包括快节奏舞蹈、有氧健身操、游泳、骑车上坡、足球、篮球等。

④ 如无禁忌证,每周最好进行 2 次或 3 次抗阻运动(两次锻炼间隔≥48 h),锻炼肌肉力量和耐力。锻炼部位应包括上肢、下肢、躯干等主要肌肉群,训练强度适中。联合进行抗阻运动和有氧运动可获得更大程度的代谢改善。

⑤ 运动处方的制订须遵循个体化原则。运动项目要与患者的年龄、病情、喜好及身体承受能力相适应,并定期评估,适时调整运动计划。运动可配备设备的使用(如计步器),有助于提升运动依从性。运动前后要加强血糖监测,运动量大或激烈运动时应建议患者临时调整饮食及药物治疗方案,以免发生低血糖。运动过程中要及时补充水分。

⑥ 养成健康的生活习惯。培养活跃的生活方式,如增加日常身体活动、打破久坐行为、减少静坐时间,将有益的体育运动融入日常生活中。

⑦ 严重低血糖、糖尿病酮症酸中毒等急性代谢并发症、合并急性感染、增殖性视网膜病变、严重心脑血管疾病(不稳定性心绞痛、严重心律失常、一过性脑缺血发作)等情况下禁止运动,病情控制稳定后方可逐步恢复运动。

⑧ 患者只要感觉良好,一般不必因高血糖而推迟运动。如果在进行剧烈的体力活动时血糖 >16.7 mmol/L,则应谨慎,确保补充充足的水分。

3. 体重管理

超重和肥胖是 T2DM 发病的重要危险因素。T2DM 患者常伴有超重和肥胖,肥胖进一步增加 T2DM 患者的心血管疾病发生风险。体重管理不仅是 T2DM 治疗的重要环节,还有助于延缓糖尿病前期向 T2DM 的进展。超重和肥胖的 T2DM 患者通过合理的体重管理,不仅可以改善血糖控制、减少降糖药物的使用,其中有部分糖尿病患者还可以停用降糖药物,达到糖尿病"缓解"的状态。此外,体重管理对糖尿病患者的代谢相关指标,如血压、血脂等同样具有改善作用。对于超重或肥胖的患者,减轻体重可以改善血糖控制。糖尿病患者不胖不瘦最关键,身体质量指数(body mass index,BMI)低于 19 kg/m^2 的患者,要增加肌肉、增加体重;而肥胖是 T2DM 的常见伴发症。糖尿病患者应通过饮食、运动、药物甚至手术等方法,努力将 BMI 控制在最适宜的范围内,《中国 2 型糖尿病防治指南(2020 年版)》建议糖尿病患者 BMI＜24 kg/m^2。

4. 戒烟

吸烟有害健康。吸烟不仅是导致癌症、呼吸系统和心脑血管系统疾病的重要危险因素,也与糖尿病及其并发症的发生发展密切相关。戒烟能显著降低心血管疾病发生率及全因死亡率。戒烟还能延缓糖尿病肾病的发展。戒烟能使高密度脂蛋白胆固醇水平升高而降低低密度脂蛋白胆固醇,从而有利于预防糖尿病并发症。

5. 限制酒精

饮酒将影响正常饮食控制,不利于血糖的稳定。酒精可使患者发生低血糖的机会增加。饮酒不利于血脂控制,增加肝脏负担,长期饮酒容易引起脂肪肝和肝硬化。因此,戒烟和限制酒精摄入可以减少心血管风险。

(二)药物治疗

药物治疗通常是糖尿病管理的一部分。药物可以分为口服药物和胰岛素注射两类,具体选择取决于患者的病情和需求。

1. 口服降糖药物

高血糖的口服降糖药物治疗多基于纠正导致患者血糖升高的两个主要病理生理改变,即胰岛素抵抗和胰岛素分泌受损。根据作用效果的不同,口服降糖药物可分为以促进胰岛素分泌为主要作用的药物、通过其他机制降低血糖的药物,前者主要包括磺脲类、格列奈类、二肽基肽酶Ⅳ抑制剂(dipeptidyl peptidase-4 inhibitors,DPP-4i),通过其他机制降低血糖的药物主要包括双胍类、噻唑烷二酮类(thiazolidinediones,TZD)、α-糖苷酶抑制剂、钠-葡萄糖共转运蛋白2抑制剂(sodium-glucose cotransporter 2 inhibitor,SGLT2i)。

(1) 双胍类

目前临床上使用的双胍类药物主要是盐酸二甲双胍。双胍类药物的主要药理作用是通过减少肝脏葡萄糖的输出和改善外周胰岛素抵抗而降低血糖。二甲双胍的降糖疗效为糖化血红蛋白 A1c(glycated hemoglobin A1c,GhbA1c,简写为HbA1c)下降 1.0%~1.5%,并可减轻体重。许多国家和国际组织制定的糖尿病诊治指南中均推荐二甲双胍作为 T2DM 患者控制高血糖的一线用药和药物联合中的基本用药。长期服用二甲双胍可引起维生素 B_{12} 水平下降。因此,长期使用二甲双胍的患者可每年测定1次血清维生素 B_{12} 水平,如缺乏应适当补充维生素 B_{12}。

(2) 磺脲类

磺脲类药物属于胰岛素促泌剂,主要药理作用是通过刺激胰岛β细胞分泌胰岛素,增加体内的胰岛素水平而降低血糖。磺脲类药物可使 HbA1c 降低 1.0%~1.5%。目前,在我国上市的磺脲类药物主要有格列本脲、格列美脲、格列齐特、格列吡嗪、格列喹酮。磺脲类药物如果使用不当可导致低血糖,特别是对老年患者和肝肾功能不全者;磺脲类药物还可导致体重增加。肾功能轻度不全的患者如使用磺脲类药物宜选择格列喹酮。

(3) 格列奈类

格列奈类药物为非磺脲类胰岛素促泌剂,在我国上市的有瑞格列奈、那格列奈和米格列奈。此类药物主要通过刺激胰岛素的早时相分泌而降低餐后血糖,也有一定的降空腹血糖作用,可使 HbA1c 降低 0.5%~1.5%。此类药物需要在餐前即刻服用,可单独使用或与其他降糖药物联合应用(磺脲类除外)。格列奈类药物的常见不良反应是低血糖和体重增加,但低血糖的风险和程度较磺脲类药物轻。肾功能不全的患者可以使用格列奈类药物。

(4) 噻唑烷二酮类

噻唑烷二酮类(TZD)主要通过增加靶细胞对胰岛素作用的敏感性而降低血糖。目前,在我国上市的 TZD 主要有罗格列酮和吡格列酮及其与二甲双胍的复方制剂。TZD 可使 HbA1c 下降 0.7%~1.0%。TZD 单独使用时不增加低血糖风险,但与胰岛素或胰岛素促泌剂联合使用时可增加低血糖风险。体重增加和水肿是 TZD 的常见不良反应,这些不良反应在与胰岛素联合使用时表现更加明显。TZD 的使用与骨折、心力衰竭风险增加相关。有心力衰竭[纽约心脏学会(New York Heart Association,NYHA)心功能分级 Ⅱ 级以上]、活动性肝病或氨基转移酶升高超过正常上限 2.5 倍、严重骨质疏松、有骨折病史的患者应禁用本类药物。

(5) α-糖苷酶抑制剂

α-糖苷酶抑制剂通过抑制碳水化合物在小肠上部的吸收而降低餐后血糖,适用于以碳水化合物为主要食物成分的餐后血糖升高的患者。推荐患者每日服药 2 次或 3 次,餐前即刻吞服或与第一口食物一起嚼服。在我国上市的 α-糖苷酶抑制剂有阿卡波糖、伏格列波糖和米格列醇。α-糖苷酶抑制剂可以使 HbA1c 降低 0.50%,并能使体重下降。α-糖苷酶抑制剂可与双胍类、磺脲类、TZD 或胰岛素联合使用。α-糖苷酶抑制剂的常见不良反应为胃肠道反应(如腹胀、排气等)。从小剂量开始,逐渐加量是减少不良反应的有效方法。单独服用本类药物通常不会发生低血糖。服用 α-糖苷酶抑制剂的患者如果出现低血糖,治疗时需要使用葡萄糖或蜂蜜,而食用蔗糖或淀粉类食物纠正低血糖的效果差。

(6) 二肽基肽酶Ⅳ抑制剂(DPP-4i)

DPP-4i 通过抑制二肽基肽酶Ⅳ(DPP-4)而减少胰高血糖素样肽-1(glucagon-like peptide-1,GLP-1)在体内的失活,使内源性 GLP-1 水平升高。GLP-1 以葡萄糖浓度依赖的方式增加胰岛素分泌,抑制胰高血糖素分泌。目前在我国上市的 DPP-4i 有西格列汀、沙格列汀、维格列汀、利格列汀和阿格列汀。DPP-4i 的降糖疗效为降低 HbA1c 0.4%~0.9%,其降糖效果与基线 HbA1c 有关,即基线 HbA1c 水平越高,降低血糖和 HbA1c 的绝对幅度越大。在肾功能不全的患者中使用西格列汀、沙格列汀、阿格列汀和维格列汀时,应按照药物说明书减少药物剂量。在肝肾功能不全的患者中使用利格列汀不需要调整剂量。

(7) 钠-葡萄糖共转运蛋白 2 抑制剂(SGLT2i)

SGLT2i 是一类近年来受到高度重视的新型口服降糖药物,可抑制肾脏对葡萄糖的重吸收,降低肾糖阈,从而促进尿糖的排出。目前,在我国上市的 SGLT2i 有达格列净、恩格列净、卡格列净和艾托格列净。SGLT2i 单药治疗能降低 HbA1c 0.5%~1.2%，在二甲双胍基础上联合治疗可降低 HbA1c 0.4%~0.8%。SGLT2i 还有一定的减轻体重和降压作用。SGLT2i 可使体重下降 0.6~3.0 kg。SGLT2i 可单用或联合其他降糖药物治疗成人 T2DM，目前在 1 型糖尿病（T1DM）、青少年及儿童中无适应证。SGLT2i 单药治疗不增加低血糖风险，但与胰岛素或胰岛素促泌剂联用时则增加低血糖风险。因此，SGLT2i 与胰岛素或胰岛素促泌剂联用时应下调胰岛素或胰岛素促泌剂的剂量。SGLT2i 在轻度、中度肝功能受损（Child-Pugh A、B 级）患者中使用无须调整剂量，在重度肝功能受损（Child-Phgh C 级）患者中不推荐使用。SGLT2i 不用于肾小球滤过率 <30 mL·min^{-1}·(1.73 m^2)$^{-1}$ 的患者。SGLT2i 的常见不良反应为泌尿系统和生殖系统感染及与血容量不足相关的不良反应，罕见不良反应包括糖尿病酮症酸中毒（DKA）。DKA 可发生在血糖轻度升高或正常时，多存在 DKA 诱发因素或属于 DKA 高危人群。如怀疑 DKA，应停止使用 SGLT2i，并对患者进行评估，立即进行治疗。此外，用药过程中还应警惕急性肾损伤。

2. 胰岛素及胰高糖素样肽-1 受体激动剂

胰岛素治疗是控制高血糖的重要手段。T1DM 患者需要依赖胰岛素维持生命，也必须使用胰岛素控制高血糖，并降低糖尿病并发症的发生风险。T2DM 患者虽不需要使用胰岛素来维持生命，但当口服降糖药物效果不佳或存在口服药物使用禁忌时，仍需要使用胰岛素以控制高血糖，并减少糖尿病并发症的发生风险。在某些时候，尤其是病程较长时，胰岛素治疗可能是最主要的甚至是必须的控制血糖措施。

根据来源和化学结构的不同，胰岛素可分为动物胰岛素、人胰岛素和胰岛素类似物。根据作用特点的差异，胰岛素又可分为超短效胰岛素类似物、常规（短效）胰岛素、中效胰岛素、长效胰岛素、长效胰岛素类似物、预混胰岛素、预混胰岛素类似物以及双胰岛素类似物。胰岛素类似物与人胰岛素相比，控制血糖的效能相似，但在模拟生理性胰岛素分泌和减少低血糖发生风险方面优于人胰岛素。德谷胰岛素和甘精胰岛素 U300（300 U/mL）是两种新的长效胰岛素类似物。德谷胰岛素半衰期为 25 h，作用时间为 42 h。甘精胰岛素 U300 半衰期为 19 h，作用时间为 36 h，比甘精胰岛素 U100（100 U/mL）作用时间持续更长。

（1）胰岛素治疗方案

① 基础胰岛素

基础胰岛素包括中效胰岛素和长效胰岛素类似物。当仅使用基础胰岛素治疗时,保留原有各种口服降糖药物,不必停用胰岛素促泌剂。

② 预混胰岛素

预混胰岛素包括预混人胰岛素和预混胰岛素类似物。根据患者的血糖水平,可选择每日 1 次或 2 次的注射方案。当 HbA1c 比较高时,使用每日 2 次的注射方案。预混胰岛素不宜用于 T1DM 的长期血糖控制。

③ 双胰岛素类似物

目前在我国上市的双胰岛素类似物只有德谷门冬双胰岛素,于主餐前注射,根据空腹血糖水平调整剂量直至达标。肥胖或 HbA1c＞8.0% 的患者,可选择更高剂量起始。

④ 多次皮下注射胰岛素

在胰岛素起始治疗的基础上,经过充分的剂量调整,如果患者的血糖水平仍未达标或出现反复的低血糖,需要进一步优化治疗方案。可以采用餐时＋基础胰岛素(2—4 次/d)或每日 2 次或 3 次预混胰岛素类似物进行胰岛素强化治疗。使用方法如下。

a. 餐时＋基础胰岛素:根据中餐前、晚餐前和睡前血糖水平分别调整三餐前的胰岛素用量,根据空腹血糖水平调整睡前基础胰岛素用量,每 3~5 d 调整 1 次,根据血糖水平每次调整的剂量为 1~4 U,直至血糖达标。开始使用餐时＋基础胰岛素方案时,可在基础胰岛素的基础上采用仅在一餐前(如主餐)加用餐时胰岛素的方案。之后根据血糖的控制情况决定是否在其他餐前加用餐时胰岛素。

b. 每日 2 次或 3 次预混胰岛素(预混人胰岛素每日 2 次,预混胰岛素类似物每日 2 次或 3 次):根据睡前和三餐前血糖水平进行胰岛素剂量调整,每 3~5 d 调整 1 次,直到血糖达标。

⑤ 胰岛素泵

胰岛素泵是糖尿病患者降糖的一种强化治疗手段,适用于血糖明显增高、合并急性并发症或者 T1DM 患者。胰岛素泵中的胰岛素的选择,主要是应用短效人胰岛素或者超短效人胰岛素类似物。胰岛素泵主要模拟胰岛素的生理分泌模式,胰岛素的剂量主要根据全天胰岛素总量一分为二,一半作为基础量,另一半作为餐前大剂量。在调整当中,首先应调整基础量,即控制基础血糖,再根据餐后的血糖情况逐渐调整餐前大剂量。根据血糖情况逐渐调整胰岛素的剂量以达到血糖良好的控制,在胰岛素泵治疗达到比较理想的状态之后,再根据情况过渡为常规的治疗方案。

(2) 胰高血糖素样肽-1 受体激动剂

胰高血糖素样肽-1 受体激动剂(glucagon-like peptide-1 receptor agonist,GLP-1RA)通过激活 GLP-1 受体,以葡萄糖浓度依赖的方式刺激胰岛素分泌和抑制胰高血糖素分泌,同时增加肌肉和脂肪组织葡萄糖摄取,抑制肝脏葡萄糖的生成而发挥降糖作用,并可抑制胃排空,抑制食欲。GLP-1 受体广泛分布于胰岛细胞、胃肠道、肺、脑、肾脏、下丘脑、心血管系统、肝脏、脂肪细胞和骨骼肌等。在我国上市的 GLP-1RA 依据药代动力学分为短效的贝那鲁肽、艾塞那肽、利司那肽和长效的利拉鲁肽、艾塞那肽周制剂、度拉糖肽、洛塞那肽。根据其分子结构的特点,GLP-1RA 可分为两类:与人 GLP-1 氨基酸序列同源性较低,基于美洲蜥蜴唾液多肽 Exendin-4 结构合成的如艾塞那肽、利司那肽和洛塞那肽;与人 GLP-1 氨基酸序列同源性较高,基于人 GLP-1 结构,通过少数氨基酸残基替换、加工修饰得到的,如利拉鲁肽、贝那鲁肽、度拉糖肽等(贝那鲁肽为天然人 GLP-1)。

GLP-1RA 可有效降低血糖,能部分恢复胰岛 β 细胞功能,降低体重,改善血脂谱及降低血压。GLP-1RA 可单独使用或与其他降糖药物联合使用。口服降糖药二甲双胍和/或磺脲类治疗失效后,加用 GLP-1RA 可进一步改善血糖。GLP-1RA 联合胰岛素治疗能减少胰岛素用量。GLP-1RA 适合伴动脉粥样硬化性心血管疾病或高危心血管疾病风险的 T2DM 患者,并且低血糖风险较小。GLP-1RA 的主要不良反应为轻中度的胃肠道反应,包括腹泻、恶心、腹胀、呕吐等。这些不良反应多见于治疗初期,随着使用时间延长,不良反应逐渐减轻。

(3) GLP-1RA 与基础胰岛素的复方制剂

GLP-1RA 与基础胰岛素的复方制剂,如甘精胰岛素利司那肽复方制剂、德谷胰岛素利拉鲁肽注射液,在胰岛素使用剂量相同或更低的情况下,降糖效果优于基础胰岛素,并且能减少低血糖风险,避免胰岛素治疗带来的体重增加等不良反应。

(三) 代谢手术治疗

代谢手术治疗可以明显改善 T2DM 肥胖患者的血糖控制,其中部分患者的糖尿病可达到"缓解"状态。与强化生活方式干预和降糖药物治疗相比,代谢手术能更有效地减轻体重和降低血糖,同时改善血脂、血压等代谢指标,降低糖尿病大血管及微血管并发症的发生风险,降低肥胖相关肿瘤的发生,提高患者的生活质量,降低死亡率。代谢手术常用手术方式包括腹腔镜下胃袖状切除术、腹腔镜下 Roux-en-Y 胃旁路术和胆胰转流十二指肠转位术。

1. 胃袖状切除术

胃袖状切除术是指切除约 80% 的胃,留下"袖管"样的长管状胃通道,食物摄取受限。手术后 2 年 T2DM 平均缓解率为 70%。手术不改变人体消化道结构,不产生营养物质缺乏,手术操作相对简单,术后并发症较少,并发症发生率及再次手术率是所有代谢手术中最低的。目前认为,此手术是中重度肥胖伴 T2DM 的首选术式。胃袖状切除术后,还可根据效果转化为 2 期胃旁路术。

2. 胃旁路术

胃旁路术旷置了远端胃大部、十二指肠和部分空肠,既限制胃容量又减少营养吸收,使肠-胰岛轴功能恢复正常。术后随访 5 年,T2DM 缓解率为 83%。该术式操作较为复杂,创伤大,并发症发生率高,术后需要监测与补充营养物质。适用于 T2DM 病程相对较长,需要减重更多的患者。

3. 胆胰旁路术

胆胰旁路术虽然减重效果好,T2DM 缓解率可达 95%,但手术操作极为复杂,并发症发生率和死亡率均较高,容易出现维生素、微量元素、营养物质(特别是蛋白质)缺乏,术后必须严格监控营养代谢紊乱状况,并予以补充。对于 BMI≥50 kg/m² 的严重肥胖伴 T2DM 患者,可以选择胆胰转流十二指肠转位术。目前临床上较少使用。

(四)干细胞移植

糖尿病干细胞移植是一种实验性的治疗方法,旨在通过使用干细胞来修复或替代受损的胰岛 β 细胞,以恢复胰岛素的正常分泌和调节血糖水平。这种治疗方法尚处于研究和实验阶段,并未被普遍接受或纳入临床常规治疗。

糖尿病是一种慢性代谢性疾病,通常与胰岛素分泌不足或胰岛素功能障碍有关。胰岛素是控制血糖水平的关键激素,糖尿病患者往往出现胰岛素分泌不足或无法充分利用胰岛素,导致高血糖和其他症状。干细胞具有多能性和自我更新的特性,可以分化为多种不同类型的细胞,包括胰岛 β 细胞。因此,研究人员研究了将干细胞用于替代受损的胰岛 β 细胞,以恢复胰岛素的分泌和改善糖尿病症状的可能性。

干细胞治疗 T2DM 及其并发症临床试验的信息约有 76 项，在中国、印度、美国等国家已进入 1 期/2 期临床试验阶段，其中包括骨髓间充质干细胞、脂肪间充质干细胞、脐带间充质干细胞。目前治疗糖尿病的干细胞主要有人胎盘间充质干细胞、人羊膜间充质干细胞、诱导性多能干细胞、人胆囊上皮干细胞、人脱落乳牙牙髓干细胞等。近年来，随着细胞替代疗法的不断发展，这些具有潜力的细胞为糖尿病的细胞治疗提供了可能性。

1. 间充质干细胞治疗

间充质干细胞（mesenchymal stem cells，MSCs）获取途径多样，获取方法及培养技术简单，被广泛应用于各个领域。越来越多的证据表明，MSCs 移植可以促进胰岛移植物再血管化，对胰岛移植物具有营养作用，也可以发挥免疫调节及调控内质网应激的作用，从而改善胰岛移植效果，这为临床治疗糖尿病提供了胰岛与干细胞共移植的新思路。

2. 骨髓间充质干细胞治疗

骨髓间充质干细胞（bone marrow mesenchymal stem cells，BM-MSCs）是最早发现的间充质干细胞，其具有很强的分化和复制能力，具有较好的免疫调节能力、辅助造血能力和修复能力，是极具应用前景的干细胞之一。

研究人员发现 BM-MSCs 除了能增殖分化成多种细胞，还能分泌多种生长因子、细胞因子等，这些旁分泌因子可以调节和改善炎症反应，修复损伤组织，这为 BM-MSCs 移植方式提供了新的思考。基于大量研究的背景，BM-MSCs 已成为间充质干细胞共移植领域作为对比的金标准。随着研究进展，BM-MSCs 与胰岛共移植有望作为改善糖尿病患者 β 细胞功能的常规方案。

3. 脂肪间充质干细胞治疗

脂肪间充质干细胞（adipose-derived mesenchymal stem cells，AD-MSCs）来源丰富，极易获取，是最常用于胰岛移植的间充质干细胞之一。其源自于胚胎发育时期的中胚层，是一类具有多分化潜能的成体干细胞，可以在特定的条件下诱导分化为脂肪细胞、骨细胞、软骨细胞、胰岛 β 细胞和心肌细胞等多种细胞。然而，糖尿病干细胞移植仍面临许多挑战和未知因素，包括以下几方面的问题。

① 安全性问题：干细胞移植可能引发排斥反应、异位生长或其他安全性

问题。

② 有效性问题:干细胞能否有效分化为功能正常的胰岛 β 细胞,以恢复胰岛素分泌,还需要进一步的研究和验证。

③ 伦理和法律问题:干细胞研究涉及伦理和法律方面的诸多问题,如干细胞的获取、使用和研究过程中的伦理规范等。

④ 长期效果和安全性监测问题:长期效果和安全性方面的监测是十分重要的,以确保治疗的持久性和安全性。

因此,糖尿病干细胞移植仍需要进一步的研究和临床试验,以评估其安全性、有效性和可行性。在考虑接受这种实验性治疗方法时,患者应咨询专业的医疗团队,权衡利弊,了解当前研究的状态和可能的风险与益处。

(五) 血糖监测

定期检测血糖水平是管理糖尿病的关键。患者通常需要使用血糖仪监测血糖,并根据监测结果调整药物剂量和饮食。目前临床上使用的血糖监测方法包括利用血糖仪进行的毛细血管血糖监测、持续葡萄糖监测(continuous glucose monitoring, CGM)、糖化血红蛋白(HbA1c)和糖化白蛋白(glycated albumin, GA)的检测等。其中,毛细血管血糖监测包括患者自我血糖监测(self-monitoring of blood glucose, SMBG)及在医院内进行的床边快速血糖检测。

1. 毛细血管血糖监测

SMBG 是糖尿病综合管理和教育的组成部分,建议所有糖尿病患者均进行 SMBG。SMBG 的频率应根据患者病情的实际需要来决定,兼顾有效性和便利性。具体原则如下。

① 采用生活方式干预控制糖尿病的患者,可根据需要有目的地通过血糖监测了解饮食控制和运动对血糖的影响,从而调整饮食和运动方案。

② 使用口服降糖药物的患者可每周监测 2—4 次空腹或餐后 2 h 血糖。

③ 使用胰岛素治疗的患者可根据胰岛素治疗方案进行相应的血糖监测。使用基础胰岛素的患者应监测空腹血糖,根据空腹血糖调整睡前胰岛素的剂量;使用预混胰岛素的患者应监测空腹和晚餐前血糖,根据空腹血糖调整晚餐前胰岛素剂量,根据晚餐前血糖调整早餐前胰岛素剂量。空腹血糖达标后,注意监测餐后血糖以优化治疗方案。

④ 特殊人群(围手术期患者、低血糖高危人群、危重症患者、老年患者、

T1DM 患者)的血糖监测,应遵循以上血糖监测的基本原则,实行个体化的监测方案。

2. 糖化血红蛋白

糖化血红蛋白(HbA1c)在临床上已作为评估长期血糖控制情况的"金标准",也是临床决定是否需要调整治疗方案的重要依据。标准的 HbA1c 检测方法的正常参考值为4%~6%,在治疗之初建议每3个月检测1次,一旦达到治疗目标可每6个月检测1次。对于患有贫血和血红蛋白异常的患者,HbA1c 的检测结果是不可靠的。

3. 糖化白蛋白

糖化白蛋白(GA)能反映糖尿病患者检测前2周或3周的平均血糖水平,其正常参考值为11%~17%。GA 对短期内血糖变化比 HbA1c 敏感,是评价患者短期糖代谢控制情况的良好指标。但当糖尿病合并某些疾病如肾病综合征、肝硬化等影响白蛋白更新速度时,GA 检测结果并不可靠。

4. 持续葡萄糖监测

持续葡萄糖监测(CGM)是指通过葡萄糖传感器连续监测皮下组织间液的葡萄糖浓度变化的技术,可以提供更全面的血糖信息,了解血糖变化的特点。CGM 包括回顾性 CGM 系统、实时 CGM 系统、扫描式 CGM 系统等,适用情况如下。

① T1DM 患者。

② 需要胰岛素强化治疗的 T2DM 患者。

③ 在 SMBG 指导下使用降糖治疗的 T2DM 患者,仍出现下列情况之一,具体包括无法解释的严重低血糖或反复低血糖,无症状性低血糖,夜间低血糖;无法解释的高血糖,特别是空腹高血糖;血糖波动大;出于对低血糖的恐惧,刻意保持高血糖状态的患者。

④ 妊娠期糖尿病(GDM)或糖尿病合并妊娠。

⑤ 患者教育。

5. 其他

有研究表明,血清1,5-脱水葡萄糖醇(1,5-anhydroglucitol,1,5-AG)可反映既往1周或2周的平均血糖水平,可作为辅助的血糖监测指标用于糖尿病筛查及指导治疗方案的调整。此外,唾液1,5-AG 作为无创检测方法,开始探索应用于糖尿病筛查。

6. 葡萄糖目标范围内时间

新指标葡萄糖目标范围内时间(time in rangr,TIR)或称葡萄糖达标时间百分比,是指 24 h 内葡萄糖在目标范围内(通常为 3.9~10.0 mmol/L)的时间(用 min 表示)或其所占的百分比,可由 CGM 数据或 SMBG 数据(至少每日 7 次血糖监测)计算。TIR 有望成为评价血糖控制的有效指标。2019 年发布的 TIR 国际共识推荐 T1DM 及 T2DM 患者的 TIR 控制目标为大于 70%,但应高度个体化,同时关注低血糖以及血糖波动。

(六)教育和自我管理

糖尿病教育和自我管理的总体目标是支持决策制定、自我管理行为、问题解决和与医疗团队积极合作,糖尿病患者自我管理的教育可提高患者病情控制水平,最终改善临床结局、健康状况和生活质量。教育患者及其家属如何进行糖尿病的管理是非常重要的。患者需要学会如何自行管理糖尿病,包括血糖监测、药物管理、饮食控制和运动计划。

(七)三级预防

糖尿病是一种常见的慢性代谢性疾病,严重影响全球范围内的人口健康。为了有效预防和控制糖尿病,三级预防作为一种关键策略被提出。三级预防旨在减轻疾病的发展进程和减少并发症的发生,通过早期干预和管理,提高患者的生活质量。

1. **一级预防:促进健康生活方式**

一级预防是通过改善大众的生活方式和减少糖尿病的危险因素来预防疾病的发生。在一般人群中开展健康教育,提高人群对糖尿病防治的知晓度和参与度,倡导合理膳食、控制体重、适量运动、限盐、戒烟、限酒、保持心理平衡的健康生活方式,提高社区人群整体的糖尿病防治意识。

(1)健康饮食

饮食是糖尿病预防中的重要环节。建议采用均衡的饮食,摄入适量的纤维和膳食物质,限制高脂肪、高盐和高糖的食物摄入。

(2)注重体重管理

肥胖是糖尿病的重要危险因素之一。通过控制饮食、加强体育锻炼、养成良好的生活习惯和保持适当的体重,可以降低患糖尿病的风险。

(3) 积极锻炼

体育锻炼有助于维持身体健康和控制血糖水平。推荐每周至少进行150 min有氧运动,如散步、跑步、游泳等,以及适量的力量训练。

(4) 戒烟限酒

吸烟和酗酒与糖尿病的发病风险密切相关。戒烟和限制酒精摄入对于糖尿病的预防至关重要。

(5) 提高健康素养

通过健康教育,提高大众对糖尿病的认知和意识,鼓励大众养成良好的生活习惯和健康行为。

2. 二级预防:早期筛查和管理

二级预防是指早期发现并积极管理患者,以防止糖尿病发展为更严重的并发症。在高危人群中开展糖尿病筛查、及时发现糖尿病、及时进行健康干预等,在已诊断的患者中预防糖尿病并发症的发生。

(1) 糖尿病筛查

建立定期的糖尿病筛查机制,针对高危人群(有糖尿病家族史、肥胖、高血压患者等)进行血糖检测。早期筛查有助于早期发现糖尿病和糖尿病前期,并采取相应的管理措施。

(2) 高血糖管理

对已确诊为糖尿病的患者,提供个体化的血糖管理方案。包括饮食控制、药物治疗、定期监测血糖水平、积极参与自我管理等。

(3) 增强自我管理能力

教育和培训糖尿病患者及其家属,提高他们对糖尿病的认知和管理能力。帮助患者了解血糖监测、用药管理、饮食控制、运动计划等方面的知识,促进患者积极参与自我管理。

(4) 高血压和血脂管理

糖尿病患者常伴有高血压和异常血脂情况。通过积极干预和治疗,维持正常的血压和血脂水平,减少并发症的风险。

(5) 定期复查和监测

通过定期复查,监测血糖、血压、血脂等指标,并根据检查结果调整治疗方案,以保持良好的疾病控制。

3. 三级预防：并发症管理和康复支持

三级预防是面向已有并发症的患者，通过积极管理和康复支持，减缓并发症的进展和提高生活质量。

(1) 足部护理和监测

针对糖尿病患者可能出现的足部并发症，如溃疡和感染，提供足部护理和日常监测。教育患者足部保健的重要性，包括保持足部清洁、正确穿戴鞋袜、定期检查等。

(2) 眼科检查和护理

糖尿病患者易出现眼底病变和视力损害，定期进行眼科检查，及早发现问题并予以治疗。同时，提供眼部护理建议，包括保持血糖控制、避免眼部受伤等。

(3) 肾脏保护

糖尿病肾病是常见的并发症，通过控制血糖和血压、限制蛋白质摄入等，减缓肾脏病变的进展。定期进行肾功能评估和尿蛋白定量，及早进行干预和治疗。

(4) 心血管保护

糖尿病患者的心血管疾病风险明显增加，通过血压控制、血脂调节、心脏功能评估等措施，减少心血管并发症的发生。

(5) 康复支持和心理辅导

提供康复支持和心理辅导，帮助患者应对疾病造成的生活调整和心理压力。鼓励患者积极参与社区支持团体，提高患者的自我管理能力和生活质量。

因此，糖尿病的三级预防是有效控制和管理疾病的关键策略。通过一级预防促进健康生活方式、二级预防早期筛查和管理、三级预防并发症管理和康复支持，可以降低患者的疾病风险、提高患者的生活质量、减轻糖尿病的社会经济负担。对于患者来说，积极参与预防和治疗过程，合理运用各级预防策略，是实现糖尿病长期控制和管理的关键。

总之，西医对糖尿病的治疗是综合性的，需要个体化的治疗方案，包括生活方式管理、药物治疗、血糖监测、患者教育、并发症预防和管理。患者应与医疗团队密切合作，积极管理糖尿病，以维护健康和提高生活质量。

二、中医治疗糖尿病的理论基础

糖尿病在中医中被归类为"消渴"病。"消渴"一词最早出现在《黄帝内经》中,病因主要与脏腑失调、气血津液代谢失常有关。中医强调平衡人体的阴阳五行和疏通经络,以调节脏腑功能,维护气血津液的正常代谢。因此,中医治疗糖尿病的理论基础是一个庞大而复杂的学科体系,涉及中医药学、经络学、脏腑理论等多个方面。中医强调整体调理,主要采用复方草药、针灸、推拿、食疗、气功等治疗手段,旨在调整人体内的气血阴阳平衡,改善机体自身的代谢功能,进而达到治疗糖尿病的目的。因此,中医治疗糖尿病的理论基础是中医学的整体理论体系,包括中医的基础理论、病因学、病机学和治疗学。

(一)基础理论

1. 整体观念

中医治疗疾病的基本观念是整体观念。中医将人体视作一个有机的整体,脏腑、经络、气血等系统相互关联、相互影响。糖尿病被视为脏腑功能失调的表现,而不仅仅是简单的高血糖。因此,中医注重调节整体平衡,通过调整人体内部的生理功能来治疗糖尿病。

2. 中医各大学说

(1)气血津液学说

气血津液是构成人体和维持人体生命活动的重要物质。气是指不断运动着的具有很强活力的精微物质,血则是营养物质的载体,津液是机体一切正常水液的总称。糖尿病主要是因为气血津液的平衡被打破,导致尿糖升高。根据中医理论,气血的运行通过经络系统进行,经络贯穿于全身各个部位。糖尿病的发生与经络堵塞、气血运行不畅、津液输布障碍有关。调节气血的运行和津液的输布是中医治疗糖尿病的关键,通过促进气血的运行,可以改善糖尿病的症状和控制血糖水平。

(2)阴阳学说

阴阳是中国古代哲学的一对范畴,用以解释自然界两种相互对立又相互依存的物质势力。阴阳理论是中国传统医学中的核心概念之一,它描述了宇宙万物的相互对立和相互依存关系。人体是一个有机的整体,这个整体是由阴阳两方面组成的。在糖尿病中,常见的情况是阴虚火旺、阴阳失衡。根据阴阳理论,糖尿病被认为是阴阳失调的结果,中药的调理使阴阳两方面的平衡得以恢复。在糖尿病的发病机制中,阴阳失衡主要表现为阴虚和阳亢。阴虚是指阴气不足,常见的症状包括烦躁不安、口干舌燥、尿频等,中医常采用滋阴清热的药物治疗阴虚,如沙参、玄参、黄连等,以滋养阴液,降低血糖水平;阳亢是指阳气过盛,主要表现为口渴多饮、多尿等症状,中医常采取清热利尿的方法治疗阳亢,常用药物有黄芪、蒲公英、车前子等,以清热解毒和利尿排糖。此外,中医还有一种阴阳调节疗法,即通过调节阴阳平衡来治疗疾病。在糖尿病的防治中,平衡阴阳可以采用针灸、中药调理、饮食调控等方法。

（3）脏腑学说

脏腑是主宰和实施人体生命活动的物质基础和功能实体。糖尿病多与脾、肺、肾功能失调有关,如脾虚则土不制木,导致肝郁气滞;肺虚则金不生水,导致肾亏,肾不涵阴。中医认为,脾胃是消化吸收的重要器官,对糖尿病的发生和发展具有重要影响。糖尿病主要是由脾胃功能失调导致的,脾胃失调会影响食物的消化吸收,导致营养不良和血糖的异常升高。因此,中医治疗糖尿病的重点是调节脾胃功能,促进消化吸收能力的提高。中医常用的方法包括调整饮食结构,避免嗜甜、嗜油等不良饮食习惯。此外,也可以通过中药配伍调节脾胃功能来改善糖尿病患者的症状。

（4）五行学说

五行是指木、火、土、金、水五种物质的运动,五行学说进一步引申为宇宙间一切事物都是由木、火、土、金、水五种基本物质之间的运动变化而生成。五行学说是中国古代哲学和医学的重要理论之一,它描述了自然界和人体的相互关系。在糖尿病的应用中,五行学说可以用来解释疾病的发生和发展,并指导治疗。根据五行学说,人体的五脏（肝、心、脾、肺、肾）与五行（木、火、土、金、水）相互呼应,相互关联。糖尿病被分为火邪过盛和水液不足两种类型。

① 火邪过盛型糖尿病:主要表现为热症明显,症状包括口渴多饮、尿多、大便干燥等。在治疗上,需要清热解毒、祛火降糖。常用的药物有黄连、黄芩、知母等,可以清热解毒,降低血糖水平。

② 水液不足型糖尿病:主要表现为阴虚症状明显,症状包括口干、目眩、体倦等。在治疗上,重点是滋阴降火、补益肾阴。常用的药物有沙参、玄参、枸

杞子等,能够滋养阴液,调节水液平衡。

除了针对特定类型的治疗,五行学说还强调平衡和调节。中医治疗中强调整体调节,维持五脏的平衡,通过针灸、推拿、中药等方法来调和五行间的相互关系,增强身体的自愈能力。

(二) 病因学[20]

1. 外感淫气

早在我国的先秦两汉时代就有外感致消的相关论述。《灵枢·五变》曰:"风雨寒暑,循毫毛而入腠理……或为消瘅。"其指出了当人体的肌表遭受到风寒暑湿等外感淫毒邪气的侵袭时,卫气不够充沛,邪气就会经过体表进入体内,并且当邪气凑临机体时,体内之气必虚,这样内外合邪,最容易导致消渴的发生。华佗在《华佗神方·论水肿生死脉证》中云:"消渴者因冒风冲热……使之然也。"其指出了外感风热之邪是最容易导致消渴发生的,风热走窜,所到之处,津液耗伤,进而生燥,燥热互结发为渴。《症因脉治·外感三消》中提出"燥火三消""湿火三消"的概念。"燥火三消"曰:"燥火三消之因……上则烦渴引饮,中则消谷易饥,下则小便频数。燥万物者,莫燥乎火……"秋天万物萧肃,天干物燥,燥邪易伤津液,津液损耗,津伤又化燥,燥之更燥,化生燥火,伤人更甚。肺为娇脏,喜润恶燥,在时为秋,外燥来袭,最为伤肺,发为上消;胃为阳土,喜润恶燥,燥邪外侵,伤及胃土,发为中消;肾为水脏,调节津液,燥邪侵袭,津液亏少,肾阴亏虚,肾失濡润,发为下消。"湿火三消"曰:"湿火三消之因……时行湿热之气,蒸于其外……湿热转燥,则三消乃作矣。"湿热性缠绵黏滞,津液失于运行,津液停留,日久易转生燥邪,燥邪反之又伤人津液,以致消渴。

2. 先天禀赋

先天禀赋的不足是引发消渴的内在关键因素,早在我国春秋战国时代就已经被医家认识到了。《灵枢·五变》曰:"五脏皆柔弱者,善病消瘅。"五脏的生理功能主要是贮藏精华,而父母先天给予的不足,致五脏羸弱,体内先天之精不足,气血阴阳不得相济,从而导致消渴发生,其中尤以阴虚体质最易罹患。由于人的体质各异,先天禀赋差异,所以消渴的病位脏腑有所不同。故《灵枢·本脏》中提道:"心脆则善病消瘅热中","肺脆则苦病消瘅易伤","肝脆则善病消瘅易伤","脾脆则善病消瘅易伤","肾脆则善病消瘅易伤"。由此可见,先天禀赋不足,五脏脆柔,与消渴的发生是有着密切的内在关系的。

3. 饮食酒味

饮酒饮食引起的消渴早在《黄帝内经》中就有相关的论述。《素问·奇病论》云:"此五气之溢也,名曰脾瘅……此肥美之所发也……故其气上溢,转为消渴。"平素嗜好肥美、膏油厚味之人,久必损伤中焦脾胃,脾胃受损,运化失职,日久积热,热盛伤津,进化化燥,燥热互结,消耗津液,发为消渴。《备急千金要方·消渴淋闭方消渴第一》言:"凡积久饮酒,未有不成消渴……遂使三焦猛热,五脏干燥……在人何能不渴?"这是孙思邈对于饮酒导致消渴的论述。长期饮用美酒纯酿,辛辣香燥,使得三焦生燥火,五脏燥干,终发为消渴。类似的还有《丹溪心法·消渴》言:"酒面无节……于是炎火上熏,腑脏生热燥炽盛,津液干焦,渴饮水浆而不能自禁。"其指出长期过食肥美,酒食过量,导致脾胃化生湿热,中焦枢纽转输不利,上下不调,津液运行失通畅,进而生燥,燥热相结内生,发为消渴。另外《症因脉治·内伤三消》中提出"积热三消"的概念。"积热三消"曰:"积热三消之因……积湿成热,熏于肺则成上消,伤于胃则成中消,流于下则成下消。"久食肥厚之物,必会损伤脾胃,脾胃失于运化,饮食物郁积于中焦,郁而化热,脾胃虚弱,湿邪丛生,湿热互结,停于脾胃,伤在脾胃则发为中消;脾胃为枢纽之功,携湿热上归于肺则发为上消;带湿热下流于肾则发为下消。

4. 精神情志

平素积累的精神情志刺激日久失调,易导致消渴的发生。《灵枢·五变》记载:"刚则多怒,怒则气上逆……转而为热,热则消肌肤,故为消瘅。"肝主疏泄,调畅气机,故精神情志的不愉快是最易伤肝的。肝被称为将军之官,是为刚脏,在志为怒,故刚怒伤肝。肝气郁滞,气滞胸胁,肝气滞久化热,火热内生,燔灼津液,以致消渴。肝郁还可乘脾,土木不调,脾失转运,枢纽不利,气滞逆留,郁而化火,火热内盛,消灼阴津,发为消渴。《症因脉治·内伤三消》中提出"精虚三消"的概念。"精虚三消"曰:"精虚三消之因,或悲哀伤肺,煎熬真阴;或思虑伤脾,脾阴伤损;或房劳伤肾,精日耗而亏损。此精虚三消之因也。"肺在志为悲(忧),悲则气消,悲忧过度,可伤及肺之气阴,燥热内生,发为消渴;脾在志为思(虑),思则气结,思虑过度,慢慢耗伤脾之阴血,脾阴亏虚,阴亏火旺,发为消渴。《临证指南医案·三消》曰:"心境愁郁,内火自燃,乃消症大病。"平素劳心竭虑,营谋强思,致使心气内结,郁久化火,心火旺盛,内燔心血,损耗营阴,发为消渴。在《类证治裁·三消论治》中亦可发现:"谓忧伤心,思伤脾,郁结不遂,则营液暗耗,胃大肠俱失通润,而肌肉风消也。"其指出忧思伤心脾,心脾两虚,营血亏虚,胃与大肠失于濡润,导致消渴。刘河间的《三消论》曰:"况消渴者……或耗乱精神,过违其度……燥热郁甚之所成也。"可见,任何的精神情志不正常都可能引发消渴。另外《儒门事亲·三消之说当从火断二十七》曰:"消渴一证……而不减滋味,不戒嗜欲,不节喜怒,病已而复作。"其说明精神情志的失衡会导致消渴的复发。

5. **房事劳欲**

房事频多,劳欲放纵,日久亦可导致消渴的发生。《备急千金要方·消渴淋闭方消渴第一》曰:"凡人生放恣者众,盛壮之时,不自慎惜,快情纵欲,极意房中,稍至年长,肾气虚竭,百病滋生……或渴而不利;或不渴而利,所食之物皆作小便,此皆由房室不节之所致也。"青壮年时期,放纵情欲,尽欢尽乐,房事过度,不顾劳倦,日久肾精亏损,体内脏腑阴液明显不足,阴虚火旺,水竭益干,不能滋养肺胃,胃热肺燥,终发为消渴。后世医家亦有类似房劳致消的论述。如《三因极一病证方论·三消脉证》曰:"消肾属肾,盛壮之时,不自谨惜,快情纵欲,极意房中……精溢自泄,不饮而利。"如《类经·消瘅热中》曰:"由壮盛之时,不自保养,快情恣欲,饮酒无度,食脯炙丹石等药,遂使肾水枯竭……由是渴利生焉。"由此可见,情欲无度,房事劳累,伤及肾精,肾为一身元阴元阳之主,五脏阴虚,阴虚化燥,阴虚火旺,燥火内炽,终发为消渴之患。

简言之,消渴的病因总结为外感淫气、先天禀赋、饮食酒味、精神情志、房事劳欲几个方面,病变涉及五脏,影响广泛。

(三) 病机学[20]

1. **脾胃失因,纳运失得**

脾胃同属中焦,分别为太阴湿土和阳明燥土,其以膜相连,共为后天之本,常常相互作用影响。胃主受纳和腐熟饮食水谷,脾主运化水谷和升清精微物质。首先胃受纳入口的饮食物,经过胃的生理消化使饮食物糜烂,然后食糜通过脾的气化作用,转化为水谷精微,水谷精微在脾的升转作用下,转输心肺,心肺化气化血,营养全身。正如《素问·经脉别论》中所言,"饮入于胃,游溢精气,上输于脾,脾气散精,上归于肺,通调水道,下输膀胱,水精四布,五经并行。"若脾气虚弱,不能升清散精和运化气血津液,肢体四周不得水谷精微散布,则常见形体瘦小。于上(肺),津液不能上承于口,故可见口甜、口渴、多饮;于中(脾胃),精微不能濡养肢体,故可见肌肉无力、形体消瘦;于下(肾),精微直下膀胱,故可见小便量多、味甘。如《圣济总录·消渴门》中所言:"消渴饮水过度,内溃脾土,土不制水,故胃胀则为腹满之疾也。"如《扁鹊心书·消渴》中所言:"盖肾为津液之源,脾为津液之本,本源亏而消渴之证从此致矣。"脾被称为生痰之源,若脾虚湿困,痰湿浊邪停滞于中焦脾胃,阻碍气机,脾胃升降失常,枢纽作用失利,气血津液运行受阻碍,失于散精,则可能出现口渴多饮、小便量多等表现。当脾阳受困于湿时,脾阳不升且不能温暖,脾之升清气降浊气的功能减弱,则可能出现胸闷痞满、神疲乏力、大小便不爽、舌胖大或有齿痕腻苔等症状。如《儒门事亲·刘河间先生三消论》中所言,"消渴之病者,本湿寒之阴气极衰……则脾胃之气竭矣。"湿浊之邪郁久可化热,脾热消灼胃液,胃中阴津不足,发为阴虚燥热,胃热则消谷善饥,出现多饮多食的现象。《医原·卷上·望病须察神气论》云:"舌苔白厚粘腻,口甜,吐浊涎沫,为脾瘅,乃脾胃湿热气聚……"脾阴作为脾主运化、脾主升清生理功能的介质,若脾阴亏虚,则会导致脾主运化、脾主升清的功能失常,精气血津液化生无根,升清乏力。脾阴不足,津液亏于肺,肺阴无源,则发为口渴多饮;脾胃阴虚,阴亏火旺,胃内热盛,则发为消谷善饥;脾阴亏损,不能下滋于肾,精微直接下注,则发为溲甘量多。如《慎斋遗书·渴》中言:"尽食多不饱,饮多不止渴,脾阴不足也。"

2. 心肺失和,君相火旺

心肺同属上焦,心被称为君主之官,肺被称为相傅之官,心肺常常相互依存,相互为用,相互影响。《素问·气厥论》曰:"心移热于肺,传为鬲消。"当心火旺于上,火热邪气传于肺,灼烧肺津,肺阴亏损,心肺燥热而出现口渴多饮。《辨证录·消渴门》有言:"谁知是肺消之症乎……肺为心火所刑,则肺金干燥。"如《医碥·消渴》所言,"心火太盛,津液耗涸,在上则为膈消,甚则消及肺脏……"由此可见,后世医家也多持《内经》之观点。肺在五脏中居最上,故被称为"华盖",乃水之上源,肺主一身之气和调节全身水液的运行,而肺主行水的功能(通调水道)主要是通过宣发肃降作用来达到的。若心肺火热,肺燥阴亏,肺脏功能受损,肺津失于输布,则出现口渴多饮;水道失司,津液直趋下注,随小便直接排出体外,故可见小便频数量多。正如《医门法律·消渴门》所言,"而金受火刑……今火热入之,高源之水,为炎威所逼,合外饮之水,建瓴而下,饮一溲二……"饮一溲二表明肺脏已经出现衰败之征象,宣发肃降的能力下降,无力通调水道,肺脏之津液已极度亏虚。

3. 肝失疏泄,贼火伤阴

肝脏体阴而用阳,是为刚脏,内有相火所寄,主升发畅动,喜和解舒展,而厌恶抑郁。这些特性都基于肝主疏泄之功效,而其核心是调畅气机,气机舒畅,才能推动其他脏腑的各种生理活动。若肝失疏泄,精神情志不畅,气机郁滞,郁而化火,火邪内生,耗伤肺脾胃肾之津液,脏腑失养,燥热互结,发为消渴。如《四圣心源·消渴根原》所言,"消渴者,足厥阴之病也……疏泄不遂而强欲疏泄,则相火失其蛰藏。"若郁火上炎,木火刑金,肺脏燥热,津液亏虚,则会导致口渴多饮;若影响到肺通调水道的功能,则津液直下,出现小便量多频数;若肝郁滞结,木盛犯土,土木不调,脾运失健,不能转输水谷精微,水谷精微直注膀胱则尿甜,水谷精微不能滋养身体则形体消瘦;若肝火犯胃,肝胃不和,伤及胃阴,胃中阴虚燥热,则多食易饥,口渴多饮;因乙癸同源(肝肾同源),若肝阴虚弱,则会连及于肾,劫取肾阴,导致肾阴虚弱,物质基础失养,肾失蛰藏,固摄失职,故小便频数量多。

4. 肾失濡养,阴阳俱虚

肾作为先天之本,主藏精而寓真阴真阳,故肾又被称为"水火之脏"。脏腑之阴液非肾阴不能滋养,脏腑之阳气非肾阳不能温煦。故常有医家言"消渴以肾为本"。若肾阴亏虚,肾水不能制约肝肾之相火,虚火丛生,阴亏火旺,火旺则水干,心肺火炽,肺津亏少,则发为烦渴多饮;脾胃火盛,阴津耗灼,则发为消谷善饥;肾失濡养,统摄津液无权,膀胱失藏,开合不定,津液下泄无阻,则发为尿多味甘。如《医宗金鉴·消渴小便利淋病脉证并治第十四》中所言,"肾水衰竭……肺热叶焦,则消渴引饮……直入膀胱,则饮一斗,溺变一斗也。"若肾阳火弱,真阳失于温煦,肾脏气化功能失职,肾中津液熏腾气化不利,导致膀胱气化失司,开关不利,津液代谢不能正常运行,津液不能上承,肺津不继,就会导致口渴多饮,而当阳不化气,气虚不固时则小便数量增多。如《医贯·消渴论》中所言,"盖因命门火衰,不能蒸腐水谷,水谷之气,不能熏蒸……其所饮之水,未经火化,直入膀胱,正谓饮一升溺一升,饮一斗溺一斗。试尝其味,甘而不咸可知矣。"

简言之,消渴的病机总为阴虚燥热,常相互影响。若心肺炽炎,津液不能敷布,则脾胃不得相因,肝肾不得滋养;若脾胃燥热炽盛,或灼烧肺津,或耗伤肝肾;若肝肾阴不足,阴虚火旺,则可消耗心肺脾胃,最终导致肺脾胃肝肾阴津亏损,燥热偏盛。

(四) 治疗学

1. 中药治疗

中药是中医治疗疾病的重要方法之一。中医认为,中药具有调节气血、滋养脾胃、改善营养代谢等作用,对于治疗糖尿病具有一定的疗效。

中药治疗糖尿病常通过配伍把多味药物组合成方剂,通过药物之间的相互作用,综合调理患者的气血,改善脾胃等脏腑功能,从而达到改善糖尿病的治疗效果。常用的药物有黄芪、山药、苦瓜、葛根等,这些药物具有调节血糖、保护胰岛细胞及改善糖代谢的作用。

2. 饮食和生活方式调节

中医治疗糖尿病注重通过调节饮食结构和生活方式来改善病情。中医饮食治疗强调平衡营养摄入、合理分餐、限制嗜甜等。在饮食方面,中医建议适量摄入富含纤维的食物,避免过度摄入高糖食物。此外,适当的体育锻炼和良好的生活习惯也对糖尿病的控制和管理至关重要。例如,适量的有氧运动可以促进气血运行,改善糖代谢。

3. 针灸疗法

针灸疗法在糖尿病的治疗中也有一定的应用,通过刺激穴位,调节经络气血运行,可以改善阴阳失衡,调整脏腑功能,进而促进血糖平衡。

4. 运动疗法

中医认为运动可以减轻体内湿热,增强脾胃功能,促进气血运行。适量的运动有助于改善糖尿病患者的代谢功能和血糖控制。

5. 心理调节

中医强调心身相互关系的重要性,通过调节患者的情绪状态,减轻心理压力,有助于调整体内阴阳失衡的状态。

总之,中医治疗糖尿病的方法是依据患者的体质、病因、病情进行辨证施治,并倡导个体化治疗和综合防治,实施内治(药物)与外治(气功、食疗、针灸)相结合的治疗方案。中医通过辨证施治原则和多种治疗方法,可以调节阴阳平衡、改善脾胃功能、改善糖代谢等,达到控制血糖和预防并发症的目的。通过综合调理和调节人体的内环境,帮助改善糖尿病的症状、控制血糖,并提高患者的整体健康水平。然而,值得注意的是,中医治疗糖尿病仍需要结合具体情况,应在专业医生的指导下进行治疗。

三、中医对糖尿病的治疗

中医治疗糖尿病是在辨证施治原则指导下,运用多种方法调节人体气血津液代谢,改善脏腑功能,达到控制血糖和预防并发症的目的。具体分为辨证施治、中药食疗、中药代茶饮、中成药、名方验方、中医特色疗法、传统功法、情志疗法、音乐疗法几方面来进行阐述。

(一) 辨证施治[21]

1. 热盛伤津证

临床表现:口渴多饮,多食易饥,皮肤干瘪,心烦易怒,大便干结,小便短黄,舌红干,苔黄燥,脉细数。此证型多见于初发糖尿病患者,空腹及餐后血糖水平明显升高者。

治则:清热泻火,生津止渴。

主方:白虎加人参汤加减。

药物:生石膏、知母、太子参、黄连、天花粉、生地黄、麦冬、牛膝、葛根。

2. 肝郁脾虚证

临床表现:情志抑郁,胁胀作痛,腹胀食少,便溏不爽,舌质淡胖,苔白或腻,脉弦缓。此证型患者多为女性,形体偏瘦,可伴有焦虑、抑郁倾向。

治则:疏肝健脾,理气和中。

主方:逍遥散加减。

药物:柴胡、当归、茯苓、白芍、白术、薄荷、川牛膝、升麻、竹叶。

3. 痰浊中阻证

临床表现:形体肥胖,面垢多油,身重困倦,口黏,舌质淡,舌体胖大,齿痕明显,苔白厚腻,脉滑。此证型以肥胖型2型糖尿病为主,可伴有高尿酸血症、高脂血症等代谢紊乱。

治则:燥湿运脾,化痰降浊。

主方:二陈汤合五苓散加减。

药物:半夏、陈皮、茯苓、白术、猪苓、泽泻、桂枝、苍术、厚朴、川牛膝、升麻、柴胡。

4. 湿热蕴结证

临床表现:形体肥胖,口干不欲多饮,小便短黄,便溏不爽,舌质红,苔黄腻,脉滑数。除肥胖、高血糖以外,此证型患者多有肠道菌群失调表现。

治则:清热化湿,理气和中。

主方:葛根芩连汤合三仁汤加减。

药物:葛根、黄芩、黄连、厚朴、半夏、苦杏仁、白蔻仁、薏苡仁、滑石、通草、白术。

5. 气阴两虚证

临床表现:神疲乏力,心悸,气短懒言,咽干口燥,烦渴欲饮,午后颧红,小便短少,大便干结,舌体瘦薄,苔少而干,脉虚数。此证型患者多因糖毒性、脂毒性、炎症而出现心悸症状。心脏超声可见心脏左室舒张功能降低,心电图可见心肌缺血或伴心律失常等。

治则:益气养阴,生津止渴。

主方:生脉散合玉液汤加减。

药物:太子参、麦冬、五味子、黄芪、生地黄、山药、葛根、天花粉、丹参。

6. 肝肾阴虚证

临床表现:五心烦热,低热颧红,胁痛,小便频数,混浊如膏,腰膝酸软,眩晕耳鸣,口干夜甚,手足抽搐,皮肤干燥,雀目,舌红少苔,脉细数。此证型患者多已合并糖尿病视网膜病变、糖尿病肾病或伴有自主神经病变。

治则:滋补肝肾,养阴润燥。

主方:杞菊地黄丸加减。

药物:生地黄、山萸肉、炒山药、茯苓、泽泻、丹皮、枸杞子、菊花。

7. 阴阳两虚证

临床表现:畏寒肢凉,下肢浮肿,甚则全身皆肿,小便频数,夜尿增多,混浊如脂膏,甚至饮一溲一,神疲,五心烦热,口干咽燥,耳轮干枯,面色黧黑,心悸,腰酸,阳痿,舌淡少津,脉弱而数。

治则:滋阴温阳,补肾固涩。

主方:金匮肾气丸加减。

药物:附子、肉桂、熟地黄、山萸肉、枸杞子、炒山药、茯苓、泽泻、巴戟天、肉苁蓉、菟丝子、鹿角胶。

(二) 中药食疗[22]

1. 黄芪山药粥

原料:黄芪30 g(粉碎),怀山药60 g(切碎),粳米40 g。

制作方法:将上述药材加清水适量,煮熟温服,每天1次或2次。

功效:益气养阴。适用于气阴两虚型老年2型糖尿病患者。

2. 山药薏米粥

原料:怀山药60 g,薏苡仁30 g,天花粉15 g,粳米40 g。

制作方法:将上述药材加清水适量,煮熟温服,每天1次或2次。

功效:益气养阴,清热生津。适用于阴虚燥热型老年2型糖尿病患者。

3. 枸杞粥

原料:枸杞子20 g,女贞子15 g,怀山药15 g,粳米50 g。

制作方法:将上述药材加清水适量,煮熟温服,每天1次或2次。

功效:益气养阴,滋肾明目。适用于肝肾阴虚型老年2型糖尿病患者。

(三) 中药代茶饮[22]

1. 三根花茶

原料:芦根30 g,葛根15 g,白茅根15 g,天花粉30 g。

制作方法:将上述药材煮水代茶饮。

功效:养阴生津。适用于老年2型糖尿病口燥渴者。

2. 菊花三子茶

原料:菊花15 g,枸杞子30 g,桑椹子30 g,决明子30 g。

制作方法:将上述药材煮水代茶饮。

功效:养阴滋肾,益肝明目。适用于老年2型糖尿病双目干涩不适者。

3. 山楂化浊饮

原料:焦山楂30 g,大腹皮15 g,冬瓜皮10 g,车前子10 g,泽泻10 g。

制作方法:将上述药材煮水代茶饮。

功效:利湿化浊。适用于老年2型糖尿病合并脂代谢紊乱者。

4. 益气通脉茶

原料:蜜黄芪 15 g,丹参 15 g,鸡血藤 15 g,酒川芎 15 g。

制作方法:将上述药材煮水代茶饮。

功效:益气通脉。适用于老年 2 型糖尿病合并神经、血管病变者。

(四) 中成药[22]

1. 糖脉康颗粒/片

药物组成:黄芪、地黄、赤芍、丹参、牛膝、麦冬、葛根、桑叶、黄连、黄精、淫羊藿。

功能主治:养阴清热,活血化瘀,益气固肾。可用于阴虚燥热夹瘀证。症见倦怠乏力、气短懒言、自汗盗汗、五心烦热、口渴喜饮、胸中闷痛、肢体麻木或刺痛、便秘、舌质红少津、舌体胖大、苔薄或花剥、舌暗有瘀斑、脉弦细或细数或沉涩。

用法用量:口服。颗粒剂 1 袋/次,3 次/d;片剂 5 片/次,3 次/d。

2. 金芪降糖片

药物组成:黄连、黄芪、金银花。

功能主治:清热益气。可用于阴(气)虚燥热证。症见口渴喜饮、易饥多食、气短乏力。

用法用量:饭前半小时服用,2~3 片/次,3 次/d,疗程 3 个月或遵医嘱。

3. 天芪降糖胶囊

药物组成:黄芪、天花粉、女贞子、石斛、人参、地骨皮、黄连(酒蒸)、山茱萸、墨旱莲、五倍子。

功能主治:益气养阴,清热生津。可用于气阴两虚证。症见倦怠乏力、口渴喜饮、五心烦热、自汗盗汗、气短懒言、心悸失眠。

用法用量:口服,5 粒/次,3 次/d。8 周为 1 个疗程或遵医嘱。

4. 玉泉丸

药物组成:葛根、天花粉、地黄、麦冬、五味子、甘草。

功能主治:养阴生津,止渴除烦,益气和中。可用于气阴两虚证。症见倦怠乏力、气短懒言、口渴喜饮、五心烦热、便秘、舌质红少苔、脉弦细或细数。

用法用量:口服,6 g/次,4 次/d。

5. 津力达颗粒

药物组成:人参、黄精、麸炒苍术、苦参、麦冬、地黄、制何首乌、山茱萸、茯苓、佩兰、黄连、知母、炙淫羊藿、丹参、粉葛、荔枝核、地骨皮。

功能主治:益气养阴,健脾运津。可用于气阴两虚证。症见口渴多饮、消谷善饥、尿多、形体渐瘦、倦怠乏力、自汗盗汗、五心烦热、便秘等。

用法用量:开水冲服,1 袋/次,3 次/d。8 周为 1 个疗程或遵医嘱。

6. 天麦消渴片

药物组成:五味子、麦冬、天花粉、吡考啉酸铬。

功能主治:滋阴,清热,生津。可用于气阴两虚证。症见口渴多饮、消谷善饥、形体消瘦、气短乏力、自汗盗汗、五心烦热。

用法用量:口服,第 1 周 2 片/次,2 次/d;以后 1～2 片/次,2 次/d。

7. 消渴丸

药物组成:葛根、地黄、黄芪、天花粉、玉米须、南五味子、山药、格列本脲。

功能主治:滋肾养阴,益气生津。可用于气阴两虚证。症见多饮、多尿、多食、消瘦、体倦乏力、眠差、腰痛。

用法用量:口服,饭前用温开水送服。5～10 丸/次,2 次/d 或 3 次/d。或遵医嘱。(注意监测血糖,防止低血糖反应)

8. 参芪降糖颗粒

药物组成:人参(茎叶)皂苷、五味子、黄芪、山药、地黄、覆盆子、麦冬、茯苓、天花粉、泽泻、枸杞子。

功能主治:益气养阴,滋脾补肾。可用于气阴两虚证。症见多饮、多尿、多食、消瘦、气短乏力、腰痛。

用法用量:口服,1g/次,3 次/d,1 个月为 1 个疗程;效果不显著或者治疗前症状较重者,用量可达 3g/次,3 次/d。

9. 杞黄降糖胶囊

药物组成:西洋参、知母、石膏、苦瓜干、蚕茧、黄芪、山药、地黄、玄参、北沙参、麦冬、玉竹、黄精、天花粉、鸡内金、黄连、山茱萸、枸杞子、女贞子、淫羊藿。

功能主治:益气养阴,清热生津。可用于气阴两虚兼热证。症见倦怠乏力、口渴喜饮、易饥多食、尿多。

用法用量:口服,6 粒/次,3 次/d,疗程 6 周。

（五）名方验方[22]

1. 白虎加人参汤

药物组成：生石膏、知母、太子参、黄连、天花粉、生地黄、麦冬、牛膝、葛根。

功能主治：清热泻火，生津止渴。可用于阴虚燥热证。症见口渴多饮、多食易饥、皮肤干瘪、心烦易怒、大便干结、小便短黄、舌干红、苔黄燥、脉细数。

2. 玉女煎

药物组成：石膏、熟地黄、知母、麦冬、牛膝。

功能主治：滋阴清热。可用于阴虚燥热证。症见口渴多饮、多食易饥、形体消瘦、心烦易怒、舌干红、少苔、脉细数。

3. 增液汤

药物组成：玄参、麦冬、生地黄。

功能主治：养阴生津，清热润燥。可用于阴虚燥热证。症见消瘦、乏力、易汗出、口干口苦、心悸失眠、舌红少津、苔薄白而干或苔少而剥、脉细数无力。

4. 葛根芩连汤

药物组成：葛根、黄芩、黄连、甘草。

功能主治：清热化湿，理气和中。可用于湿热困脾证。症见形体肥胖、口干不欲多饮、小便短黄、便溏不爽、舌质红、苔黄腻、脉滑数。

5. 二陈汤合五苓散

药物组成：半夏、陈皮、茯苓、白术、猪苓、泽泻、桂枝、苍术、厚朴、川牛膝、升麻、柴胡。

功能主治：燥湿运脾，化痰降浊。可用于湿热困脾证。症见形体肥胖、面垢多油、身重困倦、口黏、舌质淡、舌体胖大、齿痕明显、苔白厚腻、脉滑。

6. 桃红四物汤

药物组成：当归、熟地黄、川芎、白芍、桃仁、红花。

功能主治：滋阴养血，活血化瘀。可用于气阴两虚兼血瘀证。症见肢体麻木或疼痛、面色晦暗、胸闷刺痛，或中风偏瘫、语言謇涩、眼底出血、下肢紫暗、唇舌紫暗、舌有瘀斑和瘀点、舌下青筋暴露、苔薄白、脉弦涩。

7. 生脉散

药物组成：太子参、麦冬、五味子。

功能主治：益气养阴，生津止渴。可用于气阴两虚证。症见神疲乏力、心悸、气短懒言、咽干口燥、烦渴欲饮、午后颧红、小便短少、大便干结、舌体瘦薄、苔少而干、脉虚数。

8. 七味白术散

药物组成：人参、白术、茯苓、甘草、藿香、木香、葛根。

功能主治：健脾益气，和胃生津。可用于气阴两虚证。症见口燥咽干、渴饮不多、胸脘腹胀、食后饱胀、纳呆呕恶、四肢倦怠、大便不爽、舌红苔黄腻、脉滑而数。

9. 杞菊地黄丸

药物组成：枸杞子、菊花、熟地黄、山茱萸、山药、茯苓、泽泻、丹皮、女贞子、墨旱莲。

功能主治：滋肾养肝。可用于肝肾阴虚证。症见两目干涩、视物模糊、腰膝酸软、眩晕耳鸣、五心烦热、颧红咽干、小便频数且混浊如膏或多梦遗精、雀目、蚊蝇飞舞、失明、舌红少苔、脉细数。

10. 附子理中丸

药物组成：制附子、干姜、人参、炒白术、炙甘草。

功能主治：温中健脾。可用于脾肾阳虚证。症见腰膝酸冷、夜尿频、畏寒肢冷、小便清长或小便不利、大便稀溏，或见双下肢浮肿、舌淡胖大、脉沉细。

11. 金匮肾气丸

药物组成：附子、肉桂、熟地黄、山茱萸、枸杞子、炒山药、茯苓、泽泻。

功能主治：滋阴温阳，补肾固涩。可用于阴阳两虚证。症见畏寒肢凉、下肢浮肿（甚则全身皆肿）、小便频数、夜尿增多且混浊如脂膏（甚至饮一溲一）、神疲、五心烦热、口干咽燥、耳轮干枯、面色黧黑、心悸、腰酸、阳痿、舌淡少津、脉弱而数。

（六）中医特色疗法[22]

1. 针刺

功用：健脾益肾，生津止渴。

适应证：老年2型糖尿病的辅助治疗。

取穴：双侧足三里、双侧三阴交、脾俞、肾俞。口渴者，加支沟；多食易饥者,加中脘、天枢;多尿者,加关元、气海。

操作方法:患者取仰卧位,各穴皮肤常规消毒,进针得气后行平补平泻手法,患者有酸麻胀痛感觉,留针20 min,同时配合灸法。起针后,患者再取俯卧位,取肾俞、脾俞,常规消毒,各穴分别进针0.5寸,得气后留针20 min,不用灸法。每周灸5 d,休息2 d,20次为1个疗程,疗程间休息7 d。

禁忌证:晕针者、皮肤过敏、破溃者。

2. 耳穴压豆

功用:理气化痰,活血化瘀,安神助眠。

适应证:老年2型糖尿病的辅助治疗。

取穴:胰、三焦、肾上腺、交感、内分泌。口渴多饮者,加屏尖、肺点;多食易饥者,加胃、外鼻穴;多尿者,加膀胱、肾、尿道穴;失眠者,加神门、心、肾、皮质下;便秘者,加直肠、大肠、肺、便秘点。

操作方法:结合病情及患者反应,确定主穴和辅穴,每次取4—6穴。用酒精棉球擦拭消毒,左手扶持耳郭,右手用镊子将粘有王不留行籽药豆的胶布贴压于穴位并按揉1 min或2 min,以穴位微微酸痛为宜。双耳每日按压3—5次,每48 h更换1次穴位贴,双耳可交替或同时贴用。

禁忌证:耳部皮肤过敏、破溃者。

3. 穴位贴敷

主穴:胰俞、脾俞、三阴交、足三里。

配穴:肺俞、肾俞、胃俞、膈俞。

操作方法:常规消毒皮肤,穴位处贴敷治疗贴,24 h后更换1次,10—15次为1个疗程;或遵医嘱,可用于消渴各证型。

4. 拔罐疗法

取穴:背部肺俞、脾俞、肾俞或腹部中脘、天枢、水道等穴。

操作方法:背部或腹部涂上适量润滑剂,拔罐或走罐后留罐5—10 min,每日或隔日1次,1个月为1个疗程。

5. 艾灸

取穴:双侧足三里。

操作方法:将艾条一端点燃,对准足三里(外膝眼向下4横指,距胫骨前缘1横指),约距半寸至1寸,进行熏灸,每侧10—15 min。适用于2型糖尿病乏力、抵抗力降低、下肢无力者。

6. 穴位按摩[23]

取穴:曲池、合谷、足三里、三阴交。

操作方法:每次每穴按摩 2 min,力度以患者感觉局部胀痛、麻木为宜,按摩 2 次/d。

7. 刮痧疗法[24]

① 背部:直线泻刮法刮拭脊柱两侧夹脊穴,每侧 20—30 次。

② 腹部:用角刮法、重刮法刮拭腹部任脉,中间绕开肚脐,重点刮拭中脘穴、气海穴及关元穴,刮拭 20—30 次;用边刮法、重刮法刮拭腹部两侧足阳明胃经,每侧 20—30 次;运用直线泻刮法刮拭腹部足太阴脾经,每次 20—30 次。

③ 四肢:运用直线泻刮法刮拭上肢手太阴肺经循行区域,刮拭下肢足阳明胃经和足太阴脾经的循行路线,每侧 20—30 次。

每周 1 次。

8. 中药足浴

药物组成:当归、赤芍、川芎、桂枝、红花、鸡血藤、豨莶草、伸筋草。

操作方法:中草药加水 3 000 mL 煎熬,现配现用,水温 38 ~ 42 ℃(注意水温不宜太热,以防烫伤),药剂以浸没两足内外踝关节上 2 寸为准,隔日 1 次,每次 30 min。10 次为 1 个疗程,总计 5 个疗程。

(七)传统功法

1. 八段锦

八段锦运动锻炼可以改善患者的糖脂代谢水平,尤其对改善空腹血糖、糖化血红蛋白、胰岛素抵抗、高密度脂蛋白胆固醇有一定疗效。八段锦还可以改善 2 型糖尿病患者的抑郁、焦虑状态和生活质量,提示对患者的心理健康状态方面有积极的作用。动作要点如下。

第一段　双手托天理三焦

① 两脚平行开立,与肩同宽。两臂徐徐分别自左右身侧向上高举过头,十指交叉,翻转掌心极力向上托,使两臂充分伸展,不可紧张,恰似伸懒腰状。同时缓缓抬头上观,要有擎天柱地的神态,此时缓缓吸气。

② 翻转掌心朝下,在身前正落至胸高时,随落随翻转掌心再朝上,微低

头,眼随手运。同时配以缓缓呼气。

如此两掌上托下落,练习4—8次。另一种练习法,不同之处是每次上托时两臂徐徐自体侧上举,且同时抬起足跟,眼须平视,头极力上顶,亦不可紧张。然后两手分开,在身前俯掌下按,足跟随之下落,气随手按而缓缓下沉于丹田。如此托按4—8次。

第二段　左右开弓似射雕

① 两脚平行开立,略宽于肩,呈马步站式。上体正直,两臂平屈于胸前,左臂在上,右臂在下。

② 手握拳,食指与拇指呈八字形撑开,左手缓缓向左平推,左臂展直,同时右臂屈肘向右拉回,右拳停于右肋前,拳心朝上,如拉弓状。眼看左手。

③、④动作与①、②动作同,唯左右相反,如此左右开弓各4—8次。

第三段　调理脾胃须单举

① 左手自身前成竖掌向上高举,继而翻掌上撑,指尖向右,同时右掌心向下按,指尖朝前。

② 左手俯掌在身前下落,同时引气血下行,全身随之放松,恢复自然站立。

③、④动作与①、②动作同,唯左右相反。如此左右手交替上举各4—8次。

第四段　五劳七伤往后瞧

① 两脚平行开立,与肩同宽。两臂自然下垂或叉腰。头颈带动脊柱缓缓向左拧转,眼看后方,同时配合吸气。

② 头颈带动脊柱徐徐向右转,恢复向前平视。同时配合呼气,全身放松。

③、④动作与①、②动作同,唯左右相反。如此左右后瞧各4—8次。

第五段　摇头摆尾去心火

① 马步站立,两手叉腰,缓缓呼气后拧腰向左,屈身下俯,将余气缓缓呼出。动作不停,头自左下方经体前至右下方,像小勺舀水似的引颈前伸,自右侧慢慢将头抬起,同时配合吸气;拧腰向左,身体恢复马步桩,缓缓深长呼气。同时全身放松,呼气末尾,两手同时做节律性掐腰动作数次。

② 动作与①动作同,唯左右相反。如此①、②动作交替进行,各做4—8次。

第六段　双手攀足固肾腰

① 两脚平行开立,与肩同宽,两掌分按脐旁。

② 两掌沿带脉分向后腰。

③ 上体缓缓前倾,两膝保持挺直,同时两掌沿尾骨、双下肢后侧向下按摩至脚跟。沿脚外侧按摩至脚内侧。

④ 上体展直,同时两手沿两大腿内侧按摩至脐两旁。如此反复俯仰 4—8 次。

第七段　攒拳怒目增气力

① 两脚开立,呈马步桩,两手握拳分置腰间,拳心朝上,两眼睁大。

② 左拳向前方缓缓击出,呈立拳或俯拳皆可。击拳时宜微微拧腰向右,左肩随之前顺展拳,变掌臂外旋,握拳抓回,呈仰拳置于腰间。

③ 与②动作同,唯左右相反。如此左右交替击出各 4—8 次。

第八段　背后七颠百病消

① 两脚平行开立,与肩同宽,或两脚相并。

② 两臂自身侧上举过头,脚跟提起,同时配合吸气。

③ 两臂自身前下落,脚跟亦随之下落,并配合呼气,全身放松。如此起落 4—8 次。

方法:八段锦训练每周 3 次,每次 40 min,包括热身运动 5 min,八段锦 30 min,整理运动 5 min,连续训练 12 周,建议长期坚持锻炼。

2. 太极拳

太极拳对 2 型糖尿病患者的空腹血糖、糖化血红蛋白有明显的改善作用,24 式太极拳对空腹血糖的改善最为明显,同时可改善糖脂代谢和生活质量。动作要点如下。

(1) 起势

两脚开立,两臂前举,屈膝按掌。

(2) 野马分鬃

① 收脚抱球,左转出步,弓步分手。

② 后坐撇脚,跟步抱球,右转出步,弓步分手。

③ 后坐撇脚,跟步抱球,左转出步,弓步分手。

(3) 白鹤亮翅

跟半步胸前抱球,后坐举臂,虚步分手。

(4) 搂膝拗步

① 左转落手,右转收脚举臂,出步屈肘,弓步搂推。

② 后坐撤脚,跟步举臂,出步屈肘,弓步搂推。
③ 后坐撤脚,跟步举臂,出步屈肘,弓步搂推。

(5) 手挥琵琶

跟步展手,后坐挑掌,虚步合臂。

(6) 倒卷肱

两手展开,提膝屈肘,撤步错手,后坐推掌。(重复4次)

(7) 左揽雀尾

右转收脚抱球,左转出步,弓步掤臂,左转随臂展掌,后坐右转下捋,左转出步搭腕,弓步前挤,后坐分手屈肘收掌,弓步按掌。

(8) 右揽雀尾

后坐扣脚,右转分手,回体重收脚抱球,右转出步,弓步掤臂,右转随臂展掌,后坐左转下捋,右转出步搭腕,弓步前挤,后坐分手屈肘收掌,弓步按掌。

(9) 单鞭

左转扣脚,右转收脚展臂,出步勾手,弓步推掌。

(10) 云手

右转落手,左转云手,并步按掌,右转云手,出步按掌。(重复3次)

(11) 单鞭

斜落步右转举臂,出步勾手,弓步推掌。

(12) 高探马

跟步后坐展手,虚步推掌。

(13) 右蹬脚

收脚收手,左转出步,弓步划弧,合抱提膝,分手蹬脚。

(14) 双峰贯耳

收脚落手,出步收手,弓步贯拳。

(15) 转身左蹬脚

后坐扣脚,左转展手,回体重合抱提膝,分手蹬脚。

(16) 左下势独立

收脚勾手,蹲身仆步,穿掌下势,撇脚弓腿,扣脚转身,提膝挑掌。

(17) 右下势独立

落脚左转勾手,蹲身仆步,穿掌下势,撇脚弓腿,扣脚转身,提膝挑掌。

(18) 左右穿梭

落步落手,跟步抱球,右转出步,弓步推架,后坐落手,跟步抱球,左转出步,弓步推架。

(19) 海底针

跟步落手,后坐提手,虚步插掌。

(20) 闪通臂

收脚举臂,出步翻掌,弓步推架。

(21) 转身搬拦捶

后坐扣脚右转摆掌,收脚握拳,垫步搬捶,跟步旋臂,出步裹拳拦掌,弓步打拳。

(22) 如封似闭

穿臂翻掌,后坐收掌,弓步推掌。

(23) 十字手

后坐扣脚,右转撇脚分手,移重心扣脚划弧。

(24) 收势

收脚合抱,旋臂分手,下落收势。

方法:太极拳锻炼每周至少 5 d,每天 1 次,每次 1 h,包括热身 5—15 min,太极拳单个动作及套路练习,放松 10—15 min。每人每次锻炼后心率达 120 次/min,可保持 20 min 以上。

3. 气功

气功是一种传统的中医养生方法,通过调整呼吸、姿势和心理状态,以达到调节气血、平衡阴阳的目的。虽然气功不能直接治愈糖尿病,但它可以作为一种辅助疗法,有助于改善糖尿病患者的整体健康状况和增强体质。气功包含多种具体的动作和姿势,每种气功的练习方法都有其特定的动作要求。以下是几种常见的气功具体动作示例。

(1) 太极拳起势

站立直身,双脚与肩同宽,轻松放下双臂。双腿微曲,膝盖稍微弯曲。将身体的重心放在两腿之间,然后缓慢抬起手臂,手掌轻轻向上翻转,同时将目光抬起。腰部要放松,呼吸要平稳。

(2) 静坐冥想

选择舒适的姿势,可以是盘坐、半蹲或者坐在椅子上等。脊柱挺直,放松肩膀和颈部。双手放在腿上或者叠在一起,闭上眼睛,专注于自己的呼吸。尽量让思绪平静,感受体内的能量流动和每一次呼吸的变化。

(3) 缓慢呼吸

站立或坐下,保持脊柱挺直。慢慢吸气,让气息通过鼻腔缓慢进入体内,同时腹部向外膨胀。然后慢慢呼气,将气息顺着鼻腔缓慢排出,同时腹部缩紧。呼吸过程要平稳、慢而深。

(4) 气功套路

不同的气功套路有不同的动作组合,如太极拳、八段锦等。太极拳套路包括一系列的动作,如抱球、单鞭、云手等。每个动作都有独特的身体动作、手势和呼吸配合。

(5) 穴位按摩

可以利用手指、掌心等在特定的穴位上进行按摩和按压来促进气血的流通。例如,可以用拇指或食指轻轻按压劳宫穴(握拳屈指时,中指尖下是劳宫穴)。

这些动作只是气功练习的一小部分,具体的气功动作和姿势会根据不同的气功练习方法而有所不同。为了进行正确的气功练习,建议寻找专业的气功老师进行指导,他们可以逐步教授和纠正动作,并根据个人情况制订适合的练习计划。平稳、均匀和舒适的动作是气功练习的关键,尽量放松身体和专注于练习过程。

4. 养生五禽戏

五禽戏是一套模仿虎、鹿、熊、猿、鸟五种动物的动作,通过舒展肢体、调整呼吸,促进气血循环和调整脏腑功能,有利于改善糖尿病患者的整体健康状况和增强体质。动作要点如下。

(1) 虎戏

虎戏主要模仿虎的动作,目的是强化筋骨、增强力量。简略动作包括:

① 深蹲,双臂伸直向前,手掌尽量着地。

② 吸气时缓慢抬头,身体向上抬起,伸展脊椎。

③ 吸气,向前蹲,双臂伸直向前。

(2) 鹿戏

鹿戏主要模仿鹿的动作,注重柔韧性和灵活性。简略动作包括:

① 腿部稍微分开,双腿微曲,身体微微前倾。

② 右手慢慢抬起,掌心向外,视线朝向右手。
③ 手臂恢复原位,重复以上动作。

(3) 熊戏

熊戏主要模仿熊的动作,注重调理胃肠和消化系统。简略动作包括:

① 双臂放松垂直身体两侧,手掌向内。
② 弯腰,双手放在腹部,缓慢转动画圆。
③ 缓慢站直身体,回到原始姿势。

(4) 猿戏

猿戏主要模仿猿的动作,注重柔韧性和身体伸展。简略动作包括:

① 双手撑地,双腿分开与肩同宽,呈半蹲姿势。
② 双腿伸直,同时身体向前倾斜,手触碰地面。
③ 缓慢站起,回到半蹲姿势。

(5) 鸟戏

鸟戏主要模仿鸟的动作,注重灵活性和平衡感。简略动作包括:

① 直立站立,足尖相触,腿部稍微弯曲。
② 双臂向上伸展,手指自然分开,轻轻上举。
③ 缓慢下蹲,双臂自然下垂。

以上是养生五禽戏的简略描述,实际练习中需要注意呼吸的配合、动作的舒缓和合适的姿势。最好在专业老师的指导下学习和练习养生五禽戏,确保正确和安全。

(八) 情志疗法[26,27]

情志过极是消渴的病因之一。长期的情志失调会导致气机郁结化火,销烁肺胃阴津,发为消渴。《黄帝内经》指出,若怒志过极,怒气就会蓄积于胸中,导致气血逆流,滋生火热,发为消渴;《儒门事亲》也指出,情志过极,长期情志不调,会诱发消渴。而且消渴患者的情志多以忧思郁结为主,进而导致脾失健运,痰浊内生,阻滞血脉,形成痰瘀互结,从而使病情加重。"善医者,先医其心,而后医其身",医者在临床诊治中要多关注消渴患者的情志变化。古籍中记载了很多情志疗法。有"顺情从欲法",指医者要充分了解患者的所思所想,听患者倾诉的时候要耐心,要充分理解患者的苦痛,善于指导和帮助患者宽怀自解,增强战胜消渴的信心,从而达到药力所不及的效果。有"情志相胜疗法",此疗法是基于《黄帝内经》提及的情志相胜理论发展起来的,包括悲胜怒、恐胜喜、怒胜思、喜胜忧、思胜恐。还有"移情易性法",指不让患者专注于自身的疾病状态,改变患者的不良性情习惯。运用情志疗法治疗消渴,可以极大地提高临床诊疗效果。情志疗法的具体运用包括以下几方面。

1. **根据情志辨证施护**

(1) 惊恐伤肾

针对患者对疾病的恐惧心理,重点对患者进行耐心地解释与开导,通过介绍成功战胜疾病的事例等方式消除患者的恐惧心理。

(2) 思虑伤脾

通过沟通了解患者的所思所想,并有针对性地进行讲解或给予帮助,也可以想办法转移患者的注意力。

(3) 怒则伤肝

认真倾听患者诉说所忿闷之事,在沟通中先对患者的立场予以充分肯定,然后通过换位思考、安抚等方式化解其愤怒情绪。

(4) 大喜伤心

沟通中应尽量使患者情绪保持平稳,在不使其出现消极情绪的同时,也需要注意积极信息可能对患者造成的情绪剧烈波动。

(5) 悲则伤肺

针对出现悲观、悲伤情绪的患者,可以通过将病房布置为暖色调、播放欢快音乐、收看喜剧节目等方式,使患者保持精神的愉悦,克服悲伤心情。

2. **以情胜情法**

在中医情志护理的实际实施中,可以根据中医理论,在患者出现不良情绪时,有意识地以另一种情志去控制和战胜某种情志所引发的疾病。例如,心属火,在志为喜,肺属金,在志为忧,火克金,因此当患者出现较为明显的抑郁、忧虑情绪时,可以通过鼓励或其他方式使患者保持愉悦、欢快的情绪,从而克服抑郁情绪。

3. **其他干预措施**

根据患者的情志表现以及脏腑辨证,可以通过调整患者的饮食,以药膳或代茶饮的方式来调节心理状态。例如,患者失眠多梦、心烦不宁,可以嘱其服用莲子桂圆百合汤。还可以通过针灸、推拿等方式缓解病痛、劳累以及神志状态不佳等来改善患者的心理状态。

（九）音乐疗法

音乐疗法是一种以音乐为媒介来促进身心健康和治疗疾病的方法。尽管音乐疗法在糖尿病治疗中的应用并不常见，但它可以作为综合治疗的一部分，为糖尿病患者的心理和生理健康带来积极的影响。

1. 放松和减轻焦虑

音乐具有独特的舒缓和放松效果，可以帮助糖尿病患者减轻紧张和焦虑情绪。通过欣赏、演奏或参与音乐活动，患者可以放松身心，降低焦虑水平，从而改善整体心理状态。

2. 调节情绪

音乐疗法有助于激发和调节情绪体验，帮助糖尿病患者处理负面情绪，如沮丧、抑郁。音乐可以激发积极的情绪体验，改善心情，增强患者对糖尿病的应对能力。

3. 减轻疼痛感知

音乐疗法被证明可以减轻疼痛感知，这对于糖尿病患者的神经病变或其他病痛症状具有积极意义。通过欣赏音乐、参与音乐创作或运用音乐指导深度放松技巧，可以降低患者对疼痛的感知，并提升其对疼痛的耐受能力。

4. 增强免疫功能

音乐疗法可以增强免疫系统的功能和活性。糖尿病患者的免疫系统可能受到一定程度的抑制，音乐疗法可以通过减轻心理压力和负面情绪、增强身心放松来提高免疫系统的功能，从而提高患者的整体健康水平。

5. 提升生活质量

音乐疗法可以为糖尿病患者提供愉悦和积极的体验，提升其生活质量。音乐可以成为一种心灵寄托，让患者在应对糖尿病的过程中获得乐趣和满足感，增强自我认同感。

需要指出的是，音乐疗法不能单独替代传统的医学治疗方法，而应作为综合治疗的一部分。在使用音乐疗法时，建议与专业的音乐治疗师合作，根据患者的具体情况和需求制订个性化的音乐疗法计划。此外，由于糖尿病患者的身体状况和治疗需求会有所不同，患者在尝试音乐疗法前应咨询专业的医生。

综上所述,中医治疗糖尿病的效果因个体差异而不同,并且通常需要时间和持续的努力才能看到明显的效果。在采用中医治疗糖尿病之前,患者应咨询专业的中医师,确保治疗方案符合其具体病情和体质,并与西医治疗方案协调一致。最重要的是,患者应定期监测血糖水平,与医疗团队保持密切联系,确保糖尿病得到有效管理。

第三章 糖尿病慢病管理策略

一、慢病管理的现状及应用

(一) 慢病的现状

慢性非传染性疾病,简称慢病,或称慢性病。慢病不是某一种特殊疾病,而是一系列慢性非传染性疾病的总称,常见的慢病有糖尿病、心血管疾病、肿瘤等。慢病具有起病隐匿、患病时间长、病情迁延不愈、病因复杂等特点。随着经济和社会的发展,人口老龄化进程的加剧,慢病患病和死亡人数均显著上升且呈现年轻化趋势。2020 年 12 月国务院新闻办公室发布的《中国居民营养与慢性病状况报告(2020)》显示,2019 年慢病仍是造成我国居民死亡的主要原因,慢病导致的死亡人数占我国总死亡人数的 88.5%。其中因慢性呼吸系统疾病、癌症和心脑血管疾病死亡的人数占我国总死亡人数的 80.7%,这也是我国居民死亡的主要原因。我国 18 岁及以上居民慢病患病率较 2015 年公布数据来看均有上升趋势,其中糖尿病患病率为 11.9%;高血压患病率高达 27.5%;40 岁及以上居民慢性阻塞性肺疾病患病率为 13.6%。我国居民生活习惯较差,慢病相关危险因素在人群中水平仍较高,我国 15 岁及以上居民吸烟率超过 1/4,非吸烟者二手烟暴露率为 68.1%;每个家庭人均日烹用盐量为 9.3 g,已超过推荐食用盐量(6 g);人均用油量为 43.2 g,远超过推荐人均用油量(25~30 g)。2017 年全球数据显示,高钠、杂粮摄入不足、水果摄入不足问题导致的死亡人数占全球死亡人数的 20% 左右。据《中国居民营养占慢性病状况报告（2020）》数据显示，2019年全球共有5 650万人死亡，3/4的死亡发生在低、中等收入国家中，其中仅由高血压导致的死亡人数就高达1 080万人。由此可以看出，我国慢病流行特征与全球相似的同时，还具有患病年龄较低、患病人数不断增加的特点。

值得关注的是，1990年日本人的寿命已居世界第一。日本于1983年就颁布了《老人保健法》，提出"40岁保健，70岁医疗"的原则，并不断补充和完善医疗保健政策。日本厚生劳动省数据显示，2019年日本女性人均期望寿命是87.45岁，男性人均期望寿命是81.41岁。日本由心血管疾病、糖尿病、慢性阻塞性肺疾病和癌症所引起的过早死亡远远低于全球平均水平，这得益于日本拥有成熟的慢病医疗卫生体系以及居民对疾病具有较高的忧患意识。美国癌症死亡率在1991年达到巅峰（215.1人/10万人）后开始逐步降低，至2011年（168.7人/10万人）已经累计下降22%。有专家认为，这与慢病管理有密切的关系，控制吸烟、癌前筛查以及先进的医疗治疗手段都可以有效地控制癌症的病死率。由此可见，一些发达国家在慢病管理方面防控是比较成功的，专家分析取得这些成果离不开法律法规的保障、居民的健康教育及医疗信息网络系统的完善。

（二）慢病管理的重要性

慢病管理是对慢病及其危险因素进行连续监测、定期评估与综合干预管理的医学行为及过程。慢病管理的内容包括慢病的早期筛查、风险因素的评测预警、慢病人群综合管理等多个方面。慢病管理的对象是慢病管理行为、行动直接指向并欲改变的现象。换言之，慢病管理的对象不仅是患有慢性非传染性疾病的人，而且包括了高危患者和慢病患者所处的社会环境。我国"慢病健康管理"起步较晚，这一名词在国内出现10余年时间。随着中国经济的发展与医疗事业的进步，众多医院也相继开设体检科，私人体检机构也如雨后春笋般出现，健康管理的理念也逐步被大众所接受。人作为社会的一部分，人的饮食习惯、运动习惯及心理都离不开社会环境，人与社会两者是难以割舍、统一发展的关系，如果忽略社会环境对人的影响，人的慢病就难以达到综合防治的目的。例如，一位患者因患有抑郁症而不被社会理解和认同，只靠先进的医疗手段，也将难以扭转其疾病进展的趋势。

慢病是我国居民健康的最大威胁，且已成为影响国民经济和社会发展的重要问题,慢病的防控迫在眉睫。慢病的病因大多与饮食结构、运动不足及不良的生活习惯相关。研究发现,我国20岁以上的癌症患者中,有45.2%的患癌原因可以归于包括饮食、情志、生活方式、环境等方面在内的20余种可预防的危险因素。然而,作为防治的重要手段之一,日常养生保健和早筛项目在不发达地区的落地情况仍是不容乐观,距离"早发现、早治疗"还有许多工作要做。慢病管理是一项在政府协助下,全民参与的防治任务。全民健康生活方式膳食行动中倡导的"三减三健",即减盐、减油、减糖、健康口腔、健康体重、健康骨骼,每一项都与慢病防控存在紧密联系。

  慢病管理的宗旨是通过医护人员的教育,让患者进行自我管理。其目的是让患者掌握疾病相关知识,改变不良生活方式,提高自我管理能力,培养患者成为自己的"家庭医生"。让患者了解用药基本常识,熟知正确的服药方法及药物剂量,知道如有漏服或者错服该如何处理;掌握基本的养生保健知识,将疾病的管理融入日常生活之中。教导患者正确认识疾病,既不夸大疾病的危害,又不忽略疾病的预警。临床上有两类错误思想:一种是"怀疑自己有任何疾病,认为自己已无药可救";另一种是"坚信自己身体很健康,认为扛一扛就可以缓解"。应让患者了解疾病的演变规律,正确对待疾病,从生理及心理上适应疾病,经过一段时间治疗,使其可以正常地回归社会、家庭,也能在心理上积极处理和应对疾病所带来的负面情绪,关注其心理健康。

  慢病管理与个人知识储备及生活方式密切相关,居民具备慢病防治素养能提高慢病的防治水平。健康素养的重要组成部分之一就是慢病防治素养。慢病防治素养是指居民可以获取、理解和处理慢病相关健康信息和服务,并运用这些信息和服务做出相应的养生保健决策,以达到保持自身健康的能力。具备慢病防治素养可以对个体的慢病防治产生积极影响,减少并发症,显著延长寿命,也能降低慢病的医疗花费,改善疾病结局,因此加强和落实慢病防治工作刻不容缓。

(三)慢病管理面临的主要问题

1. 体检机构"只检不管"

  根据中华医学会健康管理学分会多年的观察,很多的体检机构以体检为主,缺少检后服务,总体服务水平有待提高。目前许多体检机构缺少检后服务,由于体检者没有接受过专业的医学知识培训,当拿到体检报告时多有不理解,或者看到数值差距不大,再结合自己没有明显不适的症状,认为自己"身体健康",这种做法已经违背体检的意义。检后随访是完善体检检查链的重要组成部分。体检机构应重视检后随访的工作,重点关注高危因素,筛查阳性指标及早期病变,对比历年检查指标数据变化,及时向体检者预警,提早干预疾病的进展,使体检者拥有连续全面的监督随访。例如,部分2型糖尿病患者在确诊前10年就已经出现胰岛素抵抗的情况,如若能及时发现,早期干预调理,就可以避免糖尿病的发生。

2. 轻防御,重治疗

当前慢病管理普遍存在的问题是"轻防御,重治疗"。虽然健康体检观念已经开始普及,但是部分地区的体检项目未能进入医保范围,许多居民还是会因为较高的体检费望而却步,难以做到全民定期体检,所以预防工作未被足够重视。大多数居民只重视慢病治疗,当症状已经非常严重甚至发展到不可控的地步时才会寻求专业人员的帮助。慢病多难以全面根治,尤其是在疾病中晚期时只能稍稍延缓,难以做到扭转。一些患者疾病稍见减轻就擅自停药或继续以前不良的生活习惯和行为,这会导致后续治疗难以连续,病情失去监管反复恶化,最终因慢病而走向死亡。如若在疾病稍有苗头之时,就开始临床干预,甚至可以通过改变生活习惯来达到控制病情的目的。例如,一名年轻男性肥胖患者患有高脂血症、糖尿病,如果他改善生活方式,合理饮食,积极锻炼,将体重控制在正常水平,可能不需要药物就能减轻上述代谢性疾病。这样一来既减少经济上的花费,又能强健体魄、延长寿命。

3. 医疗资源分配不合理

我国医疗资源呈现出稳中有进的发展态势,但是医疗资源配置仍不够合理,区域间医疗水平差距较大。我国医疗的主要问题是"看病难,看病贵",这个问题的根源在于我国医疗资源在不同区域间的分配不合理。经济发展较好的城市拥有优质的医疗服务、管理与技术,因此吸引了大量高质量的医疗卫生人员,与此同时也会吸引更多患者前来就医。相对而言,经济欠发达地区常常医疗资源匮乏,有些地方尚未实现信息网络化,部分科室出现医患比例极度不协调的状况,许多小医院或者社区卫生服务中心缺乏相关的设备、设施或医生。且部分居民不具备相应的医疗教育知识,对疾病不了解,对日常养生保健不熟知,常常忽略身体的某些"预警",因而疾病的进展不能及时得到干预,延误了最佳就诊时机。

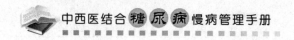

4. 慢病管理仍有不足

我国在探索慢病管理的道路上进行了大量实践,因人口众多、幅员辽阔、经济发展不均衡等国情因素的影响,我国的慢病管理仍存在许多不足,比如慢病管理网络尚未健全。健全的管理网络是慢病管理的基础。目前,我国居民健康档案没有统一的信息软件,慢病监测网络也未完善,并且还未建立全国统一的慢病防治信息平台。再如,社区卫生人员数量较少,服务质量较低。社区医疗服务机构是慢病管理的主要执行者,应承担起慢病预防、保健、医疗、康复、健康教育等多项工作,但社区专业人员的缺乏导致慢病管理工作难以惠及每一个人。另外,还存在制度建设执行力不足、制度体系不健全、相关工作制度与国家政策要求不完全匹配、工作落实不到位等问题。尽管针对慢病防治,国家相继出台了多个政策文件,但由于缺乏相关配套政策的支持和保障,如医保政策和财政政策,慢病管理项目的实施状况和规划仍存在一定的脱节。

(四)慢病管理的时代性

为切实落实深化医药卫生体制改革精神,进一步加强慢病预防控制工作,推动全国慢病预防控制工作的深入开展,国家把保障人民健康放在优先发展的战略位置,坚持预防为主的方针,深入实施健康中国行动,完善国民健康促进政策,织牢国家公共卫生防护网,为人民提供全方位、全生命期健康服务。《中国防治慢性病中长期规划(2017—2025年)》指出,慢病是严重威胁我国居民健康的一类疾病,已成为影响国家经济社会发展的重大公共卫生问题。近年来,国家高度重视慢病的防控和管理。党中央、国务院明确提出实施慢病综合防控战略,国务院发布《关于实施健康中国行动的意见》(国发〔2019〕13号)的15大专项行动中,慢病防治专项行动占了4项,健康影响因素6个专项行动也均与慢病防控密切相关。国家创立慢病综合防控示范区,发挥政府主导作用,建立多部门协作联动机制,旨在通过慢病综合防控示范区的建设形成示范和带动效应,进而推动全国慢病预防控制工作的深入开展。

《中华人民共和国国民经济和社会发展第十四个五年规划和2035年远景目标纲要》也特别指出,"构建强大公共卫生体系"是"十四五"期间我国国民健康体系建设的重要目标之一,"扩大国家免疫规划,强化慢性病预防、早期筛查和综合干预"是未来的建设方向。规划还提出坚持大力发展中医药事业,健全中医药服务体系,发挥中医药在疾病预防、治疗、康复中的独特优势。

强化中医药特色人才培养,加强中医药文化传承与创新发展,推动中医药走向世界。

中医学"治未病"思想体系中的"未病先防,既病防变,瘥后防复"与慢病管理的理念不谋而合,而中医学强调患者需要"知己—求己—求医",这也与慢病管理中的重点"自我管理模式"主旨相一致。中医慢病管理具有简、便、验、廉的特点,适宜在中国基层社区的推广应用。国民乐于接受的养生理论("五行理论""天人合一"等)、药食同源、药膳食养、传统功法(太极拳、八段锦、易筋经等)、琴棋书画、情绪调养等,具有良好的群众基础,符合国情、民情、社情。中医慢病管理可以通过中医体质辨识,分析发现不同体质与疾病演进之间的密切关系和内在联系,评估人群健康状态,对慢病走向进行预测,并应用干预技术实施积极干预,提高慢病的健康管理质量。也可根据四时变化对患者的衣食住行进行指导,养成良好的生活习惯,从而让患者实现自我管理,形成中医慢病管理一大特色。

二、慢病管理在防治糖尿病中的重要性

(一)慢病管理对糖尿病的危险因素的干预

肥胖是 2 型糖尿病危险因素,2 型糖尿病的病因病机复杂,但终究离不开遗传因素与生活环境,随着循证医学不断地完善,人们对糖尿病的认知也愈发深刻。肥胖与 2 型糖尿病关系十分密切,BMI 指数越高,患有 2 型糖尿病的可能性就越大。据研究表明,肥胖患者的 2 型糖尿病的患病率是体重正常者的 3 倍。当男性腰围≥85 cm 或女性腰围≥80 cm 时,糖尿病的患病率为腰围正常者的 2～2.5 倍。超重与肥胖人群的糖尿病患病率高于普通人群。随着生活方式的改变,人们变得"静多动少""进多出少",年轻人超重与肥胖也是造成我国糖尿病发病年龄前移的重要因素。我国年龄小于 40 岁的成年人中,糖尿病的患病率越来越高。

超重或肥胖的患者多存在胰岛素抵抗,顾名思义,胰岛素抵抗是指机体胰岛素敏感性下降。有临床研究结果显示,针对超重或肥胖的糖尿病前期患者或 2 型糖尿病患者,减重可以明显改善胰岛素抵抗,常见的减重方式有改变生

活方式、药物治疗或者代谢手术等。无论以上述哪种方式达到减重目的,均可增加胰岛素的敏感性,减缓糖尿病前期发展到糖尿病的进程,或者使高血糖降低甚至逆转并停留在正常水平。糖尿病可以"逆转",但"逆转"并非"治愈",逆转的含义是血糖得到有效控制、β细胞功能恢复、治疗方案简化等多个维度的病情缓解或改善。如患者通过改变生活方式、养成良好生活习惯、放松心情等慢病管理措施使原先控制不佳的血糖降低至正常水平,这也是逆转糖尿病的进程,改变生活方式等慢病管理措施就是逆转的条件。已有十分明确的证据支持,建立良好的生活方式可以预防糖尿病。我国的大庆研究以及美国、芬兰的糖尿病预防研究均发现,通过改变生活方式、控制体重等方式对2型糖尿病高危人群进行慢病管理,可以显著降低2型糖尿病的发病风险。这些研究结果也从侧面证实了不良生活方式是糖尿病发生的原因,系统的慢病管理措施可以有效延缓糖尿病进程。

除肥胖之外,吸烟也是2型糖尿病的危险因素。吸烟有害健康,吸烟不仅仅被证实是心血管疾病、呼吸系统疾病的危险因素,还是糖尿病发生的危险因素。众多前瞻性研究已经明确观察到吸烟与2型糖尿病的密切联系,且两者存在着剂量反应关系,即吸烟量越大,吸烟史越长,发生糖尿病的危险性就越大,这一点也在《中国2型糖尿病防治指南(2020年版)》中被明确指出。究其原因,这与烟草中的有害物质可以引起胰岛素抵抗、高胰岛素血症、动脉粥样硬化及脂代谢紊乱有关。吸烟同样会增加患者的低血糖风险,这不代表烟草类可以降低血糖,而是吸烟会加剧体内代谢紊乱,是自我调控血糖能力降低的一种表现。吸烟会增加血糖漂移度,使血糖变得忽高忽低,血糖数据如波浪般起伏,对血管内皮因子造成损伤。同样,一些横断面研究发现,吸烟是糖尿病患者截肢的强烈预警因子,因此糖尿病患者如已出现四肢发凉发木症状或者已经出现糖尿病足,更应该戒烟。

值得注意的是,吸烟同样也是1型糖尿病的发病因素之一。孕妇在孕期主动或者被动吸烟,都与其子代发生1型糖尿病存在紧密的联系。1型糖尿病表现为胰岛素绝对的缺乏,这在后续临床治疗上也是十分棘手的。现代医学认为,孕妇主动或者被动吸烟可以使烟草中的有害物质经过胎盘传入羊水及胎儿血液,直接或间接对胎儿的胰岛功能造成巨大创伤,影响胎儿的生长发育。因此,无论何时决定戒烟,都可以使糖尿病的危险因素降低,使糖尿病患者获益,戒烟是预防糖尿病的关键措施。其实,大部分吸烟人群都或多或少尝试过戒烟,有的人甚至戒烟十几次均以失败告终,有的吸烟者会在戒烟后出现头疼、精神萎靡、眩晕等戒断反应,这种情况需要慢病管理人员介入帮助其戒烟,对戒烟者做好健康教育工作,日常定期随访监督,加强对患者的日常健康管理,戒烟后仍需要建立健康的生活方式,才可有效预防糖尿病的发生。

目前尚无任何手段通过阶段性干预可以有效地截断2型糖尿病病程,保持2型糖尿病逆转状态需要持续的慢病管理干预措施。这个状态下的患者在较长时间内可以不使用任何控糖药物,可以在一定程度上减轻患者心理负担,增强其依从健康生活方式的信心,延缓疾病进展,降低并发症的发生风险。

(二)慢病管理在糖尿病前期的干预

糖尿病前期是指尚未达到诊断糖尿病的标准,血糖介于正常糖耐量与糖尿病之间。糖尿病前期常分为空腹血糖调节受损($6.1\ mmol/L \leqslant$空腹血糖$<7.0\ mmol/L$,糖负荷后2 h血糖$<7.8\ mmol/L$)和糖耐量减低(空腹血糖$<7.0\ mmol/L$,$7.8\ mmol/L \leqslant$糖负荷后2 h血糖$<11.1\ mmol/L$),二者可分别单独存在也可共同存在。不容乐观的是,数据统计发现糖尿病前期患病率高达50%,这代表每2人中就可能有1人发展为糖尿病。根据流行病学的数据显示,糖尿病前期这一状态持续时间较长,30岁以上男性在诊断为糖尿病前8.5年就已经具有空腹血糖受损和/或糖耐量减低的现象;女性糖尿病前期时间更长,平均持续时间为10.3年。存在空腹血糖受损的患者进展到糖尿病的风险是健康人的7倍;存在糖耐量异常的患者进展到糖尿病的风险是健康人的5倍,每年有5%~10%的糖尿病前期患者由糖尿病前期状态进展为糖尿病。糖尿病前期临床症状不明显,往往容易被患者忽略,随着疾病的进展,患者可能出现视网膜病变、肾病、神经病变等并发症。

糖尿病前期是一个可逆的过程,古人云"上工治未病",如对糖尿病前期人群进行早期临床干预,可以改善胰岛素抵抗,恢复胰岛功能,延缓进展到糖尿病的进程或者直接遏制糖尿病的发生,大大降低2型糖尿病的发病率,因此糖尿病前期是干预血糖的最佳阶段。在治疗上,西药可以通过多种途径实现控糖效果,但其代谢过程中可能出现肝肾负担或者胃肠道刺激,是不少尚处于前期、对于疾病缺乏重视的患者不愿选择的方案,加之大多数人不满足用药指征,故临床用药也是一大难题。中草药治疗是根据全身症状及个体差异给予辨证论治,但是大多数糖尿病前期患者没有明显不适感觉。结合《中国 2 型糖尿病防治指南(2020 年版)》可以看出,调整生活方式才是阻止糖尿病前期进展为糖尿病最有效的方式。

2 型糖尿病的一级预防目标就是控制糖尿病的危险因素,将糖尿病遏制在摇篮之中。我国早在几千年前就已出现"未病先防"的治未病思想,运用中医"治未病"学说对其进行干预,对糖尿病前期患者进行慢病管理,提高患者的知晓度,引起患者的重视,并制订个性化的中医特色综合管理方案。通过科普宣教等方法倡导人群合理膳食、控制体重、适当运动、戒烟限酒、健康心理等健康生活方式,以此提高患者的自我管理水平、改善代谢性指标,最终达到延缓糖尿病进程及减少并发症发生的目的。糖尿病是一种长期慢性疾病,空腹血糖受损和糖耐量异常均是糖尿病的高危因素,不良生活方式在其发生发展中起着非常重要的作用,因此糖尿病患者的行为和自我管理能力是慢病管理成功的关键,也是控制血糖达标的关键。

(三)慢病管理在糖尿病期及其并发症期的应用

老百姓常说一句话:"糖尿病不可怕,可怕的是并发症。"这句话其实割裂了血糖与糖尿病并发症的关系。临床研究显示,糖尿病并发症的出现与糖化血红蛋白的升高密切相关。正因为大家认为"糖尿病不可怕",才会忽略对疾病的控制,造成血糖控制不佳的相关情况。随着糖尿病病程的进展,若机体持续处于高糖环境或者血糖波动较大的状态,糖尿病的并发症必然也会随之出现。糖尿病视网膜病变、糖尿病肾病、糖尿病周围神经病变、糖尿病大血管变等都是糖尿病常见的并发症。糖尿病视网膜病变出现较早,常见表现为视物模糊、眼睛干涩、视力下降等,这些症状没有明显的特异性,常常容易被认为是"年纪大、老花眼、用眼过度"等,临床上容易被忽略。糖尿病肾病与糖尿病视网膜病变相似的是两者均是糖尿病微血管病变,且临床上前期都没有特征性表现。糖尿病肾病也是糖尿病患者死亡的主要病因,临床常常是以患者发现尿里泡沫越来越多前来就诊。糖尿病肾病应当早发现早治疗,预防尤显重要。糖尿病肾病进展到中后期,往往预后不佳,肾脏组织受到严重损伤,相继出现肾性高血压、肾性贫血等一系列症状,最终可能走向肾衰竭。糖尿病周围神经病变常常表现为手足末端出现发凉发木等感觉障碍,更有甚者会出现手足末端的刺痛感,夜晚加重进而影响睡眠,大大降低患者的生活质量。糖尿病大血管病变往往表现为心脑症状,临床上最后可能以心肌病、脑梗塞被发现。糖尿病并发症的出现代表着身体已经发出"求助"信号,这时如果还不及时采取治疗措施,后果往往不堪设想。

目前,大多数患者对临床健康管理的内涵还不是很理解,尚未认识到健康管理的重要性,仅将糖尿病的治疗寄托于外力,只想依靠单纯的药物治疗控制疾病的进展。临床观察发现,大部分糖尿病患者的生活方式不佳,喜食肥甘厚味,自我监测血糖意识薄弱,治疗过程中常常不积极或者主动放弃治疗,任由疾病发展;部分患者认为治病只是医生的事情,若让我"这也不吃那也不吃",那我还看病干什么;有的患者则过度节食,出现营养不良等状况,这些想法和做法均是缺乏糖尿病健康管理知识的表现。慢病管理通过为慢病患者提供专业的服务,对患者总体状况进行评估,并积极干预各项危险因素,科普健康医药常识,达到控制疾病发展的目的。糖尿病慢病管理是为糖尿病患者提供全面、连续、主动的管理,延缓糖尿病患者并发症的出现,以达到身心健康、延长寿命、提高生命质量并减少医药费用的一种科学管理模式。

具体来讲,医疗机构的慢病管理中心会为患者建立专属的健康档案,档案上一般会记录患者患有的慢性病种及各种指标。慢病管理中心会根据患者的具体病情,对患者的生活习惯作出指导,采取个性化的干预措施,并在后续进行不间断的随访以便及时更改指导方案。干预措施一般涵盖患者日常生活的各个方面,如对患者进行积极充分的健康宣教,使者掌握必要的治疗注意事项,包括发病原因、发病反应、药物不良反应及相应的应对措施等,也包括监督患者定时监测血糖(空腹血糖浓度和餐后 2 h 血糖浓度监测)、饮食、用药、运动、中医养生保健、身心健康、定期复查等方面,结合患者各自不同的身体状态(如正常、肥胖、消瘦等),制订个性化的慢病管理干预计划,增强患者治疗的信心,提高患者的依从性。

随着科学技术的发展,我国的健康管理事业也在逐渐发展。在过去的几年中,我国在疫情的冲击下,部分医院的床位及医疗物资难以满足广大人民的需求,同时还要面临广大群众交叉感染的风险。在这种情况下,政府出台了一系列的政策,大力推行"互联网+"医疗新模式,这无疑取得了巨大的成功。实践证明,"互联网+"作为线下医疗的补充,可以大大减轻线下医疗的压力,优化医疗资源配置,缓解广大群众就诊难的问题,使广大患者可以足不出户地享受到医疗服务,为失能或半失能群体带来福音。在"互联网+"医疗培养公众线上就医习惯的同时,便捷的就医服务也使慢性病得以连续复诊,病情得以被连续监控,这也极大地推动了慢病管理事业的发展。由于政府的政策推动和患者的就医需求,线上问诊成为各大医院的"规定动作",极大地推进了公立医院的互联网医院建设。

三、中医治未病思想在慢病管理中的应用

(一)治未病思想的产生

在我国古代哲学思想的影响下,治未病思想理念开始萌芽。《周易·象辞下传》曰:"水在火上,既济;君子以思患而豫防之。"如果发生失火,水能及时扑灭它,就不会导致火灾,君子应该居安思危,防患于未然。"火"相当于危险因素,"水"相当于干预措施。如在事物萌芽阶段就发现其势头及走向,并及时采取相应的干预措施,就容易遏制事态的发展。在古代哲学思想的启发下,中医治未病理论也随之产生和发展。《素问·四气调神大论》曰:"圣人不治已病治未病,不治已乱治未乱,此之谓也。夫病已成而后药之,乱已成而后治之,譬犹渴而穿井,斗而铸锥,不亦晚乎。"这明确提出未病先防的预防思想。《素问·刺热》曰:"肝热病者,左颊先赤;心热病者,颜先赤;脾热病者,鼻先赤;肺热病者,右颊先赤;肾热病者,颐先赤。病虽未发,见赤色者刺之,名曰治未病。"其认为医者应该善于观察疾病的预发之兆,在其未发之时就果断采取干预措施,这就是治未病。四诊合参,针药并用,最终取得临床疗效。唐代孙思邈更加丰富了"治未病"的内涵,将其具体划分为"未病""欲病""已病"三个层次,提出"上医医未病之病,中医医欲病之病,下医医已病之病",指导医生在临证时应"消未起之患,治未病之疾,医之于无事之前"。简言之,中医治未病理论最早起源于殷商时期,雏形见于《周易》,形成于《黄帝内经》。治未病理论并非一家之言,而是历代医家对《黄帝内经》治未病思想不断丰富发展和实践的成果,也是对中医预防医学思想的高度概括。

(二)治未病思想的应用

中医的未病是指尚未发病或无自觉症状及体征的各种状态,包括亚健康

状态(人体从健康状态向疾病状态发展的中间状态)。中医治未病的基本内涵包括未病先防、既病防变、瘥后防复三个方面。未病先防,即当疾病还未有起势之时,积极控制其危险因素,养成良好的生活习惯。上医应在未病之时给予患者关注,进行早期的临床干预。在循证医学的补充发展下,不少疾病的危险因素已被大家所证实。例如,吸烟是肺系疾病的危险因素,饮酒是肝病的危险因素,不良生活习惯是糖尿病的危险因素。既病防变,是指当患有疾病时,首先要早诊断、早干预,这需要患者具备一定的医疗知识,及时关注身体出现的不适症状,并及时就医。这一阶段,疾病在临床可能尚处于萌芽状态,患者常无明显的症状,或者症状不具备特异性,或患者抱有逃避心态,将其不适与劳累等因素相联系,故自我忽略其症状。在出现失眠、疲劳、便秘、焦虑等不适时,要及时从饮食、运动、心理等方面进行调节,必要时予以药物调理,防止疾病传变进入不可控期。例如,糖尿病患者的血糖控制不佳,就会加速糖尿病并发症的发生;心脏病患者出现牙疼等症状,于牙科就诊排除牙部疾病后,应及时去心内科就诊,排除心脏疾病引起的牙区放射性疼痛。瘥后防复,即愈后调养,防其复发。疾病初愈阶段,正气尚未完全恢复,气血尚未完全稳定,此时起居作息要规律,切忌饥饱失常、劳逸过度,否则损伤正气,扰乱气血,从而导致旧病复发。总的来说,中医治未病以切断病因为主,病后调养为辅;以主动调节为主,被动干预为辅;以物理干预为主,化学干预为辅。要从情绪、饮食、运动、起居等方面进行自我调节,从根本上改善健康状态,预防疾病发生。

传统的医疗观点认为,医学是一门研究人类生命过程及同疾病作斗争的学科,其研究对象是发病的人群,重点在于"发病"而非"人群",其任务是对患病的人群进行治疗,因而医学是关于疾病的医学。然而经过社会实践发现,在传统医学思想指导下的治疗行为,虽然降低了人群的病死率,但也导致患病率不断增高。在医疗科学事业蒸蒸日上的同时,医源性、药源性疾病也随之不断产生,医疗费用日益上涨,不仅威胁着人民健康安全,也造成了社会巨大的负担。人们逐渐认识到仅仅治疗疾病违背了医学的主体功能,以人为本的健康战略才是未来医疗的主攻方向。1996年,世界卫生组织在《迎接21世纪的挑战》报告中指出:"21世纪的医学,不应继续以疾病为主要研究对象,而应以人类健康作为医学研究的主要方向。"20世纪中后期,美国也倡导未病先防的医疗理论和"合理膳食,适量运动,戒烟限酒,心理平衡"的健康思想,这使医疗费用的支出大大降低,提高了人们的生活质量。因此,一些社会学家和经济学家把"治未病"称为"供得起和可持续的医学"。

现代医学将医学的重心从"治已病"向"治未病"转移,也说明以人的健康为研究对象与实践目标的健康医学是今后医学发展的方向。"治未病"作为中医的特色所在和优势领域,其理念和实践被提到了前所未有的高度。其对于预防疾病的发生、临床上的辨证论治、提高国民健康素质、完善具有中国特色的医疗卫生保健体系具有战略意义。这也是现代慢病管理的主要内容。现代慢病管理强调的是对疾病进行全面连续的监管,在"未病""欲病""已病"时实施个性化的管理方案,尤其强调医患之间的配合,即在医生全面跟踪指导下,更需要患者及时反馈健康状态以便医生更好地调整方案,达到共同管理疾病的目的。国内外经验均表明,慢病是可以有效预防和控制的。现代医学的"零级预防"策略为通过健康的生活方式干预健康危险因素的产生,这无疑与中医治未病有着异曲同工之妙。

因此,中医治未病理念强调的是在疾病出现之前,通过调整生活方式、食疗、中草药等方法,预防和延缓疾病的发展。在治未病的应用中,慢病管理扮演着非常重要的角色,因为慢病通常是逐渐发展的,而且与不健康的生活方式、饮食习惯密切相关。具体应用如下。

1. 早期干预和预防

中医治未病鼓励人们在患病之前就开始干预,这对于慢病来说尤为关键。通过定期的健康检查和体检,中医可以识别患者的潜在健康风险,如高血压、高血糖、高胆固醇等,然后采取措施来预防这些问题发展为慢性病。

2. 强调生活方式的重要性

中医治未病强调生活方式对健康的影响,包括饮食、运动、睡眠等。教育患者采取健康的生活方式,可以帮助降低慢病的风险,比如控制体重、健康饮食、戒烟、戒酒等。

3. 中医药的应用

中医药在治未病中有着悠久的历史。中医药可以用于改善患者的体质,增强免疫力,帮助调节慢病的症状和病情。中医药的应用可以根据个体的体质和病情定制,有助于提高治疗效果。

4. 个体化治疗

中医注重个体差异,慢病管理也不例外。中医会根据每个患者的体质、症状和病史制订个性化的治疗计划。这种个体化的治疗有助于更好地管理慢病,提高治疗的针对性和有效性。

5. 长期监测和调整

慢病需要长期管理,而中医治未病理念也注重长期的健康维护。患者需要定期复诊,中医可以根据患者的病情和反应进行治疗调整,确保慢病得到有效控制和管理。

总之,中医治未病理念非常强调慢病的预防和管理。通过早期干预、生活方式调整、中医药应用、个体化治疗和长期监测,中医可以帮助患者降低慢病的风险,提高生活质量,并促进整体健康。在现代医学中,结合中医治未病理念和西医治疗方法,可以更全面地管理慢病。

四、糖尿病慢病管理基本流程

对糖尿病进行健康管理,能够实现对糖尿病患者的血糖控制,缓解并发症,提高患者的生命质量。因此,积极探索科学合理、系统有效、全程连续的糖尿病慢病管理模式对于糖尿病的防治、居民健康的维护具有重要意义。

(一)医院对糖尿病患者的慢病管理

医院对糖尿病患者的慢病管理流程图如图1所示。

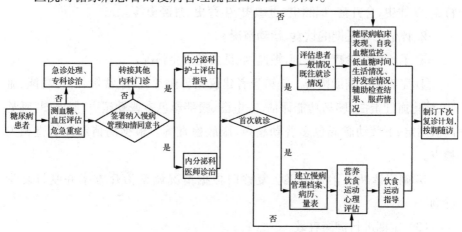

图1 医院对糖尿病患者的慢病管理流程图

对于诊断为糖尿病的患者,包括2型糖尿病、1型糖尿病、妊娠糖尿病以及其他类型糖尿病,均可纳入糖尿病慢病管理系统。本流程图(图1)的目的是规范指导医护人员对糖尿病患者进行随访,以实现对糖尿病患者的全程管理。

1. 评估

评估主要包括测量血糖、血压,评估是否存在急危重症,若合并急性并发症或其他系统严重疾病,需要转急诊就诊或相应专科就诊,待病情稳定后可转回糖尿病慢病管理。

2. 签署知情同意书

评估后符合纳入糖尿病慢病管理的患者,与其交代纳入慢病管理后的义务及权利,若同意则签署知情同意书。若不同意则转至内科内分泌专科门诊就诊。

3. 纳入糖尿病慢病管理系统

(1)内分泌科护士评估指导

① 首次就诊患者需要建立慢病管理档案,填写糖尿病初诊病历。

② 进行生活质量量表评估及自我健康评分。

③ 进行饮食、运动、心理评估及指导。

④ 发放糖尿病日志、家庭作业等。

(2)内分泌科专科医生诊治

① 评估患者的一般情况,包括个人基本资料、身高、体重、腰臀围、职业及特点、既往史、合并症、烟酒史、过敏史、生育史、月经史等。

② 评估患者近期的饮食、运动情况。

③ 了解既往诊疗过程、血糖监测、低血糖发生情况。

④ 完善相关辅助检查。初诊患者建议完善血常规、尿常规、肝肾功能、血脂、糖化血红蛋白、胰岛功能评估、心电图、腹部彩色多普勒超声、肌电图、感觉阈值测定、下肢动脉彩色多普勒超声、眼底检查等。根据病情定期复查相关检查。

⑤ 确定诊断及治疗方案。复诊时根据情况调整治疗方案并制订复诊计划。

(3)定期进行健康宣教

定期复诊并参加各种健康宣教讲座等活动。

(4) 随时拨打随访电话

病情变化时可随时拨打糖尿病慢性病门诊随访电话,及时安排就诊。

(二) 社区对糖尿病患者的慢病管理[27]

家庭医生作为健康的守门人,在基层医疗机构的糖尿病等慢病管理中发挥着重要的作用。老年糖尿病社区管理能够帮助患者延缓病情、减少并发症和改善健康状况。健康管理过程需要医患双方的有效沟通与协作。良好的医患沟通和及时反馈不仅可以促进双方的有效协作,建立友善的关系,增加信任,而且有利于提升患者对疾病的认知,实现患者健康管理的自我赋能。

1. 老年人社区管理

由社区卫生服务中心医务人员针对老年人的社区管理成立多组家庭医生服务团队,为辖区内多个社区的居民以及老年人提供基本医疗服务和基本公共卫生服务。为老年人提供更近距离的"家门口"服务。65岁及以上的老年人在社区卫生服务中心享受免费健康管理服务,主要包括建立居民健康档案、免费健康体检、生活方式及健康状况评估、健康指导和健康教育。

(1) 建立居民健康档案

居民首次建立健康档案需要填写个人基本信息表(包括人口学基本信息、药物过敏史和暴露史、疾病史、生活环境等)、年度体检表、疾病接诊记录。

(2) 免费健康体检

为辖区内65岁及以上的老年人提供每年1次免费体检,内容涵盖一般状况(包括老年人健康状态自我评估、老年人生活自理能力自我评估、老年人认知功能、老年人情感状态等)、生活方式询问(包括饮食、运动、吸烟、饮酒等)、体格检查(包括脉率、血压、身高、体重、口腔、视力、听力等)、辅助检查(包括血尿常规、空腹血糖、心电图、肝肾功能、血脂四项、腹部B超等)、中医药健康管理服务(每年1次,包括老年人中医体质辨识和老年人中医药保健指导)。

(3) 生活方式及健康状况评估

结合个人基本信息表和健康体检表,通过门诊、家庭访视和电话形式进一步了解老年人当前生活方式和身体现状,对老年人的生活方式与健康状况做进一步的评估。

(4) 健康指导和健康教育

为老年人解读健康体检报告并进行生活方式方面的健康宣教,对患有慢病的老年人定期进行随访,制订阶段性、个性化健康生活方式,并告知下次随访时间。

2. 糖尿病社区管理

糖尿病是被纳入社区卫生服务中心日常管理的慢性疾病,应提高社区的糖尿病规范管理和血糖控制率。社区应配置糖尿病的基本设备:血糖仪、糖化血红蛋白检测仪、血生化分析仪、血常规分析仪、尿常规分析仪、血压计、身高体重计、测量腰围的软尺、叩诊锤、视力表、心电图机、健康教育影像设备和电脑。社区卫生服务中心主要是在国家基本公共卫生服务规范的指导下,由社区家庭医生团队对糖尿病高危人群进行必要的健康指导和健康教育,对糖尿病患者进行一系列流程的管理服务,主要包括糖尿病患者的健康体检和血糖监测、健康评估和分类干预、健康教育。

在糖尿病患者健康体检和血糖监测方面,按照国家基本公共卫生服务要求,社区卫生服务中心每年为糖尿病患者提供1次免费的健康体检,体检形式主要是通过提前预约,安排中心体检,或者安排医务人员入社区,在站点就近进行健康体检。社区每季度为糖尿病患者免费测1次空腹血糖,并定期由社区全科医生和社区护士通过门诊、家庭访视和电话随访形式对糖尿病患者进行血糖监测通知。

在糖尿病患者健康评估和分类干预方面,要求家庭医生服务团队熟悉患者健康状况,了解患者病情、用药情况和生活方式,提醒患者出现异常情况需要及时就诊;熟悉糖尿病分级诊疗知识,根据血糖控制情况、药物使用情况、并发症等情况对患者进行分类干预,以及进行必要的随访和转诊。

在糖尿病健康教育方面,由社区医务人员(全科医生、护士或公卫医师)定期通过提供健康教育资料、发放印刷资料、设置健康教育宣传栏、开展个体化健康教育、举办健康知识讲座、开展公众健康咨询活动、播放音像资料、远程教育(如微信公众号、手机应用程序、网络培训班等)、电话随访和家庭入户指导等形式对患者本人和家庭成员及看护者开展涵盖饮食、运动、血糖监测和用药指导等方面的健康教育活动。健康教育具体内容包括糖尿病相关知识和技能、血糖监测、并发症的了解和应对、调节饮食、健康运动、用药指导、负面情绪的处理和沟通、生活习惯的指导和中医养生保健等方面。

(三)中医对糖尿病患者的慢病管理

中医对糖尿病患者的慢病管理采用医院—基层—家庭三级中医管理模式。

1. 建立家庭医师服务关系

成立中医慢病管理团队，患者同当地医院慢病管理团队签约。由内科具有丰富临床经验的临床医师、护士长及护士组成中医慢病管理团队，并且形成一对多管理模式。患者和团队建立契约式的医疗服务关系，护理人员负责为患者建立健康档案并周期性地同患者进行联络和沟通，提醒患者定期开药、体检以及复查等，医师对患者的情况进行定期评估，比如患者的饮食习惯、生活习惯、用药情况及家庭情况等，由团队人员综合患者的实际情况，给出个性化的慢病管理方案。

2. 中医管理模式

以患者的家庭作为干预单位，进行中医养生工作干预，由医师及护理人员向患者及家属提供符合其实际需求的中医膳食方案、运动养生和经络保健等中医养生方案。医师向患者提供适宜的中医治疗技术，采用中医四时理论指导患者的膳食、运动、养生、起居等，护理人员向患者推广经络养生操等。充分利用现代化的信息传递平台，如微信群、微博等，同患者进行沟通，缓解医务人员人力不足的问题，并且要求护理人员将慢病家庭管理的信息持续传输给患者及家属，提升患者的自我管理意识，改变健康行为。

指导患者每个月到医院参加1次慢性病与中医健康知识讲座，讲座通过言简意赅的语言、文字、图片等方式对中医专业知识进行讲解，从而提高患者对于慢病相关知识的掌握程度，并且了解中医养生相关知识。根据中医体质辨证分型方法对患者进行体质辨识，并且结合患者的运动方式、季节、饮食等方面的信息为患者制订个性化的养生方案，如建议患者在夏季适当增加辛味，多吃海带、薏米等，少吃苦味食物。并且在耐受程度较好的情况下多按摩足三里等穴位，以达到通行脾胃气血的效果。

慢病患者一般会合并不同程度的负性情绪，护理人员需要在患者复诊时，或者通过电话、微信群等方式了解患者的负性情绪，并且通过一对一沟通的方式了解患者产生负性情绪的原因，根据原因进行缓解负性情绪计划的制订，通过转移注意力等方式缓解患者由于治疗而造成的不安、焦虑等不良情绪，基于针对性干预缓解不良情绪的发生，引导患者养成积极乐观的心态面对治疗。具体流程如下。

（1）初步评估和诊断

医师首先对患者进行详细的病史收集和身体检查，包括测量血糖、了解症状、体质特点等。这有助于确定患者的糖尿病类型(如1型或2型)、病情严重程度以及合并症的存在。

(2) 制订个性化治疗计划

基于初步评估结果,医师会制订个性化的中医治疗计划。计划将包括中药治疗、饮食建议、锻炼建议和其他中医疗法的综合治疗。

(3) 中药治疗

医师会根据患者的体质、症状和舌脉诊断来开具中药处方。中药可以通过改善胰岛功能、降低血糖、调节免疫系统等途径来治疗糖尿病。

(4) 饮食建议

医师会制订适合患者的饮食计划,包括控制碳水化合物摄入、选择低糖食物、均衡膳食、避免过量进食等建议。中医饮食疗法也会考虑患者的体质。例如,一些人可能适合温补性质的食物,另一些人可能适合清热性质的食物。

(5) 锻炼建议

医师会建议患者进行适当的体育锻炼,如太极拳、气功、散步等。这有助于提高患者体能,改善血糖控制,并减轻与糖尿病相关的并发症风险。

(6) 针灸、推拿等中医疗法

医师可能会推荐针灸、推拿等中医疗法来帮助患者改善症状,特别是神经病变相关的症状。

(7) 定期随访和调整治疗

患者需要定期回访医院,与医师共同评估治疗效果,根据需要调整治疗方案。这有助于确保病情得到有效管理。

(8) 情志调摄和心理支持

情绪管理在中医治疗中也很重要。医师可能会提供情志调摄建议,同时心理支持可以帮助患者应对糖尿病带来的心理压力。

(9) 监测血糖和并发症

患者需要定期监测血糖水平,并关注糖尿病可能引发的并发症,如糖尿病视网膜病变、糖尿病肾病等。

总之,中医慢病管理流程强调个性化治疗,根据患者的体质和病情制订相应的治疗方案。然而,中医治疗通常作为辅助治疗,应与现代医学治疗方法相结合,以确保糖尿病得到有效管理。患者在接受中医治疗前应咨询医师,确保治疗的安全性和合理性。

第四章 糖尿病患者健康教育要点

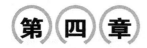

糖尿病患者健康教育要点

糖尿病健康教育是指通过向糖尿病患者、其家属以及相关人群提供有关糖尿病的知识、技能和支持,促进他们采取积极的健康行为和自我管理,从而提高生活质量、减少并发症。

糖尿病健康教育的总体目标如下:使糖尿病患者掌握控制疾病的知识和技巧;使患者改变其对待疾病消极或错误的态度,提高患者对糖尿病综合治疗的依从性;使患者成为糖尿病管理中最积极、最主动的参与者;尽量提高患者的自我照顾能力。糖尿病健康教育的最终目标是使患者达到行为的改变。具体而言,包括以下几个方面。

1. 提供全面的糖尿病知识

糖尿病健康教育旨在向患者和公众传授关于糖尿病的基本知识,包括疾病的病因、病理生理、发病机制、分类和并发症等方面的知识。通过提高知识水平,人们能够更好地了解和应对糖尿病。

2. 促进糖尿病的早期识别和预防

糖尿病健康教育致力于提高人们对糖尿病早期症状和高风险群体的认识,以便及早进行筛查和干预。通过采取预防措施,如饮食和生活方式的调整,可以降低患糖尿病的风险。

3. 促进糖尿病患者的自我管理

糖尿病健康教育提供患者所需的技能和知识,使患者能够有效地管理糖尿病。这包括饮食控制、药物管理、血糖监测、身体活动等方面的指导。通过自我管理,患者可以更好地控制血糖水平,减少并发症的发生。

4. 改善生活质量

糖尿病健康教育的目标之一是帮助患者提高生活质量。通过提供心理支持、饮食建议、运动计划等方面的指导,帮助患者克服疾病对其生活的影响,提升身体和心理健康。

5. 减少糖尿病并发症的发生和严重程度

糖尿病健康教育旨在努力减少糖尿病并发症的发生和进展。通过宣传预防并发症的重要性,如心血管疾病、肾病、视网膜病变等,并提供相应的管理和治疗建议,可以减轻并发症的严重程度,提高患者的生活质量。

总之,糖尿病健康教育的总体目标是通过提高患者的认知、加强疾病管理和采取预防措施,从而改善糖尿病患者的健康状况,并减缓病情的进展和并发症的发生发展。糖尿病健康教育在预防、管理和控制糖尿病方面发挥着重要作用。其不仅帮助患者和家属了解糖尿病,掌握必要的技能,还通过促进积极行为改变和健康管理,提高患者的生活质量,降低并发症风险,减轻患者和家庭的负担。同时,糖尿病健康教育也需要全社会的支持和重视,包括医疗机构、政府部门、社区组织等共同合作,为糖尿病患者提供全方位的健康教育和管理服务。

一、糖尿病健康教育的方式

(一)教育方法

糖尿病健康教育的方式主要分为个体教育、小组教育和大课堂教育。

1. 个体教育

个体教育是指具备糖尿病专业知识的护士与患者进行一对一的沟通和指导,适合一些需要重复练习的技巧学习,如自我注射胰岛素、自我血糖检测。其优点是能根据患者的需要,设计更具针对性的教育内容,以确保教育效果;易于建立患者与医护之间良好的信赖关系。但这种教育方法耗时较长,每次教育的时间需要 30 min 左右,每日能教育的患者人数较少;同时,由于护士数量有限,这种形式的教育还不能在医院广泛开展。

2. 小组教育

小组教育是指具备糖尿病专业知识的护士针对多个患者的共同问题同时

第四章 糖尿病患者健康教育要点

与他们沟通并给予指导,每次教育时间 1 h 左右,患者人数在 10—15 人,最多不超过 20 人。由于同一时间内可以教育多个患者,教育成本低,节省时间;同时,在病友的支持下,在一些患者群体中已建立的健康生活习惯,其他患者也较容易接受。有研究表明,如果采用系统的教育课程,小组教育可以达到和个体教育同样的效果。但这种方法也有其局限性,如果小组成员背景参差不齐,个别患者的特殊要求便难以满足。另外,不良的生活习惯或对糖尿病的错误认识也较容易相互影响。

3. 大课堂教育

大课堂教育是指以课堂授课的形式由医学专家或具备糖尿病专业知识的护士为患者讲解糖尿病相关知识,每次课时 1.5 h 左右,患者人数在 50—200 人。这种教育方法主要是针对那些对糖尿病缺乏认识的患者以及糖尿病高危人群,属于知识普及性质的教育,目的是使糖尿病患者和糖尿病高危人群在糖尿病防治的观念和理念上提高认识。

(二)教育形式

根据不同的患者需求和具体的教育目标,以及资源条件,可以采取多种形式的教育,包括演讲、讨论、示教与反示教、场景模拟、角色扮演、电话咨询、联谊活动、媒体宣传等,还可以通过运用视听设备、投影、幻灯片、食物模型等教育工具来开展不同形式的教育活动。

1. 演讲

演讲是最常用的方法,但对于患者来说是一种被动学习的方式,患者没有主动参与。糖尿病教育演讲方式可以根据不同的环境和受众来选择不同的形式,如面对面讲座、在线研讨会或工作坊等。每种方式都有其优点和缺点,具体分析如下。

(1)面对面讲座

优点:① 直接互动。面对面讲座可以建立实时的互动,讲者和听众之间可以进行直接的交流和提问,让听众更好地理解和吸收知识。② 视觉效果。通过面对面讲座,讲者可以使用视觉辅助工具,如幻灯片、模型、标志等,以增强听众的理解和记忆。③ 个性化定制。面对面讲座可以根据受众的需求和兴趣进行个性化定制,提供特定的信息和建议。

缺点:① 时间和地点限制。面对面讲座需要安排特定的时间和地点,对于广泛的受众可能存在时间和地点的限制。② 需要资源。组织面对面讲座需要适当的场地、设备和人力资源,可能需要一定的预算和协调。

(2) 在线研讨会或工作坊

优点:① 便利性。在线研讨会或工作坊可通过网络平台进行,受众可以在任何时间和地点参与,提高了参与率和覆盖范围。② 跨地域交流。在线形式可以突破地理限制,不同背景和地理位置的人们能够共享知识和经验。③ 可记录性。在线研讨会或工作坊可以录制,方便回放和分享,以便于无法实时参与的人获取信息。

缺点:① 技术要求。参与在线研讨会或工作坊需要稳定的互联网连接和相应的设备,对于某些人来说可能存在技术上的障碍。② 互动限制。相比面对面讲座,在线形式可能会限制一些互动方式,如实时提问和即场讨论的可能性较小。

总的来说,面对面讲座和在线研讨会或工作坊有各自的优势和劣势。选择合适的形式要考虑受众的需求和资源的可用性。有时候,结合不同的形式也可以达到更好的效果,如在面对面讲座中结合使用在线互动工具,以增加参与度和互动性。

2. 讨论

讨论也比较常用,可以通过提问使患者参与更多,鼓励患者讲解并分享糖尿病自我管理经验。糖尿病教育的讨论方式可以包括小组讨论、问答环节、案例分析等。这些方式可以促进参与者之间的互动和知识分享。以下是一些常见讨论方式的优点和缺点。

(1) 小组讨论

优点:① 互动性强。小组讨论可以让参与者积极参与,分享个人经验、观点,促进彼此的互动和交流。② 多角度思考。不同的参与者可能有不同的观点和经验,通过小组讨论可以听取多个声音,从不同角度思考和解决问题。③ 提高参与度。小组讨论可以增加参与者对话的机会,激发学习的兴趣和动力,提高参与度和学习效果。

缺点:① 时间管理。小组讨论可能需要更多的时间来处理各种观点和问题,可能导致讨论超出预定时间。② 主题集中度。在小组讨论中,参与者可能会偏离主题或者涉及其他话题,需要适当的引导和主持,以确保讨论保持在目标主题上。

（2）问答环节

优点：① 直接回答疑问。问答环节可以让参与者直接提出问题，获得专业人士的解答，解决疑惑和困惑。② 针对性强。问答环节可以针对具体问题展开讨论，解决参与者的个性化需求和关切。③ 快速反馈。问答环节可以提供实时的反馈，帮助参与者及时理解和消化问题。

缺点：① 不全面。问答环节可能只涉及提出的具体问题，无法全面涵盖糖尿病教育的所有方面。② 受众主动性。问答环节需要参与者积极提问，可能有些人不愿意提问或者提问得不够全面和深入。

（3）案例分析

优点：① 实际应用。通过案例分析，可以将糖尿病知识应用到具体的实际情境中，帮助参与者理解和应用知识。② 提高问题解决能力。案例分析可以培养参与者的问题解决能力和分析思维，通过分析案例中的挑战和难题，找到解决办法。③ 讨论共享。案例分析可以激发讨论，促使参与者分享自己的观点、建议和经验。

缺点：① 个案限制。案例分析可能只针对某些具体情境，不能涵盖所有可能的糖尿病情况。② 讨论偏颇。不同参与者可能对案例有不同观点和解决方法，可能导致讨论偏颇或无法达成共识。

综上所述，糖尿病教育的讨论方式各有优缺点。根据教育的目的和受众特点，可以选择合适的讨论方式或结合多种方式，以促进参与者之间的互动、知识分享和培养解决问题的能力。

3. 可视教育工具

可视教育工具能够提高教育效果、强化教学信息、调动参与者的学习兴趣和积极性。糖尿病教育应用可视教育工具可以通过图像、视频、动画等形式提供直观、生动的信息，以增强教育效果。下面是可视教育工具的一些优点和缺点。

优点：① 提高理解和记忆。可视教育工具可以通过视觉和听觉的方式传达信息，使教育内容更具吸引力、直观性和易理解性，有助于参与者更好地理解和记忆重要概念和知识。② 激发兴趣和参与度。可视教育工具具有多样性和创新性，可以激发参与者的兴趣，并激发他们积极参与学习过程，增加学习的乐趣。③ 提供示范和演示。可视教育工具可以展示针对特定糖尿病管理技巧的实际应用和演示，帮助参与者更好地理解如何正确执行各种任务，如血糖监测、胰岛素注射等。④ 跨文化传播。可视教育工具可以跨越语言和文化的障碍,通过图像和图表等方式传递信息,使得不同背景的人们都能理解和受益。

缺点:① 技术要求和限制。使用可视教育工具需要相应的技术设备和资源,如计算机、移动设备、网络连接等。某些受众可能缺乏这些技术条件,难以享受到可视教育带来的益处。② 信息过载。可视教育工具可能提供丰富的信息和内容,但对于某些人来说,过多信息可能会导致信息负担过重,难以有效吸收和理解。③ 缺乏定制性。可视教育工具通常是预先制作好的,缺乏个性化和定制化的特点,无法针对不同参与者的需求和问题进行个性化指导和解答。④ 依赖性。使用可视教育工具需要参与者有相应的工具和资源,一旦无法获得这些工具,教育效果可能会受到限制。

综上所述,糖尿病教育应用可视教育工具具有提高理解、记忆和参与度的优点,但也面临技术要求、信息过载和缺乏定制性等挑战。合理使用可视教育工具,需要兼顾参与者的特点和条件,确保教育效果的最大化。

4. 示教与反示教

糖尿病健康教育可以采用示教和反示教两种方式,在指导患者或家属学习一些操作技巧时很常用,如血糖监测、胰岛素注射技术。注意在给患者或家属讲解并演示整个操作过程后,必须让患者或家属当场重复一遍操作过程,即反示教,以确保患者或家属回到家中可以独立完成操作。下面是它们的优点和缺点。

(1) 示教方式

优点:① 直观教学。示教方式通过展示正确的做法和行为,让受众直观地了解如何管理糖尿病。参与者可以观察示范者的动作、技巧和步骤,更容易理解和模仿。② 视觉效果。示教通常通过视觉形式,如图像、视频等,呈现给受众。这种视觉效果能够吸引受众的注意力,并且有助于记忆和理解。③ 提供实际演示。示教方式可以模拟实际情境,如演示血糖监测、胰岛素注射等过程,让参与者目睹和理解具体操作步骤,并减少错误和误解发生的风险。

缺点:① 依赖示范者技巧。示教的效果受到示范者技巧和能力的限制。示范者需要具备良好的专业知识和技能,以确保演示的准确性和可行性。② 缺乏个性化指导。示教方式通常是通用的,没有针对个体差异的个性化指导。患者在糖尿病管理上可能面临不同的问题和挑战,示教方式不能满足患者的特定需求。

（2）反示教方式

优点：① 强调错误后果。反示教方式有可能展现错误的做法和行为，强调错误的后果和风险。这种方法可以让受众更直观地了解错误的后果，增强受众对正确行为的重视。② 警示效应。通过观察他人的错误行为，参与者可以从中吸取教训，警醒自己避免犯同样的错误。这种方式激发了参与者的自我保护和自我调整能力。

缺点：① 负面情绪影响。反示教方式可能引发参与者的负面情绪，如焦虑、担忧等。如果不恰当地呈现，可能导致参与者情绪低落，降低学习的热情和参与度。② 道德风险。反示教方式可能会展示错误行为，这可能引发道德问题。如果示范者的行为涉及不健康或不道德的行为，有可能误导受众产生错误的观念。

综上所述，示教和反示教方式都有各自的优点和缺点。示教方式可以提供直观教学和视觉效果，而反示教方式可以强调错误后果和产生警示效应。在进行健康教育时，可以综合运用这两种方式，根据受众群体和教育目标的特点，选择适合的方法。

5. 场景模拟与角色扮演

场景模拟与角色扮演通过模拟现实生活环境的角色，如采用小品表演的形式，使患者运用所学的知识判断是与非、对与错，同时针对患者感到困惑的问题，帮助他们分析和找出更好的应对方法。下面是它们的优点和缺点。

（1）场景模拟方式

优点：① 实践经验。场景模拟可以让受众亲自参与模拟情境，通过实践来学习和体验糖尿病管理的技巧和策略。参与者可以在相对真实的环境中进行操作，增加他们的实践经验和应对能力。② 模拟现实情景。场景模拟可以模拟真实生活中的状况，如在餐厅点餐、应对突发状况等情境，让受众在模拟环境中学习适应和处理糖尿病管理的具体情境。③ 观察和反馈。场景模拟可以提供观察和反馈的机会，教育者可以观察参与者的行为和决策，并提供针对性的反馈和指导，帮助他们纠正错误和改善行动。

缺点：① 成本和资源。场景模拟可能需要较高的成本和资源投入，如设计和建立模拟环境、准备相关工具和设备等。这可能对一些教育机构或个人来说是一个限制因素。② 时间限制。场景模拟的过程可能需要较长时间，涉及参与者的多次互动和反思。这可能会限制教育者在有限时间内传递更多的关键信息和技能。

(2) 角色扮演方式

优点：① 参与互动。角色扮演可以促使参与者主动参与，扮演不同的角色来模拟实际情境。参与者可以与其他扮演者进行互动，更好地理解和应对各种情况。② 练习决策和沟通。角色扮演可以让参与者练习作出决策并进行有效沟通。参与者需要在角色中扮演糖尿病管理者或医疗专业人员，通过与其他参与者互动，学习如何有效地传递信息和解决问题。③ 知识应用。角色扮演可以帮助参与者将糖尿病管理的知识应用到实际情境中。参与者可以亲身体验在角色中面临的挑战和抉择，从而更好地理解和运用所学的知识。

缺点：① 不真实性。角色扮演是一种模拟情境，与真实情况存在一定的差异。参与者可能感到扮演的角色与实际生活中的情境不完全一致，这可能会降低参与者的投入度和学习效果。② 自我意识。有些参与者可能在角色扮演中感到尴尬，特别是在扮演医疗专业人员时。这可能影响他们的表现和真实性，限制了扮演的效果。

综上所述，场景模拟与角色扮演有各自的优点和缺点。场景模拟可以提供实践经验和模拟现实情境的机会，角色扮演可以促进参与者的互动和提高决策能力。在进行糖尿病健康教育时，可以综合运用这两种方式，根据实际情况和受众需求选择合适的教育方法。

6. 电话咨询

通过开通热线电话的方式，定期设置不同的专题内容，使患者可以根据专家热线的时间，有选择性地提出问题，并得到及时解决。电话咨询的优点和缺点如下所示。

优点：① 方便快捷。电话咨询可以随时随地进行，不受地点限制，为患者提供方便的咨询服务。患者可以通过电话与医生或专业的健康教育者进行交流，解决问题和获取重要信息，而不需要亲自前往医疗机构。② 实时互动。电话咨询可以实现即时的互动沟通，患者可以直接与专业人士进行交流和提问。这种互动能够解决患者的疑问，让他们更好地理解和应用糖尿病管理的知识和技巧。③ 隐私保密。电话咨询提供了一种相对私密的环境，患者可以在不被他人知晓的情况下与医生或专业的健康教育者进行沟通。这对于那些不愿公开个人健康状况或在公共场合谈论糖尿病的患者来说尤为重要。

缺点：① 语言和沟通障碍。电话咨询可能存在语言和沟通方面的障碍。双方无法进行面对面的交流，无法通过面部表情和身体语言来传递信息。这可能导致信息传递不清晰或产生误解。② 无法进行体格检查。电话咨询无法进行现场的体格检查，医生或健康教育者无法通过观察患者的身体状况或进行实际的检查来做出准确的评估和建议。这可能限制了咨询的深入和个性化程度。③ 技术限制。电话咨询可能受到技术限制，如通话质量不佳、通话中断等问题，这可能影响交流质量和讨论的流畅程度。此外，一些患者可能对技术应用不熟悉或无法方便地进行电话咨询，限制了他们的参与和获得信息的能力。

尽管电话咨询方式存在一些限制和挑战，但其仍然是一种方便快捷的糖尿病健康教育方式。通过充分利用电话咨询的优点，克服面临的问题和挑战，可以使其成为糖尿病患者获取专业指导和支持的有效途径。

7. 联谊活动

建立糖尿病患者俱乐部，组织患者参加夏令营、交流会、演讲比赛、知识竞赛、烹饪比赛、时装表演、健身操表演、运动会等丰富多彩的活动，寓教于乐，使医患之间、患者之间建立起相互信赖和支持的关系网络。联谊活动的优点和缺点如下所示。

优点：① 社交互动。糖尿病健康教育联谊活动可以为糖尿病患者提供社交机会，让患者相互交流、分享经验和提供支持。这种社交互动可以减轻患者的孤独感，增强他们的情感支持，并形成相互帮助的社群。② 共享知识。通过联谊活动，糖尿病患者可以共享关于糖尿病管理的知识、技巧和最佳实践。患者可以互相借鉴和学习，了解不同患者的经验和挑战，从而提高糖尿病自我管理的能力。③ 激发积极行为。联谊活动可以激发糖尿病患者的积极行为和主动参与糖尿病管理。通过与其他患者互动，他们可以受到启发和鼓励，建立健康的生活方式，包括饮食、锻炼和药物管理等方面的行为改变。

缺点：① 方式受到限制。糖尿病健康教育联谊活动通常需要患者亲自参与，因此受到时间、地点和人员限制。这可能使一些患者无法参与或感到不便，特别是那些居住在偏远地区或身体状况较差的人。② 信息不准确。联谊活动中的信息传递可能受到个人经验和观点的影响，信息具有不准确性和主观性。患者需要慎重对待从他人那里获得的信息，并在需要时向专业医疗人员寻求确认和指导。③ 缺乏个性化。联谊活动通常由团体参与，缺乏个性化的指导和咨询。糖尿病患者的情况和管理需求存在差异,因此个性化的健康教育可能更适合一些患者。

尽管糖尿病健康教育联谊活动具有一些限制和挑战,但其仍然是提供社交支持和知识分享的有益方式。通过充分利用联谊活动的优点,并解决其中的问题和挑战,可以使其成为提高糖尿病患者健康管理能力和改善生活质量的有效途径。

8. 媒体宣传

媒体宣传利用电视台、广播电台、报刊等媒体宣传工具,广泛宣传健康生活方式理念,传播糖尿病防治知识,使广大群众认识糖尿病,了解其并发症带来的危害,做到早发现、早治疗。媒体宣传具有以下的优点和缺点。

优点:① 覆盖广泛。媒体宣传可以通过广播、电视、报纸、网络和社交媒体等多种渠道传播信息,覆盖范围广泛。这使得更多人群可以接触到糖尿病健康教育的内容,包括患者、家属以及广大群众。② 便捷获取信息。媒体宣传使得糖尿病健康教育的信息更加容易获取,无论是在家中使用电视、网络,还是在出行途中利用手机进行阅读或听取。这种便捷性可以让人们随时随地获取糖尿病相关的健康知识。③ 强调公共意识。通过媒体宣传,可以提高公众对糖尿病的认识和意识,加强对糖尿病的关注和重视。这有助于促进社会对糖尿病预防、控制和治疗的共同努力,推动政府、医疗机构和公众对糖尿病的重视。

缺点:① 信息浅尝辄止。媒体宣传常常是短暂的,信息传递的时间有限。这可能导致公众对糖尿病健康教育知识的了解只停留在表面,无法进行深入学习和理解。② 信息失真风险。媒体宣传存在信息传递的失真风险。有时候,由于要迎合大众口味或者获得抢眼效果,媒体可能会夸大或歪曲糖尿病的问题、预防和治疗方法,导致信息的不准确。③ 缺乏个性化内容。媒体宣传通常是面向公众的,缺乏个性化内容,无法满足患者的特定需求和情况。对于糖尿病患者来说,个性化的健康管理指导可能更具有价值。

尽管媒体宣传方式在糖尿病健康教育中存在一些限制和挑战,但其仍然是一种重要的传播渠道,可以提高公众对糖尿病的认识和促进健康行为的改变。在进行媒体宣传时,需要注意确保信息的准确性和科学性,同时鼓励个性化的健康管理和深入学习。

9. 印刷资料的发放

印制适合患者阅读和理解的资料供患者学习,即资料内容不要过于复杂,力求简单明了、图文并茂,仅提供关键信息即可。印刷资料的发放是一种常见的糖尿病健康教育方式,下面是其优点和缺点。

优点:① 便于携带和保存。印刷资料可以以书籍、手册、传单等形式发放,患者和公众可以方便地携带和保存这些资料。他们可以随时翻阅这些资料,重温相关的健康知识和管理技巧。② 传播深入。印刷资料可以提供详细、深入的糖尿病健康教育信息。与媒体宣传相比,印刷资料通常更具体,可以涵盖更多细节,帮助读者充分了解糖尿病的预防、管理和治疗。③ 个性化定制。印刷资料可以根据特定的目标群体和需求进行定制。可以根据不同的疾病阶段、年龄、文化背景等因素,为不同的人群提供个性化的健康教育内容,帮助他们更好地管理糖尿病。

缺点:① 信息陈旧。印刷资料的更新速度较慢,一旦印刷完成,就很难及时更新和调整信息。糖尿病的科学研究和治疗方法不断发展,因此印刷资料可能无法及时地反映最新的进展和建议。② 传递效果难以评估。与其他教育方式相比,印刷资料的传递效果难以直接评估。无法准确知道读者是否能完全理解资料中的内容,以及他们是否真正将所获得的知识应用到实际生活中。③ 可及性和可容纳性有限。印刷资料的发放通常需要成本和物流的支持。它可能无法覆盖到所有的患者和公众,尤其是那些处于偏远地区或资源匮乏地区的人群。此外,一些人可能有阅读能力或文化习惯上的限制,无法充分利用印刷资料。

综上所述,印刷资料的发放作为糖尿病健康教育的一种方式具有一些优点,包括便于携带和保存、传播深入以及个性化定制。然而,其也存在信息陈旧、传递效果难以评估、可及性和可容纳性有限等限制。因此,在进行印刷资料发放时,需要考虑这些限制并采取适当的补充措施,以确保信息的准确性和有效传达。

二、糖尿病健康教育的内容及要点

糖尿病健康教育的目标是使患者具备自我管理的能力,理解糖尿病的影响,掌握相关知识和技能,积极参与疾病管理,以达到良好的血糖控制和预防并发症发生的目的。这个过程需要专业的医生、护士、营养师等协助,以个体化的方式提供教育和支持。糖尿病健康教育主要包括以下内容。

(一)糖尿病基础知识

糖尿病是一种常见而且严重的慢性疾病,在全球范围内影响着大量人群。糖尿病基础知识的健康教育对于个人和社区的健康至关重要。以下是糖尿病基础知识健康教育的重要性的几个方面。

1. 提高意识和知识水平

糖尿病基础知识的健康教育可以帮助人们了解糖尿病的定义、症状、诊断方法、治疗选择和并发症等重要信息。这有助于个人识别自己是否有患糖尿病的风险,并且了解如何预防和管理疾病。同时,健康教育还可以提高公众对糖尿病的认识,减少对糖尿病的误解和偏见。

2. 促进自我管理和积极生活方式的采纳

糖尿病的自我管理是控制血糖水平、预防并发症的关键。健康教育可以向糖尿病患者提供必要的知识和技能,使他们能够更好地管理疾病。这包括合理饮食、定期运动、正确使用药物、监测血糖水平等。通过健康教育,人们可以了解改变不良生活方式的重要性,并接受正确的指导,以养成健康的生活方式,从而提高糖尿病患者的管理效果和生活质量。

3. 预防和减少并发症的风险

糖尿病如果管理不当,会增加心血管疾病、肾脏疾病、神经系统病变、眼病等并发症发生的风险。通过糖尿病基础知识的健康教育,人们可以了解如何控制血糖、血压和血脂水平,以减少并发症的发生。健康教育还可以提供有关定期体检和筛查的信息,使人们能够及早发现并控制潜在的并发症。

4. 促进医患合作和社会支持

健康教育有助于改善医患之间的沟通和合作。患者通过了解糖尿病的基础知识,能够更好地与医生沟通并参与治疗决策。健康教育还可以帮助患者寻求社会支持,包括加入糖尿病支持团体、寻找互助资源等。这些支持系统可以提供情感支持和实用建议,帮助患者更好地应对糖尿病的挑战。

综上所述,糖尿病基础知识的健康教育对于疾病预防、早期识别、自我管理和并发症控制都是非常重要的。借助健康教育,人们可以提高对糖尿病的认识,掌握必要的知识和技能,并采取健康的生活方式,从而改善疾病管理和生活质量。健康教育还有助于促进医患之间的合作和社会支持网络的建立,形成共同应对糖尿病挑战的综合治疗模式。因此,糖尿病基础知识健康教育的重要性不容忽视,对个人和社区的健康具有长远的积极影响。

(二)医学营养治疗

糖尿病医学营养治疗是一种通过改变饮食结构和营养摄入,控制血糖,改善机体胰岛素敏感性,减轻糖尿病症状的治疗方法。其主要通过提供关于糖尿病饮食的详细信息,包括如何控制总能量摄入,如何分配碳水化合物、脂肪和蛋白质的摄入量,以及如何选择健康的食物,同时教育患者如何使用血糖测量仪器进行血糖监测,以便更好地了解饮食对血糖的影响。

1. 营养治疗的总则

糖尿病患者都需要依据治疗目标接受个体化的医学营养治疗,在熟悉糖尿病治疗的营养(医)师指导下完成更佳。营养治疗的总则是控制总能量的摄入,合理均衡分配各种营养物质。

2. 营养治疗的目标

① 维持血糖正常水平。

② 减少心血管疾病的危险因素,包括控制血脂异常和高血压。

③ 提供均衡营养的膳食。

④ 减轻胰岛 β 细胞负荷。

⑤ 维持合理体重:超重/肥胖患者减少体重的目标是在 3—6 个月体重减轻 5%~10%;消瘦患者应通过均衡的营养计划恢复并长期维持理想体重。

3. 合理安排餐次

糖尿病患者一日至少三餐,使主食及蛋白质等营养物质较均匀地分布在三餐中,并定时定量,一般按 1/5、2/5、2/5 分配或按 1/3、1/3、1/3 分配。注射胰岛素或口服降糖药易出现低血糖者,可在正餐中分出小部分主食作为两正餐之间的加餐。睡前加餐除主食外,可选用牛奶、鸡蛋、豆腐干等富含蛋白质的食品,因蛋白质转化成葡萄糖的速度较慢,对预防夜间低血糖有利。

4. 科学选择水果

水果中含碳水化合物为6%~20%。水果中主要含葡萄糖、果糖、蔗糖、淀粉、果胶等。当空腹血糖控制在7.0 mmol/L以下,餐后2 h血糖小于10 mmol/L,糖化血红蛋白小于7.5%,且血糖没有较大波动时,就可以选择水果,但需要替代部分主食。食用水果最好在两餐之间,病情控制不满意者暂不食用,可吃少量生黄瓜和生番茄。进食水果要减少主食的摄入量,少食25 g的主食可换苹果150 g,橘子150 g,桃子150 g,梨100 g,西瓜500 g等。葡萄干、桂圆、枣、板栗等含糖量较高,应少食用。

5. 饮食治疗的注意事项

(1) 碳水化合物

红薯、土豆、山药、芋头、藕等根茎类蔬菜的淀粉含量很高,不能随意进食,需要与主食进行交换。严格限制白糖、红糖、蜂蜜、果酱、巧克力、各种糖果、含糖饮料、冰淇淋以及各种甜点心的摄入。

(2) 蛋白质

对于有肾功能损害者,蛋白质的摄入为每日每千克理想体重0.6~0.8 g/d,并以优质动物蛋白为主,限制主食、豆类及豆制品中植物蛋白的摄入。

(3) 脂肪和胆固醇

脂肪和胆固醇高的糖尿病患者少吃煎炸食物,宜多采用清蒸、白灼、烩、炖、煮、凉拌等烹调方法。坚果类食物脂肪含量高,应少食用。每日胆固醇的摄入量应少于300 mg。

(4) 膳食纤维

膳食纤维具有降低餐后血糖、降血脂、改善葡萄糖耐量的作用。糖尿病患者每日可摄入20~30 g。粗粮富含膳食纤维,故每日在饮食定量范围内,可适当进食。

(5) 维生素和矿物质

糖尿病患者可多吃含糖量低的新鲜蔬菜,能生吃的尽量生吃,以保证维生素C等营养素的充分吸收。对于无高胆固醇血症的患者,可适量进食动物肝脏或蛋类,以保证维生素A的供应。糖尿病患者应尽量从天然食物中补充钙、硒、铜、铁、锌、锰、镁等矿物质,以及维生素 B、维生素 E、维生素 C、β-胡萝卜素等维生素。食盐的摄入量每日应限制在 6 g 以内。

制订食谱时以糖尿病治疗原则为基础,各类食物灵活互换,但要切记同类食物之间可选择互换,非同类食物之间不得互换。部分蔬菜、水果可与主食(谷薯类)互换。

6. 糖尿病医学营养治疗的关键要点

(1) 控制总能量摄入

糖尿病患者需要根据年龄、性别、身高、体重、身体活动水平和个体化的治疗目标确定适当的总能量摄入。控制总能量摄入有助于维持合适的体重和血糖水平。

(2) 控制碳水化合物摄入

碳水化合物是主要的血糖来源。糖尿病患者需要了解不同碳水化合物食物的影响,控制碳水化合物的种类和摄入量。一般建议选用低血糖指数的碳水化合物食物,如全谷类食物、蔬菜和豆类食物。

(3) 分配脂肪摄入

合理分配脂肪摄入可以维持合适的血脂水平和体重。建议选择健康的脂肪来源,如植物油、鱼类和坚果,限制饱和脂肪和反式脂肪的摄入。

(4) 控制蛋白质摄入

蛋白质摄入对于糖尿病患者的肾脏功能和血糖控制至关重要。建议选择低脂肪和富含维生素、矿物质的蛋白质来源,如瘦肉、鱼类、豆类和低脂乳制品。

(5) 控制饮食频率和餐前血糖

合理分配饮食频率和控制餐前血糖可以帮助稳定血糖水平。常规建议是进食三餐和 2—4 个小型零食,根据个体情况和药物治疗确定详细饮食计划。

(6) 注重膳食纤维摄入

膳食纤维有助于控制血糖和血脂,提高饱腹感。建议增加蔬菜、水果、全谷类和豆类的摄入,以便获得足够的膳食纤维。

(7) 个性化和跟踪管理

糖尿病医学营养治疗需要根据个体情况进行个性化管理,并定期跟踪评估效果。患者应与专业的营养师合作,制订和调整饮食计划,并了解如何根据血糖监测结果进行调整。

重要的是,糖尿病医学营养治疗应与药物治疗、体育锻炼和情志疏导等其他治疗方法相结合,以达到最佳的糖尿病管理效果。治疗方案应该根据个体差异进行调整,并考虑到患者的喜好、文化背景、生活方式等因素。

(三) 运动

运动在糖尿病管理中占有重要地位。运动可以增加机体胰岛素敏感性,有助于血糖控制,不仅有利于减轻体重,还有助于炎症控制、疾病预防、心理健康等。应向糖尿病患者介绍运动对糖尿病管理的重要性,并提供适合的运动建议。介绍运动对血糖控制的影响,教导患者如何监测血糖变化、如何调整胰岛素或口服药物的用量以适应运动。

1. 指导原则

① 运动治疗应在医师的指导下进行。② 运动频率和时间为每周至少150 min,如1周运动5次,每次30 min。研究发现即使进行少量体力活动(如平均每天至少10 min)也是有益的。因此,如果患者觉得达到所推荐的运动时间太困难,应该鼓励他们尽可能地进行适当的体力活动。③ 运动项目要与患者的年龄、病情、社会环境、经济条件、文化背景及体质相适应。④ 养成健康的生活方式,将有益的体力活动融入日常生活中。

2. 运动强度

运动时保持脉率(次/min) = 170 - 年龄,还可根据自身感觉来掌握运动强度,即以周身发热、出汗,能说话不能唱歌,但不是大汗淋漓或气喘吁吁为宜。运动宜从低强度、小运动量开始,循序渐进,逐渐增加到设定的运动强度。

3. 运动频率与时间

① 运动时间的选择:应从吃第一口饭算起,在饭后1—2 h开始运动,因为此时血糖较高,运动时不易发生低血糖。② 每次运动持续时间为30—60 min,包括运动前做准备活动的时间和运动后做恢复整理运动的时间。注意在达到应有的运动强度后应坚持20—30 min,这样才能起到降低血糖的作用。③ 运动频率:糖尿病患者每周至少应坚持3次或4次中低强度的运动。

4. 个体化运动

推荐患者根据自身情况,在医师的指导下进行有氧运动,如步行、慢跑、游泳、骑自行车、打球、跳舞等。

5. 运动中的注意事项

① 运动的选择应以简单、安全为标准。运动的时间、强度相对固定,切忌运动量忽大忽小。② 在正式运动前应先做低强度热身运动 5—10 min。运动过程中注意心率变化及感觉,如轻微喘息、出汗等,以掌握运动强度。若出现乏力、头晕、心慌、胸闷、憋气、出虚汗以及腿痛等不适,应立即停止运动,原地休息。若休息后仍不能缓解应及时到附近医院就诊。运动时要注意喝一些白开水,以补充汗液的丢失和氧气的消耗。③ 注射胰岛素的患者运动前最好将胰岛素注射在非运动区。因为肢体的活动使胰岛素吸收加快、作用加强,易发生低血糖。④ 有条件者最好在运动前和运动后各测一次血糖,以掌握运动强度与血糖变化之间的规律,还应重视运动后的迟发低血糖。⑤ 运动即将结束时,再做 5—10 min 的恢复整理运动,逐渐使心率降至运动前水平,而不要突然停止运动。⑥ 运动后仔细检查双脚,如发现红肿、青紫、水疱、血疱、感染等,应及时请专业人员协助处理。⑦ 充分了解当日身体状况,如睡眠、疲劳、疾病等,如身体不舒服可暂停运动。冬季注意保暖。⑧ 血糖过低或高于 15 mmol/L 者、合并各种急性感染者、心功能不全者、心律失常者、糖尿病足者、新近发现血栓者、血压收缩压大于 180 mmHg 者、脑供血不足者不要运动。⑨ 运动时随身携带糖果等。

(四) 戒烟

吸烟有害健康,尤其是对有大血管病变高度危险的糖调节受损患者。应劝诫每一位吸烟的糖尿病患者戒烟,这是生活方式干预的重要内容之一。可通过播放戒烟的宣传片、摆放戒烟相关资料、医务人员与患者一对一的咨询等方式指导患者戒烟。在随访中,对吸烟的患者,医务人员要根据患者的自身情况给予戒烟的建议,如用明显而强烈的言辞向患者讲明吸烟给糖尿病额外增加的危险性,告诉其戒烟的必要性,敦促其戒烟。医务人员与患者共同制订年度戒烟目标,在每次随访时评估戒烟的进展,并制订下次随访的目标。

(五) 情志疏导

情志疏导需要糖尿病专科医师、护理人员和心理辅导治疗师一起定期开展专业讲座、定期开展专门的评估指导,针对性辅导患者积极克服存在的问题。帮助患者应对糖尿病诊断和管理过程中可能出现的情绪困扰和心理压力。提供有效的应对策略,如如何寻求支持、积极应对压力和焦虑、保持良好的心理状态等。情志疏导的主要内容如下。

1. 心理认知干预

由糖尿病专科医师与患者交谈,倾听患者所担心的心理问题,并耐心解答患者的疑问,向患者介绍基本医学常识,使其正确地认识疾病。必要时由心理科医师参与,共同指导患者改善心理认知水平,以减轻心理压力,消除心理负担。

2. 心理情绪干预

由糖尿病专科医师讲解情绪与疾病的关系,如患者长期处于焦虑或抑郁状态,可致机体免疫功能下降,使病情加重;而积极心态则有利于疾病的控制和康复。心理情绪干预能帮助患者树立乐观的生活态度,提高患者控制自身情绪的能力。

3. 心理行为干预

教育患者如何进行心理情绪的放松,如深呼吸及肌肉放松的方法等,通过有目的的训练来缓解骨骼肌紧张及减轻焦虑情绪。

(六)降糖药物治疗过程中的健康教育

向患者解释不同降糖药物的作用机制、用法和副作用,并强调患者按时服药的重要性。教育患者如何正确使用胰岛素或口服药物、如何进行胰岛素注射、如何调整剂量等。

1. 口服降糖药物治疗注意事项

① 遵医嘱剂量服用,切忌自行停药。② 服用方法:不同作用机制的降糖药物服用方法不同,如 α-葡萄糖苷酶抑制剂需要在用餐前即刻整片吞服或与前几口食物一起咀嚼服用,磺脲类药物需要在餐前服用等。③ 每日应在相对固定的时间服药。④ 服药期间要做好血糖的监测和记录。

2. 胰岛素使用注意事项

① 患病期间,不可以随意停止注射胰岛素,并做好个体化血糖监测。② 外出就餐时,最好把胰岛素带到就餐地点,在进餐前注射,以防等待就餐的时间过长,引起低血糖。③ 外出旅游携带胰岛素应避免冷、热及反复振荡,不可将胰岛素托运,应随身携带。④ 自我注射胰岛素的患者应根据胰岛素的起

效时间按时进餐。⑤注射部位选择应考虑运动因素,注射时避开运动所涉及的部位。⑥胰岛素专用注射器及针头应一次性使用,注射装置与胰岛素剂型相匹配,切忌混用。⑦使用过的注射器和针头禁忌复帽,应丢弃在专门盛放尖锐物的容器中。容器放在儿童不易触及的地方。容器装满后,盖上瓶盖,密封后贴好标签,放到指定地点。

(七)血糖自我监测注意事项

教育患者如何进行血糖监测,包括正确使用血糖仪器、监测时机和频率,以及如何解读监测结果。强调血糖监测的重要性,以指导饮食、药物和运动的调整。

①测试血糖时应轮换采血部位。

②为减轻疼痛程度,应在手指侧面采血,而不是在指尖或指腹采血,将采血针紧靠在手指侧面。

③血糖仪应定期使用标准液校正。

④试纸保存在干燥原装容器中,必须遵守生产商的使用说明书。

⑤采血针丢弃在指定的专用容器中,防止扎伤。

⑥血糖值的正确记录。患者监测后不仅要记录血糖值,同时要记录影响血糖值的相关内容,具体如下:测血糖的日期、时间;与进餐的关系,是餐前还是餐后;血糖测定的结果;血糖值与注射胰岛素或口服降糖药的时间、种类、剂量的关系;影响血糖的因素,如进食的食物种类、食物数量、运动量、生病情况等;低血糖症状出现的时间,与药物、进食或运动的关系,低血糖症状表现等。

(八)并发症预防

向患者提供关于糖尿病并发症的信息,包括心血管疾病、神经病变、肾脏病变、眼部病变等,并教育患者如何通过良好的血糖控制、定期体检和检查来预防或延缓并发症的发生。糖尿病患者预防并发症的要点可以总结如下。

1. 良好的血糖控制

维持血糖水平在正常范围内是预防并发症的核心。患者应遵循医生或营养师的指导,控制饮食、定期监测血糖、按时服用药物(如胰岛素或口服药物),并养成健康的生活方式。

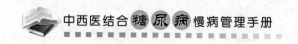

2. 健康饮食

选择低脂、低盐、低糖的食物,适量摄入蔬菜、水果、全谷类食物和富含健康脂肪的食物(如鱼、坚果和橄榄油)。合理分配碳水化合物、脂肪和蛋白质的摄入量,并避免高糖饮食和过量饮食。

3. 积极锻炼

进行适当的有氧运动,如快走、游泳、骑自行车等,有助于提高身体代谢,控制血糖水平和体重,降低心血管风险。在开始运动前,最好咨询医生或专业教练。

4. 控制血压和血脂

糖尿病患者常伴有高血压和异常血脂,这会增加心血管疾病的风险。定期测量血压和血脂,并采取适当的措施控制血压和血脂水平,如遵循医嘱服用药物、改善饮食、增加体力活动等。

5. 定期体检和检查

定期进行眼底检查、肾功能评估、足部检查等,以便早期发现并发症的迹象并及时采取治疗措施。随访医生并接受定期的身体检查和相关的实验室检查。

6. 戒烟和限制饮酒

吸烟会增加心脏病、脑卒中等并发症的风险,因此需要戒烟。此外,限制饮酒也很重要,因为过量饮酒会导致血糖波动和其他健康问题。

7. 管理心理压力

面对糖尿病带来的心理压力和情绪困扰,患者应主动寻求支持,并采取积极的应对策略,如与家人和朋友交流、参加糖尿病支持小组、寻求心理咨询等。

为了有效预防并发症,建议糖尿病患者与医疗专业人员合作,制订适合自己的个性化糖尿病慢病管理计划。

(九)日常生活管理

教育患者如何在日常生活中管理糖尿病,包括饮食调整、药物管理、血糖监测、身体活动、应对突发情况等。提供实用的建议和技巧,帮助患者更好地管理糖尿病,并提高生活质量。以下是糖尿病患者日常生活管理的关键要点。

1. 饮食管理

① 控制碳水化合物摄入:合理分配碳水化合物摄入量,尽量选择低血糖指数的食物,如全谷类食物、新鲜蔬菜和豆类食物。② 限制糖分摄入:减少高糖食物和饮料的摄入,避免食用加工食品和含糖饮料。③ 控制食物份量:适量控制每餐的食物份量,以便控制餐后血糖,可以寻求营养师的建议。

2. 规律的体育锻炼

① 建立适度的有氧运动习惯:每周至少进行 150 min 的中等强度有氧运动,如快走、跑步、游泳等。② 增加肌肉力量训练:进行肌肉锻炼,如举重或弹力带训练,每周 2 次或 3 次,每次 20—30 min。

3. 血糖监测

按照医生的建议和个体情况,监测血糖水平。定期进行血糖监测,掌握血糖变化趋势,并与医生密切合作进行调整。

4. 定期药物管理

遵医嘱使用药物,如注射胰岛素、口服降糖药等。确保按照正确的剂量和时间进行药物管理,以维持血糖控制。

5. 足部护理

① 每天检查双脚,注意检查脚部是否有任何创伤、潜在感染或其他异常,有任何问题及时向医生咨询。② 保持脚部清洁和干燥,每天用温水洗脚,轻柔擦干,并涂抹适当的保湿剂。③ 避免赤脚行走,穿合适的鞋袜。

6. 心理健康和压力管理

患者应主动寻求支持和培养积极心态。与家人、朋友交流并寻求支持、参加糖尿病支持小组、寻求心理咨询等帮助缓解压力和焦虑。

7. 定期体检和检查

定期就诊医生,与医生保持联系,定期进行体检和评估血糖控制、肾脏功能、眼底情况、血压等。

(十) 中医养生保健

糖尿病是一种慢性代谢性疾病,主要特征是血糖升高。在中医养生保健中,可以采取一些方法辅助管理糖尿病,并促进身体健康。

1. 合理饮食

中医强调饮食调理的重要性。糖尿病患者应选择低糖、低脂、高纤维的饮食，避免过度摄入高糖食物和精制食品。适当饮用一些中药茶，如苦瓜茶、薏苡仁茶等，可有助于调节血糖水平。

2. 经络按摩

中医经络按摩能够促进气血循环，调节内分泌和免疫功能。糖尿病患者可以经常进行适度的按摩，特别是腹部、背部、足底等与胰腺、肾脏相关的穴位。注意按摩力度适中，不宜过度用力。

3. 中药调理

中医认为，糖尿病是由脾胃虚弱、气血不足等引起的。在饮食调理的同时，可以根据中医辨证施治原则，选择适合的中药进行调理。常用的中药有黄芪、山药、生地黄等，具有补气养血、健脾益胃的作用。

4. 控制情绪

情绪波动会对血糖水平产生影响。中医强调调整情绪，保持心境平和。可以通过一些放松的活动，如散步、太极拳、静坐等，来缓解压力和焦虑，提高自身的抗压能力。

5. 适量运动

中医将运动视为保持身体健康的重要手段。糖尿病患者可以选择适当的运动方式，如散步、太极拳、瑜伽等，有助于调节血糖水平、增强体质。

然而，糖尿病是一种严重的疾病，中医养生保健方法只是辅助措施，并不能替代现代医学的治疗。糖尿病患者务必遵医嘱进行治疗，并定期复诊检查。在采取中医养生保健措施之前，最好咨询专业医生以确保安全有效。

重要的是，糖尿病慢病管理需要个体化的方案，因此建议患者与医生和其他专业人员合作，制订适合自己的管理计划，定期评估和调整计划，并及时与医生沟通任何症状变化和困扰。

第五章　中医体质学说在糖尿病慢病管理中的应用

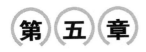

中医体质学说在糖尿病慢病管理中的应用

　　中医体质学说是中国传统医学的重要理论之一，旨在研究和描述个体体质的差异，以指导健康管理和疾病治疗。体质学说将人的体质分为多种类型，最常见的包括九型体质、五行体质等。每种体质类型都有其独特的特征和倾向。例如，气虚体质可能表现为容易疲劳，湿热体质可能容易患湿疹。通过确定体质类型，医生可以更好地了解患者的身体状况。20世纪70年代，王琦教授提出7种中医体质类型，即正常质、气虚质、阳虚质、阴虚质、痰湿质、湿热质、瘀血质。随后经过发展研究，在完善原有分类法的基础上，将中医体质划分为平和质、气虚质、阳虚质、阴虚质、痰湿质、湿热质、瘀血质、气郁质、特禀质9种基本体质类型，自此王琦教授体质学说的内容更为全面。中医体质学说认为，不同的体质类型对糖尿病的发病风险有一定影响。例如，湿热体质可能更容易出现胰岛素抵抗，而气虚体质可能容易导致糖代谢的不稳定。因此，中医体质学说可以帮助医生更好地理解糖尿病患者的身体特点和疾病表现，从而指导个性化的治疗和管理。2型糖尿病可以分为3个阶段，即糖尿病前期、糖尿病期、糖尿病并发症期。而每个阶段需要根据中医体质辨证施膳食、辨证施治，并通过中医适宜保健疗法达到未病先防、既病防变、瘥后防复。

一、糖尿病前期

(一) 痰湿质

1. 养生保健

(1) 饮食注意事项

痰湿体质的糖尿病前期患者要做到戒烟、戒酒,少食或不食肥甘厚腻、油炸甜味的助痰生湿、升高血糖的食物,如肥肉、油炸食物、甜食、饮料、李子、石榴等,饮食以清淡为主,多吃补气健脾、化痰祛湿的食物,如白萝卜、扁豆、薏苡仁、山药、冬瓜、赤小豆。

(2) 运动疗法

痰湿体质的糖尿病前期患者应尽量选择中低强度、有连续性的运动,如散步、慢跑、游泳、乒乓球、太极拳、太极剑等。痰湿体质的糖尿病前期患者体型一般偏肥胖,在锻炼时要注意运动的节奏,循序渐进,切不可一次性长时间高强度运动,运动以全身微微出汗、不感觉过度疲惫为宜,尤其要注意在运动过程中随身携带补充能量的小零食,谨防低血糖发生。

(3) 音乐疗法

痰湿体质的糖尿病前期患者适宜多听角音。角调式音乐生机盎然,清和而高畅,可以振奋精神,让人豁然开朗,如古琴曲《阳春》《高山》《列子御风》《庄周梦蝶》《江南好》《春风得意》《江南竹丝乐》等。

(4) 代茶饮——山楂桔梗茶

原料:山楂、桔梗各 15 g。

方法:将山楂、桔梗洗净放入杯中,用适量沸水浸泡约 10 min 后,过滤即可饮用。

功效:宣肺化痰。

(5) 药膳——桂花粥

原料:桂花 6 g,陈皮 6 g,薏苡仁 15 g,粳米适量。

方法:将薏苡仁、粳米倒入锅内,加适量水,大火烧开后,转小火熬煮,熬煮

20 min 后加入陈皮、桂花,待煮熟后出锅即可。

功效:健脾化湿,散瘀化痰。

(6)足浴方——化痰方

组成:苍术、陈皮、紫苏各 15 g,厚朴、石菖蒲各 10 g。

方法:将上述药材放入锅中,加水煎煮 30 min,去渣取汁,将汁液倒入浴盆中,再加入适量开水,先熏蒸后浴足,熏泡,后待水温合适后(40 ℃左右)进行脚部按摩。每晚睡前泡脚半小时左右。

注意事项:糖尿病前期患者要特别留意水温的高低,时间不能太长,以身体微微汗出为宜;饭后半小时内不宜泡脚,避免影响胃的消化吸收;泡脚用具最好能让双脚舒服地平放,水位以浸泡到小腿为宜;皮肤有外伤者忌用此方法;患有严重疾病者请在医生指导下应用。

(7)中医外治法

① 耳穴压豆

取穴:肺、脾、三焦、内分泌。

方法:每次取 3 穴或 4 穴。耳郭常规消毒后,将胶布剪成 0.8 cm×0.8 cm 大小,放 1 粒王不留行籽粘上,随即贴压在所选耳穴上,由轻到重按压数十下。痰湿证用中等刺激强度。患者每日自己按压耳贴 3—5 次,每次每穴按压 1~2 min。

疗程:每隔 1 天或 2 天换贴压另一侧耳穴。10 次为一疗程。休息 10—15 天,再做下一疗程治疗。

② 穴位按摩

取穴:水分。

取穴方法:水分穴位于人体的中腹部,肚脐上一指宽处(即拇指的宽度)。可采用仰卧的姿势,以便准确地找到穴位和顺利地实施相应的按摩手法。

操作方法:可使用左掌或右掌的大鱼际根部,来回施以顺时针揉法,令该部位有热感即可。

③ 穴位贴敷

取穴:合谷、阴陵泉、丰隆。

组成:苍术 25 g,茯苓 15 g,泽泻 15 g,佩兰 9 g。

方法:将上述药材研磨成末,加入适量姜汁搅成膏状,用穴位贴贴敷于相应穴位。

④ 艾灸疗法

取穴:天枢、上巨虚、三阴交、曲池。

灸法:每次随症选取1个或2个穴位,艾条温和灸,每穴2—3 min,或艾炷灸3—5壮。

2. 中医辨证治疗

病机:脾虚湿盛。

症状:口中黏腻不爽,头晕目眩,胸脘痞闷,恶心纳呆,形体肥胖,乏力,舌苔腻,脉滑。

治疗原则:健脾理气,除湿化痰。

方药:二陈汤合七味白术散加减。

3. 医案

徐某,男,43岁,2021年6月来我院就诊。主诉:口干口渴2月余。患者2个月前无明显诱因出现口干口渴,近2个月体重下降5 kg,测空腹血糖6.7 mmol/L,餐后2 h血糖8.9 mmol/L,未予系统治疗。刻下:口干口渴,偶有乏力,头晕,纳差,食后腹胀,眠可,小便调,大便黏滞,舌淡苔腻,脉弦滑。

中医诊断:脾瘅。证型:脾虚湿盛。治疗原则:健脾理气,除湿化痰。西医诊断:糖尿病前期。体质分类:痰湿体质。

方药:二陈汤合七味白术散加减。

组成:党参15 g,炒白术15 g,茯苓15 g,藿香15 g,木香6 g,葛根15 g,清半夏9 g,陈皮15 g,炙甘草3 g。7剂,水煎服,日1剂。

复诊:患者服药后口干口渴减轻,纳可,但仍觉乏力,测空腹血糖6.2 mmol/L,餐后2 h血糖8.5 mmol/L,故上方加黄芪30 g,桑叶20 g。7剂,水煎服,日1剂。

再诊:患者自诉情况明显改善,上方继服7剂收效。

(二)湿热质

1. 养生保健

(1)饮食注意事项

湿热体质的糖尿病前期患者饮食要以清热祛湿、控制血糖为主,需清淡饮食,多吃蘿菜、芹菜、黄瓜、冬瓜等性偏甘平的食物,宜少食辛辣燥烈、易助湿热的食物,如烧烤类、辣椒、生姜、大蒜、狗肉、羊肉等温热之品。烟酒为湿热之最,故湿热体质的糖尿病前期患者应戒烟酒。

（2）运动疗法

湿热体质的糖尿病前期患者可以适当选做消耗量较大的运动,如中长跑、游泳、爬山、各种球类、武术等,但注意运动过程中如感觉不适,应立即停止锻炼,原地休息。糖尿病前期患者应随身携带可以补充能量的小零食,谨防因运动过度出现的低血糖反应。在运动的时候可以适当多用腹式呼吸,不仅可以加快体内脏器的蠕动,还可以促进食物的消化和排空,有助于脾胃的运化。

（3）音乐疗法

湿热体质的糖尿病前期患者适宜听宫音、羽音调的音乐。宫调式音乐能促进全身气机的稳定,调和脾胃,促使心情归于平和,达到自然放松的状态。宫音的代表曲目有《梅花三弄》《阳春》《春江花月夜》《月儿高》等。羽调式音乐高洁澄净,淡荡清邈,有行云流水之势。羽音的代表曲目有《二泉映月》《梁祝》《汉宫秋月》《乌夜啼》《雉朝飞》等。

（4）代茶饮——玉米须茶

原料:玉米须30 g。

方法:将玉米须放入锅内煮5—8 min后,将水倒入干净的容器内,即可饮用。

功效:清热利尿。

（5）药膳——赤小豆薏苡仁汤

原料:赤小豆、绿豆、薏苡仁各50 g。

方法:锅内加适量水烧开,加入赤小豆、绿豆、薏苡仁煮开,转中火煮半小时,煮熟即可。

功效:清热解毒,利水消肿。

（6）足浴方——三黄解毒汤

组成:大黄、黄连、黄柏、黄芩、白术各10 g。

足浴方法及注意事项同痰湿质。

（7）中医外治法

① 耳穴压豆

取穴:胃、大肠、直肠下段、内分泌。

耳穴压豆方法及疗程设置参考痰湿质。

② 穴位按摩

取穴:阳陵泉。

取穴方法:可取坐位,屈膝成90度,膝关节外下方,腓骨小头前缘与下缘交叉处有一凹陷,即是本穴。

操作方法:可使用左掌或右掌的大鱼际根部,来回施以顺时针揉法,令该部位有热感即可。

③ 穴位贴敷

取穴:期门、支沟、阴陵泉。

组成:大黄、黄柏、栀子各9 g。

方法:将上述药材研磨成末,加入适量姜汁搅成膏状,用穴位贴贴敷于相应穴位。

④ 艾灸疗法

取穴:手三里、中脘、阴陵泉、阳陵泉。

灸法:每次随症选取1个或2个穴位,艾条温和灸,每穴2—3 min,或艾炷灸3—5壮。

2. 中医辨证治疗

病机:湿热蕴脾。

症状:脘腹胀闷,纳呆,恶心欲吐,口苦口黏,渴不多饮,便溏不爽,小便短黄,肢体困重,或身热不扬,汗出热不解,或见面目发黄、色鲜明,或皮肤瘙痒,舌红,苔黄腻,脉濡数。

治疗原则:清热祛湿。

方药:黄连温胆汤。

3. 医案

周某,男,51岁,2021年5月来我院就诊。主诉:口苦口黏3月余。患者3个月前无明显诱因出现口苦口黏,测空腹血糖6.3 mmol/L,平素饮食不节,嗜食肥甘厚味,吸烟史30余年,每天20余支,饮酒史30余年,每天一两白酒。刻下:口苦口黏,渴不欲饮,咯黄黏痰,脘腹胀满,心烦易怒,乏力,怕热,汗出,纳可,眠差,小便短赤,大便黏滞,日一行,舌红,苔黄腻,脉弦滑。

中医诊断:脾瘅。证型:湿热蕴脾。治疗原则:清热祛湿。西医诊断:糖尿病前期。体质分类:湿热体质。

方药:黄连温胆汤加减。

组成:黄连15 g,竹茹9 g,炒枳实9 g,半夏9 g,陈皮15 g,茯苓15 g,炒酸枣仁30 g,炙甘草6 g。7剂,水煎服,日1剂。

复诊:患者口苦口黏减轻,眠差改善,上方改炒酸枣仁20 g,加黄芪30 g。7剂,水煎服,日1剂。

(三)阴虚质

1. 养生保健

(1)饮食注意事项

阴虚体质的糖尿病前期患者往往阴液不足,易生虚火,故饮食上宜少吃辛辣刺激、性味温热的食物,以防耗伤阴液,如辣椒、花椒、羊肉、韭菜、桂圆等,亦应避免煎炸烧烤等烹饪方式,采用蒸煮等清淡的烹饪方式对阴虚体质之人更为有益。可多食梨、冬瓜、百合、荸荠等甘凉滋润的食物,以达到生津止渴、滋阴润燥的作用。

(2)运动疗法

阴虚体质的糖尿病前期患者由于体内阴液不足,运动的时候容易面红潮热、口舌干燥。因此,阴虚体质的人不宜做剧烈运动,可以做一些中小强度、间断性、舒缓的运动,如瑜伽、太极拳、太极剑、八段锦、气功等健身项目,亦可进行小强度的游泳锻炼,可滋润肌肤、缓解皮肤干燥。注意切忌在高温酷暑下运动,忌夏练三伏和桑拿。锻炼时要防止出汗过多,避免加剧阴液不足的现象,并注意及时补充水分。

(3)音乐疗法

阴虚体质的糖尿病前期患者宜多听羽音、商音。羽音入肾,肾为水之下源,多为水声、鼓声等乐,羽调式古琴曲有《乌夜啼》《雉朝飞》。商音入肺,肺为水之上源,金属、石制的古乐器,发出的浑厚清脆之声多为商音,商调式古琴曲有《长清》《鹤鸣九皋》《潇湘水云》等。

(4）代茶饮——黄精枸杞茶

原料：黄精、枸杞子各 5 g。

方法：将上述药材用清水洗净，然后放入茶杯中，加适量沸水冲泡。盖盖浸泡半小时后，代茶饮用。

功效：滋阴润燥，健脾益肾。

(5）药膳——冬瓜干贝汤

原料：冬瓜 200 g，干贝 20 g，香菇 10 g，姜、盐适量。

方法：冬瓜去皮，切片；干贝泡发，洗净；香菇洗净，对切；姜去皮，切片。炒锅上火，爆香姜片，倒水，加入冬瓜、干贝、香菇煮熟，加盐调味即可。

功效：滋阴补肾，利水祛湿。

(6）足浴方

原料：生地黄、玄参、麦冬各 15 g。

足浴方法及注意事项同痰湿质。

(7）中医外治法

① 耳穴压豆

取穴：肝、神门、心、脾、胃、内分泌。

耳穴压豆方法及疗程设置参考痰湿质。

② 穴位按摩

a. 太溪

取穴方法：正坐，平放足底，位于足内侧，内踝后方与脚跟骨筋腱之间的凹陷处。

操作方法：右手大拇指紧按右踝太溪穴，用拇指指腹或指尖做按压转动的动作，同时做顺时针滑动。然后换左手按摩左踝太溪穴，动作要领相同。需要轻柔、均匀、和缓，力度以舒适为度。每次按摩 100—160 次，每日早晚各 1 遍，左右两穴都需要按摩。

b. 阴陵泉

取穴方法：可取坐位，屈膝成 90 度，该穴位于小腿内侧，膝下胫骨内侧凹陷中，与阳陵泉相对。

操作方法：右手大拇指紧按右腿阴陵泉穴，用拇指指腹或指尖做按压转动的动作，同时做顺时针滑动。然后换左手按摩左腿阴陵泉，动作要领相同。需要轻柔、均匀、和缓,力度以舒适为度。每次按摩100—160次,每日早晚各1遍,两腿都需要按摩。

③ 针刺治疗

取穴:神门、内关、手三里、复溜、三阴交、太溪。

方法:各穴均用平补平泻法,以补法为主,针刺每次留针20 min。此法有益气滋阴、养精益血的作用。

疗程:隔日1次,连续治疗10次。

④ 穴位贴敷

取穴:神阙。

组成:五倍子30 g,何首乌30 g。

方法:将上述药材研末醋调,取适量于晚上临睡前贴敷神阙穴,外盖塑料薄膜,再用胶布密封固定。敷1日后取下。

疗程:每日1次。

⑤ 刮痧疗法

取穴:内关、神门、三阴交、阴陵泉、太溪、肾俞。

操作方法:仰卧位,刮内关、神门、三阴交、太溪、阴陵泉穴,以皮肤潮红为度。俯卧位,刮肾俞穴,以皮肤潮红为度。刮痧采用平补平泻法,刮至皮肤微有热感或皮肤微微发红即可,不必刻意追求出痧。刮痧后嘱患者多饮白开水,当天勿洗浴,注意保暖。

疗程:初次治疗时间不宜过长。一般10次为一疗程。

⑥ 拔罐疗法

取穴:心俞、肾俞、三阴交。

方法:操作时,患者取坐位,选取中口径玻璃罐以闪火法吸拔诸穴10 min。此法有滋阴降火的作用。

疗程:一般每日或隔日1次,10次为一疗程。

2. **中医辨证治疗**

病机:阴液亏损,燥热偏盛。

症状:手足心热,口燥咽干,鼻微干,喜冷饮,大便干燥,舌红少苔,脉细数。

治疗原则:滋阴补肾。

方药:六味地黄汤。

3. 医案

王某,男,46 岁,2020 年 7 月来我院就诊。主诉:口干 3 月余。查空腹血糖 6.8 mmol/L。刻下:口干口渴,多饮仍不能缓解,口唇干燥,喜冷饮,心烦易怒,畏热,腰膝酸软,盗汗,纳可,眠少,小便多,大便干,舌红苔薄,脉数。

中医诊断:脾瘅。证型:肾阴亏虚。治疗原则:滋阴补肾。西医诊断:糖尿病前期。体质分类:阴虚体质。

方药:六味地黄汤加减。

组成:生地黄 15 g,酒萸肉 15 g,山药 15 g,泽泻 12 g,茯苓 15 g,丹皮 12 g,炒白术 30 g,香附 12 g,桑叶 15 g,桑寄生 12 g。7 剂,水煎服,日 1 剂。

复诊:患者服中药 1 周后,口渴明显减轻,仍多汗,上方加用五味子 9 g,继服 7 剂,以观后效。

二、糖尿病期

(一) 阴虚质

1. 养生保健

(1) 饮食注意事项

请参考糖尿病前期阴虚质的饮食注意事项。

(2) 运动疗法

请参考糖尿病前期阴虚质的运动疗法。

(3) 音乐疗法

请参考糖尿病前期阴虚质的音乐疗法。

(4) 代茶饮——芦根麦冬茶

原料:麦冬 10 g,芦根 3 g。

方法:将上述药材加适量水,小火熬煮 30 min 左右,代茶饮用。

功效:生津润燥,除烦止渴。

（5）药膳——甲鱼枸杞汤

原料：甲鱼500 g，枸杞子20 g，葱、姜、蒜及调味料适量。

方法：将甲鱼洗净切块，甲鱼、枸杞子放入锅中，加水，放入葱、姜、蒜，煮10 min左右，去掉葱、姜、蒜，加入料酒、食盐、酱油、味精，炖至甲鱼烂熟即可。

功效：滋阴补血。

（6）足浴方

原料：玉竹、知母、生地黄各15 g。

足浴方法及注意事项请参考糖尿病前期痰湿质。

（7）中医外治法

① 耳穴压豆

取穴：胆、肝、脾、胃、内分泌、神门。

耳穴压豆方法及疗程设置请参考糖尿病前期痰湿质。

② 穴位按摩

a. 太溪

取穴方法和操作方法同糖尿病前期阴虚质。

b. 阴陵泉

取穴方法和操作方法同糖尿病前期阴虚质。

c. 然谷

取穴方法：患者采用正坐或仰卧的姿势，然谷穴位于足内侧，足舟骨粗隆下方，赤白肉际处。

操作方法：准确地找到然谷穴，用大拇指用力往下按，按下去后马上放松。当大拇指按下去的时候，穴位周围乃至整个腿部的肾经都会有强烈的酸胀感，但随着手指的放松，酸胀感会马上消退。等酸胀感消退后，再按上面的方法按摩，如此重复10—20次。双脚上的然谷穴都要按摩。

③ 针刺治疗

取穴：神门、内关、手三里、复溜、三阴交、太溪、胰俞。

方法：各穴均用平补平泻法，以补法为主，针刺每次留针20 min。

疗程：隔日1次，连续治疗10次。

④ 穴位贴敷

取穴：神阙。

组成:五倍子30 g,何首乌30 g。

方法:将上述药材研末醋调,取适量于晚上临睡前贴敷神阙穴,外盖塑料薄膜,再用胶布密封固定。敷1天后取下。

疗程:每日1次。

⑤ 刮痧疗法

取穴:内关、神门、三阴交、阴陵泉、太溪、肾俞。

操作方法及疗程设置同糖尿病前期阴虚质。

⑥ 拔罐疗法

取穴:心俞、肾俞、三阴交。

操作方法及疗程设置同糖尿病前期阴虚质。

2. 中医辨证治疗

病机:阴液亏损,燥热偏盛。

症状:手足心热,口燥咽干,鼻微干,喜冷饮,大便干燥,舌红少苔,脉细数。

治疗原则:滋阴降火,生津止渴。

方药:知柏地黄汤。

3. 医案

刘某,女,52岁,2020年9月来我院就诊。主诉:发现血糖升高4年。患者4年前体检发现血糖升高,测空腹血糖7.8 mmol/L,诊断为"2型糖尿病"。刻下:烦渴引饮,乏力,形体消瘦,五心烦热,腰膝酸软,纳可,眠差多梦,小便调,大便干燥,舌红瘦,苔薄白而干,脉细。

中医诊断:消渴。证型:阴虚火旺。治疗原则:滋阴降火,生津止渴。西医诊断:2型糖尿病。体质分类:阴虚体质。

方药:知柏地黄汤加减。

组成:知母12 g,黄柏12 g,生地黄15 g,炒山药15 g,山萸肉12 g,丹皮15 g,茯苓20 g,泽泻15 g,黄连15 g,天花粉12 g。14剂,水煎服,日1剂。

复诊:患者服中药2周后,口渴减轻,烦热缓解,腰膝酸软改善,仍感乏力,眠差多梦,上方加黄芪30 g,酸枣仁30 g。7剂,水煎服,日1剂。

(二) 血瘀质

1. 养生保健

（1）饮食注意事项

血瘀体质的糖尿病患者血行迟缓不流畅，宜少吃收涩、寒凉、生冷的食物，如冰制品、荸荠、冬瓜、绿豆、梨子、柿子、田螺、螺蛳等，以免凝滞血脉。宜多吃行气活血的食物，以促进体内血液循环，如木耳、黑豆、山楂、香菜、茄子、萝卜、慈姑等。日常生活中应少油少盐，多饮水，防止血液黏度增高。

（2）运动疗法

血瘀体质的糖尿病患者气血运行不畅，运动疗法是促进血液运行最简便的调体方法。通过运动从而使全身经络、气血畅通，脏腑调和。平时应坚持促进气血运行的锻炼，如太极拳、太极剑、八段锦及各种健身操等，以达到改善体质的目的。血瘀体质之人心血管功能较弱，不适合做强度负荷大的体育锻炼，并且在运动过程中要及时补充水分。

（3）音乐疗法

血瘀体质的糖尿病患者宜多听舒缓流畅的音乐，多听角音、徵音。角音入肝，肝主疏泄，角调朝气蓬勃，生机盎然，可为木鱼、古箫、竹笛等乐，角调式音乐代表曲目有《庄周梦蝶》《江南好》《春风得意》《江南竹丝乐》。徵音入心，心主血脉，其华在面，丝弦、唢呐与管弦乐的演奏多为徵调式音乐，如古琴曲《阳春》《高山》《山居吟》等。

（4）代茶饮——丹参玫瑰饮

原料：丹参 5 g，玫瑰花 5 g。

方法：将上述药材用清水洗净，然后放入茶杯中，加适量沸水冲泡。盖盖浸泡半小时后，代茶饮用。

功效：活血化瘀，理气解郁。

（5）药膳——乌贼桃仁汤

原料：鲜乌贼肉 250 g，桃仁 15 g，韭菜花 10 g，调味料适量。

方法：乌贼肉洗净，切条备用，桃仁洗净去皮，锅中倒入适量水，先加入桃仁煮沸，再加入乌贼肉，加适量调料调味，临出锅前加入韭菜花。

功效:活血化瘀,益气养血。

(6) 足浴方

原料:三棱、川牛膝、白术各 15 g。

足浴方法及注意事项请参考糖尿病前期痰湿质。

(7) 中医外治法

① 耳穴压豆

取穴:交感、内分泌、心、肝、脾、肾、胆。

耳穴压豆方法及疗程设置请参考糖尿病前期痰湿质。

② 穴位按摩

a. 三阴交

取穴方法:正坐,该穴位于足内踝尖上 3 寸,胫骨后方凹陷处。

操作方法:将左脚架于右腿上,用右手的拇指或中指指端用力按压左侧三阴交穴,一压一放为 1 次,按压 50 次;然后改为先顺时针方向、后逆时针方向各按揉此穴 5 min,也可以使用按摩棒或光滑的木棒按揉,注意力量柔和,以感觉酸胀为度,不可力量过大,以免伤及皮肤。然后换右脚,操作方法同上。

b. 肝俞

取穴方法:患者取俯卧姿势,后正中线,肩胛骨下脚平对第 7 胸椎,往下数 2 个就是第 9 胸椎,棘突下左右旁开两横指即是。

操作方法:需他人以两手大拇指点压此穴,自觉局部有酸、麻、胀感觉时,以顺时针方向按摩,坚持每分钟按摩 80 次,每日按摩 2 遍或 3 遍。

c. 然谷

取穴方法和操作方法同糖尿病前期阴虚质。

③ 针刺治疗

取穴:内关、血海、太冲、太溪、三阴交。

方法:各穴均用平补平泻法,以泻法为主,针刺每次留针 20 min。此法有益气行气、活血化瘀的作用。

疗程:隔日 1 次,连续治疗 10 次。

④ 艾灸疗法

取穴:神阙、膻中、气海、肝俞、膈俞、足三里、次髎。

灸法:每次随症选取 1 个或 2 个穴位,艾条温和灸,每穴 2—3 min,或艾炷灸 3—5 壮。神阙用隔姜灸或隔盐灸,每次 5—7 壮。

疗程:每日或隔日灸 1 次,7 次为一疗程,疗程间隔 3—5 天。

⑤刮痧疗法

取穴:血海、阳陵泉、地机、肝俞、肾俞、命门、大肠俞、八髎。

操作方法:仰卧位,刮血海、阳陵泉、地机穴,以皮肤潮红为度。俯卧位,刮肝俞、肾俞、命门、大肠俞、八髎穴,以皮肤潮红为度。刮痧采用平补平泻法,刮至皮肤微有热感或皮肤微微发红即可,不必刻意追求出痧。刮痧后嘱患者多饮白开水,当天勿洗浴,注意保暖。

疗程:初次治疗时间不宜过长。一般 10 次为一疗程。

⑥拔罐疗法

取穴:膈俞、肝俞、三阴交。

方法:操作时,患者取坐位,选取中口径玻璃罐以闪火法吸拔诸穴 10—15 min。此法有活血化瘀的作用。

疗程:每月治疗 1 次,3 次为一疗程。

2. 中医辨证治疗

病机:血行不畅,凝滞成瘀。

症状:肤色晦暗,色素沉着,容易出现瘀斑,口唇暗淡,舌暗或有瘀点,舌下络脉紫暗或增粗,脉涩。

治疗原则:活血化瘀,益气养阴。

方药:桃红四物汤。

3. 医案

赵某,男,49 岁,2021 年 1 月来我院就诊。主诉:发现血糖升高 2 年。患者于当地医院体验发现血糖升高,诊为"2 型糖尿病"。刻下:乏力、短气,口渴多饮,面色晦暗,偶有胸闷,纳可,眠差多梦,二便调,舌暗红,苔少,脉细涩。

中医诊断:消渴。证型:气虚血瘀。治疗原则:活血化瘀,益气养阴。西医诊断:2 型糖尿病。体质分类:血瘀体质。

方药:桃红四物汤加减。

组成:白芍 18 g,当归 15 g,熟地黄 15 g,川芎 12 g,桃仁 9 g,红花 9 g,党参 15 g,玉竹 12 g,麦冬 15 g,山药 15 g。7 剂,水煎服,日 1 剂。

复诊:患者服中药1周后,口渴、胸闷改善,仍感乏力,眠差多梦,上方加黄芪30 g,夜交藤30 g。7剂,水煎服,日1剂,以观后效。

(三)阳虚质

1. **养生保健**

(1) 饮食注意事项

阳虚体质的糖尿病患者往往阳气不足,阳气的温煦作用下降,身体容易出现寒象,故饮食上宜少吃性味苦寒的食物,如苦瓜、冬瓜、梨、西瓜、螃蟹、绿豆等性味寒凉的食物,同样也应少吃生冷食物,避免损伤人体阳气,增加体内寒气。饮食上尽量选择温热的食物,可多食羊肉、狗肉、鸡肉、鲫鱼、韭菜、大葱等,能够起到温阳散寒的作用。

(2) 运动疗法

阳虚体质的糖尿病患者宜选择振奋阳气的运动方式,动则生阳。由于阳虚体质易受寒邪侵袭,故运动时要注意防风保暖,尽量选择阳光充足、较为温暖的天气进行户外活动。根据"春夏养阳,秋冬养阴"的中医理论,最好选择在春夏季节进行锻炼,如散步、慢跑、球类活动等;秋冬季节的锻炼宜在阳光充足的上午,或是防寒避风的室内,秋冬可适当减少体能消耗,选择节奏稍慢的运动项目,如太极拳、五禽戏、八段锦、跳绳等,可振奋阳气,促进阳气的生发和流通。注意年老体弱之人,运动量不可过大,以防汗出伤阳。

(3) 音乐疗法

阳虚体质的糖尿病患者宜多听激扬、高亢、欢快的音乐,以调动情绪,多听角音、徵音,以振奋阳气,增加人体活力。角音可以平和心情,让心身合一,代表曲目有《列子御风》《庄周梦蝶》《春风得意》《江南竹丝乐》等,徵音可振奋精神,导气养神,代表曲目有古琴曲《流水》《酒狂》《欸乃》等。

(4) 代茶饮——姜红茶

原料:生姜1块,红茶5 g。

方法:将生姜清洗干净,打碎,将红茶用适量沸水冲泡,加入打碎的生姜末,可加适量木糖醇调味。

功效:温中散寒。

(5) 药膳——当归生姜羊肉汤

原料:羊肉 500 g,当归 20 g,生姜 20 g,盐适量。

方法:羊肉洗净切块,加入当归、生姜,加水煮沸后转小火炖煮,煮至肉酥烂,香味出,加适量盐调味即可。

功效:温阳祛寒,补益气血。

(6) 足浴方

原料:附片 10 g,桂枝 20 g,艾叶 15 g。

足浴方法及注意事项请参考糖尿病前期痰湿质。

(7) 中医外治法

① 耳穴压豆

取穴:腰骶椎、皮质下、内分泌、胰胆、肾、神门。

耳穴压豆方法及疗程设置请参考糖尿病前期痰湿质。

② 穴位按摩

a. 足三里

取穴方法:屈膝,可以摸到胫骨外侧有一个明显的凹陷,将除拇指外的其余四指并拢,在凹陷往下大概四横指的位置,胫骨外侧边缘约一中指宽的地方就是足三里。

操作方法:找准足三里位置后,可用拇指端按揉,轻重以自觉酸胀为度,次数不计,闲暇时都可操作。或用手空心握拳,左右交替敲击足三里,轻重、次数同上所述。

b. 气海

取穴方法:取仰卧姿势,在前正中线上,肚脐下两横指即是此穴。

操作方法:用大拇指按揉气海穴,穴位局部有酸胀感即可,每次 2—3 min,每天按摩 2 次或 3 次。

③ 针刺治疗

取穴:合谷、内关、曲池、足三里、太冲、然谷。

方法:各穴均用平补平泻法,以补法为主,针刺每次留针 20 min。

疗程:隔日 1 次,连续治疗 10 次。

④ 穴位贴敷

取穴:神阙。

组成:韭菜子 50 g,肉桂 20 g,丁香 10 g,冰片 3 g,白酒适量。

方法:将韭菜子用盐水拌湿润,炒干与其他药物共研为细末,储瓶备用,贴敷时取药末 15 g,温水或白酒调成膏状,每晚睡前敷于脐中神阙穴,外用胶布固定即可。

疗程:每天 1 次,10 次为一疗程。

⑤ 艾灸疗法

取穴:合谷、曲池、气海、命门、足三里、关元、神阙。

灸法:每次随症选取 1 个或 2 个穴位,艾条温和灸,每穴 2—3 min,或艾炷灸 3—5 壮。神阙用隔姜灸或隔盐灸,每次 5—7 壮。

疗程:每日或隔日灸 1 次,7 次为一疗程,疗程间隔 3—5 天。

⑥ 刮痧疗法

取穴:足三里、脾俞、肾俞、命门、志室。

操作方法:仰卧位,刮足三里穴,以皮肤潮红为度。俯卧位,刮脾俞、肾俞、命门、志室穴。刮痧采用补法,刮至皮肤有热感即可,肌肤深部有热感,温肾阳效果更佳。刮痧后嘱患者多饮白开水,当天勿洗浴,注意保暖。

疗程:初次治疗时间不宜过长。一般 10 次为一疗程。

⑦ 拔罐疗法

取穴:肾俞、关元、太溪。

方法:选择中号或大号拔火罐,用闪火法将罐吸拔于肾俞、关元穴,用小号拔火罐吸拔于太溪穴,留罐 10—20 min,至皮肤充血或轻度瘀血为止,也可选用负压罐、橡胶罐等。此法有补肾壮阳、健脾温阳的作用。

疗程:每月拔罐 1 次。

2. 中医辨证治疗

病机:阳气亏虚,温煦失职。

症状:平素畏冷,手足不温,喜热饮食,精神不振,舌淡胖嫩,脉沉迟。

治疗原则:温补肾阳。

方药:金匮肾气丸。

3. 医案

胡某,女,50 岁,2020 年 12 月来我院就诊。主诉:乏力 7 月余。患者既往糖尿病病史3年。刻下:乏力,精神疲倦,口干,畏寒肢冷,偶有头晕,腰膝酸软,纳眠可,小便清长,大便不成形,舌淡,苔薄白,脉沉。

中医诊断:消渴。证型:肾阳不足。治疗原则:温补肾阳。西医诊断:2型糖尿病。体质分类:阳虚体质。

方药:金匮肾气丸加减。

组成:制附子9 g,桂枝9 g,熟地黄15 g,山药15 g,山茱萸12 g,丹皮12 g,茯苓15 g,泽泻12 g,白术15 g,黄芪15 g。14剂,水煎服,日1剂。

复诊:患者服药2周后,效可,诸症改善,嘱后续服用中成药金匮肾气丸,不适随诊。

(四)气虚质

1. 养生保健

(1) 饮食注意事项

气虚体质的糖尿病患者在饮食上应注意增补元气,采用低盐、低糖、低脂饮食,选择营养丰富且易于消化的食物,多食性平偏温、健脾益气的食物,如胡萝卜、山药、香菇、莲子、白扁豆、黄豆、鸡肉、鸡蛋、牛肉、粳米、鳝鱼等,饮食不宜过于滋腻,尽量避免食用蕹菜、槟榔、生萝卜等耗气的食物,不宜多食生冷苦寒、辛辣燥热的食物。

(2) 运动疗法

对于气虚体质的糖尿病患者来说,运动的时间不宜过长,以每次运动半小时左右为宜,运动前后要进行充分的热身,不宜选择强度较大的运动,以柔缓、低强度的有氧运动为主,如健步走、太极拳、太极剑、八段锦等,不管选择哪一种运动锻炼,都要量力而行,微微出汗即可,不宜汗出过多。在运动过程中,应随身携带小饼干等含糖食品,谨防低血糖的发生,锻炼期间如有任何不适,立即中断运动,原地休息。

(3) 音乐疗法

气虚体质的糖尿病患者适宜多听宫音、商音。宫音平和而流畅,敦厚而辽阔。气虚体质的患者多听宫调音乐,可以达到调和脾胃、补气养血的作用,使心情归于平和,摆脱焦虑,从而达到舒适放松的状态。宫音的代表曲目有《梅花三弄》《阳春》《春江花月夜》《月儿高》等。商音和润浑厚,编钟、三角铁等敲击的声音多为商音,聆听商音可以达到通畅精神的作用,商音的代表曲目有《慨古吟》《长清》《鹤鸣九皋》《白雪》等。

(4) 代茶饮

① 桑芪茶

原料:桑叶9 g,黄芪6 g,当归6 g。

方法:将上述药材用清水洗净,然后放入茶杯中,加适量沸水冲泡。盖盖浸泡半小时后,代茶饮用。

功效:益气养血降糖。

② 三参茶

原料:党参、人参、太子参各10 g。

方法:将上述药材用清水洗净,然后放入茶杯中,加适量沸水冲泡。盖盖浸泡半小时后,代茶饮用。

功效:益气健脾。

(5) 药膳——鳝鱼香菇豆腐汤

原料:鳝鱼、香菇、豆腐适量,葱段、姜片及调味料适量。

方法:鳝鱼除净内脏后,洗净切段,豆腐切块,香菇切片。锅中加入适量油烧热,放入鳝鱼煸炒片刻,加料酒、葱段、姜片、豆腐、香菇一起炖煮,加盐入味,煮熟后盛出即可。

功效:益气和中,生津润燥。

(6) 足浴方——芪术养气汤

组成:黄芪30 g,白术10 g,桔梗6 g,五味子6 g。

足浴方法及注意事项请参考糖尿病前期痰湿质。

(7) 中医外治法

① 耳穴压豆

取穴:内分泌、肺、脾、神门、肾上腺。

耳穴压豆方法及疗程设置请参考糖尿病前期痰湿质。

② 穴位按摩

取穴:气海。

取穴方法:在下腹部,前正中线上,肚脐下两横指即是此穴。

操作方法:用指腹或指尖按揉气海穴,需要轻柔、均匀、和缓的力度。每次按摩 2—3 min,每日按摩 3—5 次。

③ 穴位贴敷

取穴:气海、关元、足三里。

组成:黄芪 15 g,当归 15 g,党参 12 g,白术 9 g。

方法:将上述药材研磨成末,加入适量姜汁搅成膏状,用穴位贴贴敷于相应穴位。

④ 艾灸疗法

取穴:神阙、气海、脾俞、胃俞、中脘。

灸法:每次随症选取 1 个或 2 个穴位,艾条温和灸,每穴 2—3 min,或艾炷灸 3—5 壮。神阙用隔姜灸或隔盐灸,每次 5—7 壮。

2. 中医辨证治疗

病机:元气亏虚。

症状:神疲乏力,少气懒言,气短,头晕目眩,自汗,动则诸症加剧,舌质淡嫩,脉虚。

治疗原则:健脾益气,养阴生津。

方药:生脉散合七味白术散加减。

3. 医案

刘某,女,53 岁,2021 年 3 月来我院就诊。主诉:血糖升高 3 年,伴乏力 7 天。既往糖尿病病史 3 年,现口服二甲双胍、阿卡波糖片,空腹血糖控制在 7～9 mmol/L,近 7 天出现明显乏力,遂来我院就诊。刻下:头晕,倦怠乏力,面色萎黄,口渴,汗多,腹胀,纳食不佳,眠差,小便多,大便溏薄,舌淡苔白,脉细弱。

中医诊断:消渴。证型:脾气虚证。治疗原则:健脾益气,养阴生津。西医诊断:2 型糖尿病。体质分类:气虚体质。

方药:生脉散合七味白术散加减。

组成:党参 15 g,麦冬 15 g,茯苓 15 g,炒白术 15 g,藿香 20 g,葛根 20 g,五味子 6 g,炙甘草 6 g。7 剂,水煎服,日 1 剂。

复诊:服药 1 周后,患者症状好转,上方继服 7 剂,以观后效。

（五）痰湿质

1. 养生保健

（1）饮食注意事项

痰湿体质的糖尿病患者适宜食用健脾、祛湿、化痰的食物，如白萝卜、扁豆、薏苡仁、赤小豆、包菜、山药、冬瓜、海带等，不宜食用肥甘油腻、甜味助痰的食物，如石榴、李子、甲鱼、田螺、鸭肉、饮料、饴糖等，适当限制食盐的摄入。

（2）运动疗法

请参考糖尿病前期痰湿质的运动疗法。

（3）音乐疗法

请参考糖尿病前期痰湿质的音乐疗法。

（4）代茶饮——茯苓薏苡仁茶

原料：茯苓、薏苡仁各 10 g。

方法：将上述药材用清水洗净，然后放入茶杯中，加适量沸水冲泡。盖盖浸泡半小时后，代茶饮用。

功效：祛湿健脾。

（5）药膳——海带冬瓜苡仁汤

原料：海带 20 g，薏苡仁 30 g，冬瓜适量。

方法：将薏苡仁加水先煮 20 min，冬瓜切块同海带一起炖煮，煮熟即可。

功效：消痰、软坚、利水。

（6）足浴方——二术汤

组成：苍术、白术各 20 g，厚朴、石菖蒲各 10 g。

足浴方法及注意事项请参考糖尿病前期痰湿质。

（7）中医外治法

① 耳穴压豆

取穴：肺、脾、三焦、肾、内分泌。

耳穴压豆方法及疗程设置请参考糖尿病前期痰湿质。

② 穴位按摩

取穴：丰隆。

取穴方法:外踝尖上8寸,胫骨前缘外侧1.5寸,胫腓骨之间。

操作方法:用指腹或指尖按揉丰隆穴,需要轻柔、均匀、和缓的力度。每次按摩2—3 min,每日按摩3—5次。

③ 穴位贴敷

取穴:脾俞、阴陵泉、丰隆、太溪。

组成:茯苓、泽泻、冬瓜皮、荷叶、山楂各15 g。

方法:将上述药材研磨成末,加入适量姜汁搅成膏状,用穴位贴贴敷于相应穴位。

④ 艾灸疗法

取穴:曲池、丰隆、足三里、脾俞。

灸法:每次随症选取1个或2个穴位,艾条温和灸,每穴2—3 min,或艾炷灸3—5壮。

2. 中医辨证治疗

病机:脾虚湿盛。

症状:形体肥胖,乏力,口渴口黏,胸脘痞闷,恶心纳呆,头晕目眩,舌体胖大,苔腻,脉濡滑。

治疗原则:健脾理气,除湿化痰。

方药:参苓白术散。

3. 医案

高某,男,50岁,2020年9月来我院就诊。主诉:血糖升高2年余,口干口渴加重7天。患者2年前无明显诱因出现口干口渴,测空腹血糖7.9 mmol/L,餐后2 h血糖12.5 mmol/L,诊断为"2型糖尿病"。7天前口干口渴加重,遂来我院就诊。刻下:口干口渴,神疲乏力,面色萎黄,形体肥胖,汗出,纳呆腹胀,眠差,二便调,舌淡胖,边有齿痕,苔白腻,脉滑细。

中医诊断:消渴。证型:脾虚湿盛。治疗原则:健脾理气,除湿化痰。西医诊断:2型糖尿病。体质分类:痰湿体质。

方药:参苓白术散加减。

组成:党参15 g,炒白术15 g,茯苓15 g,桔梗9 g,莲子9 g,砂仁9 g,山药15 g,薏苡仁15 g,炒酸枣仁30 g,炙甘草6 g。7剂,水煎服,日1剂。

复诊：服药 1 周后口干口渴减轻,乏力改善,眠差稍有缓解,但仍寐后易醒,故上方加夜交藤 30 g。7 剂,水煎服,日 1 剂。

再诊：患者诸症均有改善,上方继服。

三、糖尿病慢性并发症期

（一）糖尿病肾病

1. 阴虚质

（1）养生保健

① 饮食注意事项

请参考糖尿病前期阴虚质的饮食注意事项。另外,建议糖尿病肾病患者要少吃盐,限制高嘌呤食物,不吃动物内脏,不吃黄豆、豆浆等豆制品,建议低脂低蛋白饮食。

② 运动疗法

请参考糖尿病前期阴虚质的运动疗法。建议糖尿病肾病患者每周至少进行 150 min 中等强度的有氧运动,每周至少 5 天,每次至少 30 min。

③ 音乐疗法

请参考糖尿病前期阴虚质的音乐疗法。

④ 代茶饮——枸杞山药茶

原料：枸杞子、怀山药各 5 g。

方法：将上述药材加适量水,小火熬煮 30 min 左右,代茶饮用。

功效：滋阴益肾。

⑤ 药膳——虫草老鸭汤

原料：冬虫夏草 15 g,鸭 1 只,调味料适量。

方法：将鸭和虫草放入锅内隔水炖熟,加适量调味料即可。每星期食用一两次。

功效：滋阴益肾,补肺生津。

⑥ 足浴方

原料:枸杞子、女贞子、墨旱莲各15 g。

足浴方法及注意事项请参考糖尿病前期痰湿质。

⑦ 中医外治法

a. 耳穴压豆

取穴:胰胆、肾、肝、脾、胃、内分泌、神门。

耳穴压豆方法及疗程设置请参考糖尿病前期痰湿质。

b. 穴位按摩

·太溪

取穴方法和操作方法同糖尿病前期阴虚质。

·阴陵泉

取穴方法和操作方法同糖尿病前期阴虚质。

·肾俞

取穴方法:患者可采取俯卧位,肾俞穴位于人体腰背部,在第2腰椎棘突下旁开1.5寸处。

操作方法:双手拇指点按肾俞穴,用拇指指腹或指尖做按压转动的动作,需要轻柔、均匀、和缓的力度,大约50次,以感觉胀痛为宜。

c. 针刺治疗

取穴:神门、内关、手三里、复溜、三阴交、太溪、肾俞、然谷。

方法:各穴均用平补平泻法,以补法为主,针刺每次留针20 min。此法有益气滋阴、养精益血的作用。

疗程:隔日1次,连续治疗10次。

d. 穴位贴敷

取穴:神阙。

组成:五倍子、何首乌各30 g。

方法:将上述药材研末醋调,取适量于晚上临睡前贴敷神阙穴,外盖塑料薄膜,再用胶布密封固定。敷1天后取下。

疗程:每日1次。

e. 刮痧疗法

取穴:内关、神门、三阴交、阴陵泉、太溪、肾俞。

操作方法及疗程设置同糖尿病前期阴虚质。

f. 拔罐疗法

取穴:心俞、肾俞、三阴交。

操作方法及疗程设置同糖尿病前期阴虚质。

(2) 中医辨证治疗

病机:阴液亏损,燥热偏盛。

症状:手足心热,口燥咽干,鼻微干,喜冷饮,大便干燥,舌红少苔,脉细数。

治疗原则:滋肾养阴,填精益气。

方药:左归丸。

(3) 医案

蔡某,男,67岁,2020年6月来我院就诊。主诉:夜尿频多1月余。患者既往糖尿病病史8年,空腹血糖8.7 mmol/L,尿蛋白++。刻下:夜尿频,一夜3次或4次,色黄,有泡沫,口干,时盗汗,倦怠乏力,偶有眩晕,耳鸣健忘,腰背酸痛,纳眠可,大便调,舌红苔薄,脉沉微数。

中医诊断:消渴。证型:肾阴亏虚。治疗原则:滋肾养阴,填精益气。西医诊断:2型糖尿病,糖尿病肾病。体质分类:阴虚体质。

方药:左归丸加减。

组成:熟地黄15 g,酒萸肉12 g,山药15 g,菟丝子9 g,枸杞子12 g,鹿角胶(烊化)3 g,龟甲胶(烊化)3 g,川牛膝9 g,玉竹15 g,麦冬18 g,黄芪30 g,五味子9 g。7剂,水煎服,日1剂。

复诊:患者服中药1周后,诸症改善,嘱继服14剂,不适随诊。

2. 气虚质

(1) 养生保健

① 饮食注意事项

气虚体质的糖尿病肾病患者在饮食上应注意培补元气,采用低盐、低脂、低糖、优质蛋白饮食为主,多食性平偏温、富含维生素的食物,少食耗气散气、生冷辛辣、肥甘厚味之品,尤其要注意避免高蛋白饮食。对气虚体质的糖尿病肾病患者来说,适当食用山药、小米、牛肉、鸡肉、香菇、菠菜等益气健脾的食物有助于病情的治疗,尽量避免食用诸如冷饮、大蒜、辣椒、槟榔、生萝卜等生冷苦寒、辛辣刺激、耗气破气之品。同时应注意,糖尿病肾病的患者要采用优质低蛋白饮食,蛋白的摄入可选取牛奶、鸡蛋、鱼类、瘦肉等,豆制品等植物蛋白应限制摄入,以免增加肾脏负担。

② 运动疗法

请参考糖尿病期气虚质的运动疗法。

③ 音乐疗法

气虚体质的糖尿病肾病患者适宜多听宫音、商音、羽音。宫音平和而流畅,敦厚而辽阔,气虚体质的患者多听宫调音乐,可以达到调和脾胃、补气养血的作用,使心情归于平和,摆脱焦虑,从而达到舒适放松的状态,宫调音乐的代表曲目有《梅花三弄》《阳春》《春江花月夜》《月儿高》等。商音和润浑厚,编钟、三角铁等敲击的声音多为商音,聆听商音可以达到通畅精神的作用,商调音乐的代表曲目有《慨古吟》《长清》《鹤鸣九皋》《白雪》等。羽音多澄净清邈,如行云流水,聆听羽音音乐可以荡涤心灵,羽调音乐的代表曲目有《二泉映月》《梁祝》《汉宫秋月》《乌夜啼》《雉朝飞》等。

④ 代茶饮

a. 黄芪山药乌梅汤

原料:黄芪、山药各15 g,乌梅9 g。

方法:将上述药材用清水洗净,然后放入茶杯中,加适量沸水冲泡。盖盖浸泡半小时后,代茶饮用。

功效:益气补肾,生津止渴。

b. 芪参四味汤

原料:黄芪、太子参、山药、生地黄各10 g。

方法:将上述药材用清水洗净,然后放入茶杯中,加适量沸水冲泡。盖盖浸泡半小时后,代茶饮用。

功效:益气补肾。

⑤ 药膳——猪胰山药汤

原料:猪胰1个,黄芪15 g,山药1根,调味料适量。

方法:猪胰洗净切片,山药去皮,洗净切片,将猪胰、黄芪、山药一同放入砂锅中,加清水炖熟,加少许料酒、盐调味即可。

功效:益肾,补气,降糖。

⑥ 足浴方——芪归五物汤

组成:当归、白术、熟地黄、肉苁蓉各 15 g,黄芪 30 g。

足浴方法及注意事项请参考糖尿病前期痰湿质。

⑦ 中医外治法

a. 耳穴压豆

取穴:内分泌、肺、脾、神门、肾上腺。

耳穴压豆方法及疗程设置请参考糖尿病前期痰湿质。

b. 穴位按摩

取穴:足三里。

取穴方法:在小腿前外侧,外膝眼下 3 寸,距胫骨前缘一横指处。

操作方法:用指腹或指尖在相应穴位上做按压转动的动作,需要轻柔、均匀、和缓的力度。每次按摩 2—3 min,每日按摩 3—5 次。

c. 穴位贴敷

取穴:气海、环跳、太溪。

组成:黄芪 15 g、党参 12 g、白术 9 g、葛根 9 g、丹参 9 g、赤芍 6 g。

方法:将上述药材研磨成末,加入适量姜汁搅成膏状,用穴位贴贴敷于相应穴位。

d. 艾灸疗法

取穴:神阙、气海、脾俞、胃俞、肾俞、中脘。

灸法:每次随症选取 1 个或 2 个穴位,艾条温和灸,每穴 2—3 min,或艾炷灸 3—5 壮。神阙用隔姜灸或隔盐灸,每次 5—7 壮。

(2) 中医辨证治疗

病机:元气亏虚。

症状:神疲乏力,少气懒言,气短,头晕目眩,自汗,动则诸症加剧,舌质淡嫩,脉虚。

治疗原则:益气活血养阴。

方药:当归补血汤合六味地黄丸加减。

(3) 医案

王某,女,58 岁,2020 年 10 月来我院就诊。主诉:血糖升高 6 年,双下肢浮肿 3 周。患者既往糖尿病病史 6 年,3 周前无明显诱因出现双下肢浮肿、麻

木,现口服二甲双胍、阿卡波糖片,空腹血糖控制在 8~10 mmol/L,查尿蛋白+
+,血肌酐正常。刻下:口咽干燥,倦怠乏力,腰膝酸软,双下肢浮肿、麻木,纳眠
差,夜尿频,大便偏干,舌质暗红,苔薄黄,脉细滑。

中医诊断:消渴病,肾病。证型:气阴两虚。治疗原则:益气活血养阴。西
医诊断:2 型糖尿病,糖尿病肾病。体质分类:气虚体质。

方药:当归补血汤合六味地黄丸加减。

组成:黄芪 30 g,当归 20 g,生地黄 15 g,炒山药 15 g,酒萸肉 12 g,丹皮
15 g,泽泻 15 g,茯苓 15 g。7 剂,水煎服,日 1 剂。

复诊:服药 1 周后,口干多饮改善,双下肢水肿减轻,予原方续服 7 剂。

3. 血瘀质

(1) 养生保健

① 饮食注意事项

请参考糖尿病期血瘀质的饮食注意事项。另外,建议糖尿病肾病患者少吃
盐,限制高嘌呤食物,不吃动物内脏和黄豆、豆浆等豆制品,低脂低蛋白饮食。

② 运动疗法

请参考糖尿病期血瘀质的运动疗法。建议糖尿病肾病患者每周至少进行
150 min 中等强度有氧活动,每周至少 5 天,每次至少 30 min。

③ 音乐疗法

请参考糖尿病期血瘀质的音乐疗法。

④ 代茶饮——牛膝益母饮

原料:牛膝、益母草各 5 g。

方法:将上述药材加适量水,小火熬煮 30 min 左右,代茶饮用。

功效:补肾活血,利水消肿。

⑤ 药膳——牛膝丝瓜汤

原料:丝瓜 300 g,牛膝 15 g,猪瘦肉 30 g,葱姜及调味料适量。

方法:将丝瓜、牛膝、猪肉洗净切好备用;炒锅置武火上烧热,加入油,待油
烧至六成热时,加入姜丝、葱段爆香;再加入 1 800 mL 清水,置武火上烧沸;然
后放入丝瓜、肉片、牛膝煮熟,加入盐、鸡精即可。

功效:活血化瘀,补益肝肾。

⑥ 足浴方

原料:川牛膝、丹参、红花各 15 g。

足浴方法及注意事项请参考糖尿病前期痰湿质。

⑦ 中医外治法

a. 耳穴压豆

取穴:交感、内分泌、心、肝、脾、肾、胆。

耳穴压豆方法及疗程设置请参考糖尿病前期痰湿质。

b. 穴位按摩

· 三阴交

取穴方法和操作方法同糖尿病期血瘀质。

· 肝俞

取穴方法和操作方法同糖尿病期血瘀质。

· 然谷

取穴方法和操作方法同糖尿病期血瘀质。

· 肾俞

取穴方法:患者可采取俯卧位,肾俞穴位于人体腰背部,在第 2 腰椎棘突下旁开 1.5 寸处。

操作方法:双手拇指点按肾俞穴,用拇指指腹或指尖做按压转动的动作,需要轻柔、均匀、和缓的力度,大约 50 次,以感觉胀痛为宜。

c. 针刺治疗

取穴:内关、血海、太冲、太溪、三阴交。

方法:各穴均用平补平泻法,以泻法为主,针刺每次留针 20 min。此法有益气行气、活血化瘀的作用。

疗程:隔日 1 次,连续治疗 10 次。

d. 艾灸疗法

取穴:神阙、膻中、气海、肝俞、膈俞、足三里、次髎、肾俞。

灸法:每次随症选取 1 个或 2 个穴位,艾条温和灸,每穴 2—3 min,或艾炷灸 3—5 壮。神阙用隔姜灸或隔盐灸,每次 5—7 壮。

疗程:每日或隔日灸 1 次,7 次为一疗程,疗程间隔 3—5 天。

e. 刮痧疗法

取穴:血海、阳陵泉、地机、肝俞、肾俞、命门、大肠俞、八髎。

操作方法及疗程设置请参考糖尿病期血瘀质。

f. 拔罐疗法

取穴:膈俞、肝俞、三阴交、肾俞。

方法:操作时,患者取坐位,选取中口径玻璃罐以闪火法吸拔诸穴10—15 min。此法有活血化瘀的作用。

疗程:每月治疗1次,3次为一疗程。

(2) 中医辨证治疗

病机:血行不畅,凝滞成瘀。

症状:肤色晦暗,色素沉着,容易出现瘀斑,口唇暗淡,舌暗或有瘀点,舌下络脉紫暗或增粗,脉涩。

治疗原则:活血化瘀,行气止痛。

方药:血府逐瘀汤。

(3) 医案

林某,男,70岁,2021年5月来我院就诊。主诉:小便泡沫3周余。患者糖尿病肾病病史2年。刻下:小便泡沫多,双下肢水肿,口唇色暗,口干口渴,胸部时有刺痛,烦躁易怒,纳可,失眠多梦,大便稍干,舌紫暗,有瘀斑,脉弦涩。

中医诊断:消渴,水肿。证型:气滞血瘀。治疗原则:活血化瘀,行气止痛。

西医诊断:2型糖尿病,糖尿病肾病。体质分类:血瘀体质。

方药:血府逐瘀汤加减。

组成:桃仁12 g,红花12 g,当归15 g,川芎12 g,赤芍9 g,柴胡9 g,枳壳9 g,牛膝9 g,桔梗9 g,香附12 g,酸枣仁15 g。14剂,水煎服,日1剂。

复诊:患者服中药2周后,效可,诸症改善,嘱服用血府逐瘀胶囊,以观后效。

4. 阳虚质

(1) 养生保健

① 饮食注意事项

请参考糖尿病期阳虚质的饮食注意事项。另外,建议糖尿病肾病患者要少吃盐,限制高嘌呤食物,不吃动物内脏,黄豆、豆浆等豆制品,低脂低蛋白饮食。

② 运动疗法

请参考糖尿病期阳虚质的运动疗法。建议糖尿病肾病患者每周至少进行 150 min 中等强度有氧运动,每周至少 5 天,每次至少 30 min。

③ 音乐疗法

请参考糖尿病期阳虚质的音乐疗法。

④ 代茶饮——肉桂杜仲茶

原料:肉桂、杜仲各 3 g。

方法:将上述药材加适量水,小火熬煮 30 min 左右,代茶饮用。

功效:温补肝肾,散寒止痛。

⑤ 药膳——肉桂羊肉汤

原料:羊肉 500 g,肉桂 6 g,盐适量。

方法:将羊肉洗净切块,加入肉桂,加水煮沸,沸腾后转小火炖煮,煮至肉酥烂,香味出,加适量盐调味即可。

功效:补火助阳。

⑥ 足浴方

原料:生姜 10 g,肉桂 5 g,丁香 15 g。

足浴方法及注意事项请参考糖尿病前期痰湿质。

⑦ 中医外治法

a. 耳穴压豆

取穴:腰骶椎、皮质下、内分泌、胆、肾、神门。

耳穴压豆方法及疗程设置请参考糖尿病前期痰湿质。

b. 穴位按摩

·足三里

取穴方法和操作方法同糖尿病期阳虚质。

·气海

取穴方法和操作方法同糖尿病期阳虚质。

·肾俞

取穴方法:患者可采取俯卧位,肾俞穴位于人体腰背部,在第 2 腰椎棘突下旁开 1.5 寸处。

操作方法:双手拇指点按肾俞穴,用拇指指腹或指尖做按压转动的动作,需要轻柔、均匀、和缓的力度,大约 50 次,以感觉胀痛为宜。

c. 针刺治疗

取穴:合谷、内关、曲池、足三里、太冲、然谷、肾俞。

方法:各穴均用平补平泻法,以补法为主,针刺每次留针 20 min。

疗程:隔日 1 次,连续治疗 10 次。

d. 穴位贴敷

取穴:神阙。

组成:韭菜子 50 g,肉桂 20 g,丁香 10 g,冰片 3 g,白酒适量。

方法:将韭菜子用盐水拌湿润,炒干与其他药物共研为细末,储瓶备用,贴敷时取药末 15 g,温水或白酒调成膏状,每晚睡前敷于脐中神阙穴,外用胶布固定即可。

疗程:每天 1 次,10 次为一疗程。

e. 艾灸疗法

取穴:合谷、曲池、气海、命门、足三里、关元、神阙、肾俞。

灸法:每次随症选取 1 个或 2 个穴位,艾条温和灸,每穴 2—3 min,或艾炷灸 3—5 壮。神阙用隔姜灸或隔盐灸,每次 5—7 壮。

疗程:每日或隔日灸 1 次,7 次为一疗程,疗程间隔 3—5 天。

f. 刮痧疗法

取穴:足三里、脾俞、肾俞、命门、志室。

操作方法及疗程设置同糖尿病期阳虚质。

⑦ 拔罐疗法

取穴:肾俞、关元、太溪。

操作方法及疗程设置同糖尿病期阳虚质。

(2) 中医辨证治疗

病机:阳气亏虚,温煦失职。

症状:平素畏冷,手足不温,喜热饮食,精神不振,舌淡胖嫩,脉沉迟。

治疗原则:温补肾阳,利水消肿。

方药:右归丸。

(3) 医案

高某,女,68岁,2021年4月来我院就诊。主诉:双下肢浮肿4月余。患者既往糖尿病病史9年,糖尿病肾病病史3年余,4个月前出现双下肢浮肿。刻下:双下肢凹陷性浮肿,乏力,畏寒恶风,腰膝冷痛,手足凉,纳少,眠可,小便清长,有泡沫,大便稀。舌淡胖,苔薄白,脉沉细无力。

中医诊断:消渴,水肿。证型:肾阳虚衰。治疗原则:温补肾阳,利水消肿。西医诊断:2型糖尿病,糖尿病肾病。体质分类:阳虚体质。

方药:右归丸加减。

组成:制附子6 g,肉桂6 g,熟地黄30 g,山茱萸15 g,山药30 g,枸杞子15 g,鹿角胶15 g,菟丝子15 g,杜仲15 g,茯苓30 g,桂枝10 g,黄芪30 g,白术30 g,大枣10 g,甘草6 g。7剂,水煎服,日1剂。

复诊:患者服中药1周后,浮肿、乏力明显改善,四肢发凉缓解,仍觉腰膝酸痛,上方加牛膝15 g,桑寄生15 g,继服7剂。

(二) 糖尿病周围神经病变

1. 血瘀质

(1) 养生保健

① 饮食注意事项

请参考糖尿病期血瘀质的饮食注意事项。另外,糖尿病周围神经病变患者可以多食用一些富含维生素B_1的食物,如豆类、坚果、芹菜等,还有富含维生素B_{12}的食物,如牛肉、鸡肉、蛋类等。

② 运动疗法

请参考糖尿病期血瘀质的运动疗法。糖尿病周围神经病变患者运动时尤其要注意穿着舒适柔软的鞋子,关注足部皮肤,如果足部皮肤有破溃,则不适宜运动。

③ 音乐疗法

请参考糖尿病期血瘀质的音乐疗法。

④ 代茶饮——川芎红花茶

原料:川芎5 g,红花3 g,茶叶5 g。

方法:将川芎、红花分别用清水洗净,加水煮沸,取煎煮液泡茶饮用。

功效:活血化瘀,行气止痛。

⑤ 药膳——三七炖鸡

原料:鸡肉 500 g,三七 5 g,调味料适量。

方法:将鸡肉洗净,三七磨粉备用。锅中加水烧开,加入鸡肉煮大约 5 min,然后转至小火炖至鸡肉熟透。加入三七粉及适量的葱、食盐、味精调味后即可。

功效:活血化瘀,补脾益气。

⑥ 足浴方

原料:三棱、莪术各 15 g,丹参 10 g。

足浴方法及注意事项请参考糖尿病前期痰湿质。

⑦ 中医外治法

a. 耳穴压豆

取穴:三焦、交感、内分泌、心、肝、脾、肾、胆。

耳穴压豆方法及疗程设置请参考糖尿病前期痰湿质。

b. 穴位按摩

· 三阴交

取穴方法和操作方法同糖尿病期血瘀质。

· 肝俞

取穴方法和操作方法同糖尿病期血瘀质。

· 涌泉

取穴方法:可采用正坐或仰卧的姿势,卷足,涌泉穴位于足前部凹陷处,第 2、3 趾趾缝纹头端与足跟连线的前 1/3 处。

操作方法:用拇指指腹垂直按压足心涌泉穴,按 30 s,再提起,一按一放,以能承受为度。也可用手掌心摩擦涌泉穴,直到脚心发热为止。

c. 针刺治疗

取穴:内关、血海、太冲、三阴交、阳陵泉、解溪。

方法:各穴均用平补平泻法,以泻法为主,针刺每次留针 20 min。此法有益气行气、活血化瘀的作用。

疗程:隔日 1 次,连续治疗 10 次。

d. 艾灸疗法

取穴:神阙、膻中、气海、肝俞、膈俞、足三里、次髎。

灸法:每次随症选取 1 个或 2 个穴位,艾条温和灸,每穴 2—3 min,或艾炷灸 3—5 壮。神阙用隔姜灸或隔盐灸,每次 5—7 壮。

疗程:每日或隔日灸 1 次,7 次为一疗程,疗程间隔 3—5 天。

e. 刮痧疗法

取穴:血海、阳陵泉、地机、肝俞、肾俞、命门、大肠俞、八髎。

操作方法及疗程设置同糖尿病期血瘀质。

f. 拔罐疗法

取穴:膈俞、肝俞、三阴交。

方法:操作时,患者取坐位,选取中口径玻璃罐以闪火法吸拔诸穴 10—15 min。此法有活血化瘀的作用。

疗程:每月治疗 1 次,3 次为一疗程。

(2) 中医辨证治疗

病机:血行不畅,凝滞成瘀。

症状:肤色晦暗,色素沉着,容易出现瘀斑,口唇暗淡,舌暗或有瘀点,舌下络脉紫暗或增粗,脉涩。

治疗原则:活血化瘀,益气通络。

方药:黄芪桂枝五物汤合四味健步汤加减。

(3) 医案

杨某,男,65 岁,2021 年 3 月来我院就诊。主诉:双下肢麻木 7 月余。患者既往糖尿病病史 6 年,7 个月前因肢体麻木于当地医院就诊,诊为"糖尿病周围神经病变"。刻下:双下肢麻木,刺痛,右下肢为甚,活动后加重,脚踩棉花感,气短,乏力,纳眠可,二便调,舌暗红,苔薄白,脉涩。

中医诊断:消渴,痹证。证型:气虚血瘀。治疗原则:活血化瘀,益气通络。西医诊断:2 型糖尿病,糖尿病周围神经病变。体质分类:血瘀体质。

方药:黄芪桂枝五物汤合四味健步汤加减。

组成:生黄芪 30 g,桂枝 15 g,白芍 15 g,生姜 6 g,丹参 30 g,石斛 20 g,怀牛膝 30 g,红花 9 g,地龙 12 g。7 剂,水煎服,日 1 剂。

复诊:患者服中药 1 周后,双下肢麻木改善,仍疼痛,乏力减轻,上方加用独活 9 g,鸡血藤 30 g,继服 7 剂。

2．痰湿质

（1）养生保健

① 饮食注意事项

痰湿体质的糖尿病周围神经病变患者饮食宜清淡,适当多摄取健脾化湿、通利三焦的食物,如冬瓜、荷叶、山楂、赤小豆、扁豆、枇杷叶、萝卜、薏苡仁、粳米、莴笋等,少食肥甘厚味,不宜多饮酒类,切勿过饱,限制动物内脏、蛋黄等富含胆固醇的食物摄入。

② 运动疗法

请参考糖尿病前期痰湿质的运动疗法。

③ 音乐疗法

请参考糖尿病前期痰湿质的音乐疗法。

④ 代茶饮——陈皮山楂绞股蓝茶

原料:陈皮、山楂、绞股蓝各 5 g。

方法:将上述药材用清水洗净,然后放入茶杯中,加适量沸水冲泡。盖盖浸泡半小时后,代茶饮用。

功效:祛湿化痰,健脾行气。

⑤ 药膳——鲜拌莴笋

原料:莴笋、蒜、木耳、调味料各适量。

方法:木耳泡发,莴笋切丝,将蒜末、莴笋丝、木耳加入醋、味极鲜、盐调味。

功效:祛湿化痰。

⑥ 足浴方——陈皮白术汤

组成:陈皮、白术各 15 g,厚朴 10 g,紫苏、生姜各 20 g。

足浴方法及注意事项请参考糖尿病前期痰湿质。

⑦ 中医外治法

a．耳穴压豆

取穴:肺、大肠、脾、三焦、肾、内分泌。

耳穴压豆方法及疗程设置请参考糖尿病前期痰湿质。

b. 穴位按摩

取穴:中脘。

取穴方法:中脘穴在上腹部,前正中线上,当脐中上4寸。取穴的时候,可采用仰卧的姿势,胸骨下端和肚脐连接线中点即为此穴。

操作方法:用指端或掌根在穴位上按揉2—5 min。力度轻柔、均匀、和缓。

c. 穴位贴敷

取穴:丰隆、太冲、太溪、昆仑、解溪。

组成:苍术15 g,泽泻10 g,蒲黄15 g,生地黄9 g。

方法:将上述药材研磨成末,加入适量姜汁搅成膏状,用穴位贴贴敷于相应穴位。

d. 艾灸疗法

取穴:天枢、上巨虚、三阴交、曲池、丰隆、足三里、脾俞、阴陵泉、隐白。

灸法:每次随症选取1个或2个穴位,艾条温和灸,每穴2—3 min,或艾炷灸3—5壮。

(2) 中医辨证治疗

病机:痰湿瘀阻。

症状:形体肥胖,胸脘痞闷,恶心纳呆,头晕目眩,手足麻木,舌体胖嫩,舌质淡暗,苔白腻,脉沉涩。

治疗原则:燥湿化痰,散瘀通络。

方药:平胃散合桃红四物汤加减。

(3) 医案

沈某,女,65岁,2020年11月来我院就诊。主诉:双下肢麻木5月余,加重7天。既往糖尿病病史22年余,高脂血症18年余,5个月前无明显诱因出现双下肢麻木,患者未予重视,近7天双下肢麻木加重,伴有刺痛、蚁行感,遂来我院就诊。刻下:头晕目眩,乏力,胸闷脘痞,手足发凉,双下肢麻木、刺痛、蚁行感,纳眠差,小便调,大便稀溏,舌暗,苔白腻,脉沉涩。

中医诊断:消渴,痹证。证型:痰湿瘀阻。治疗原则:燥湿化痰,散瘀通络。

西医诊断:2型糖尿病,糖尿病周围神经病变。体质分类:痰湿体质。

方药:平胃散合桃红四物汤加减。

组成:当归15 g,川芎12 g,赤芍15 g,生地黄15 g,桃仁9 g,红花9 g,茯苓

15 g,猪苓 15 g、泽泻 12 g、炒白术 15 g、桂枝 9 g、苍术 9 g、厚朴 9 g、陈皮 9 g、炙甘草 6 g。14 剂,水煎服,日 1 剂。

复诊:患者服中药 2 周后,下肢麻木症状改善,上方加鸡血藤 12 g,全蝎 9 g、蜈蚣 9 g,继服。

3. 湿热质

(1) 养生保健

① 饮食注意事项

湿热体质的糖尿病周围神经病变患者饮食应清淡,多吃性偏甘寒或甘平的食物,如绿豆、蕹菜、苋菜、芹菜、黄瓜、冬瓜、莲藕等。不宜食用辛辣燥烈、肥甘厚味的食物,如辣椒、姜、葱、蒜等大热的食物,牛羊肉、狗肉、鸡肉、鹿肉等大补温阳的食物。

② 运动疗法

请参考糖尿病前期湿热质的运动疗法。

③ 音乐疗法

请参考糖尿病前期湿热质的音乐疗法。

④ 代茶饮——赤小豆清热茶

原料:赤小豆、薏苡仁各 15 g,淡竹叶、马齿苋各 9 g。

方法:将上述药材洗净放入杯中,用适量沸水浸泡约 10 min 后,过滤即可饮用。

功效:清热解毒,祛湿化浊。

⑤ 药膳——金菇田螺汤

原料:豆腐、田螺、金针菇、调味料各适量。

方法:将田螺洗净,豆腐切成块状,锅内加水烧开,加入金针菇、精盐,煮开后放入香葱段,关火,最后撒上胡椒粉即可。

功效:清热利水。

⑥ 足浴方——苦参桑叶汤

组成:苦参 30 g,桑叶 20 g。

足浴方法及注意事项请参考糖尿病前期痰湿质。

⑦ 中医外治法

a. 耳穴压豆

取穴:胃、大肠、直肠下段、内分泌、肾。

耳穴压豆方法及疗程设置请参考糖尿病前期痰湿质。

b. 穴位按摩

取穴:足三里。

取穴方法:在小腿前外侧,外膝眼下3寸,距胫骨前缘一横指处。

操作方法:可使用左掌或右掌的大鱼际根部,来回施以顺时针揉法,令该部位有热感即可。

c. 穴位贴敷

取穴:阳陵泉、足三里、曲泉、三阴交。

组成:黄连、黄柏、白术各9 g。

方法:将上述药材研磨成末,加入适量姜汁搅成膏状,用穴位贴贴敷于相应穴位。

d. 艾灸疗法

取穴:手三里、曲泉、三阴交。

灸法:每次随症选取1个或2个穴位,艾条温和灸,每穴2—3 min,或艾炷灸3—5壮。

(2) 中医辨证治疗

病机:湿毒内蕴。

症状:脘腹胀闷,纳呆,恶心欲吐,口苦口黏,渴不多饮,便溏不爽,小便短黄,肢体困重,患肢皮肤色暗红,触之灼热,疼痛,或可见发热口渴,舌红,苔黄腻,脉数。

治疗原则:清热解毒利湿。

方药:四妙勇安汤合五味消毒散加减。

(3) 医案

钱某,女,73岁,2020年9月来我院就诊。主诉:双下肢麻木疼痛3月余。既往糖尿病病史30余年,空腹血糖最高达18 mmol/L,3个月前无明显诱因出现双下肢麻木疼痛,局部皮肤灼热,遂来我院就诊。刻下:口干口渴,头晕,乏力,脘腹胀闷,纳少,双下肢麻木疼痛,触之灼热,眠可,小便发黄,大便黏滞,舌红,苔黄腻,脉滑数。

中医诊断:消渴,痹证。证型:湿毒内蕴。治疗原则:清热解毒利湿。西医诊断:2型糖尿病,糖尿病周围神经病变。体质分类:湿热体质。

方药:四妙勇安汤合五味消毒散加减。

组成:金银花15 g,野菊花15 g,蒲公英30 g,紫花地丁12 g,玄参15 g,当归15 g,甘草6 g。7剂,水煎服,日1剂。

复诊:患者服药后,双下肢麻木症状改善,上方继服。

4. 阴虚质

(1) 养生保健

① 饮食注意事项

请参考糖尿病前期阴虚质的饮食注意事项。此外,糖尿病周围神经病变患者可以多食用一些富含维生素B_1的食物,如豆类、坚果、芹菜等,还有富含维生素B_{12}的食物,如牛肉、鸡肉、蛋类等。

② 运动疗法

请参考糖尿病前期阴虚质的运动疗法。糖尿病周围神经病变患者运动时尤其要注意穿着舒适柔软的鞋子,关注足部皮肤,如果足部皮肤有破溃,则不适宜运动。

③ 音乐疗法

请参考糖尿病前期阴虚质的音乐疗法。

④ 代茶饮——二冬山药茶

原料:天冬、麦冬各15 g,炒山药10 g。

方法:将上述药材加适量水,小火熬煮30 min左右,代茶饮用。

功效:生津润燥,益气健脾。

⑤ 药膳——干贝鲜芹

原料:干贝50 g,鲜芹菜30 g,调味料适量。

方法:将干贝温水泡发洗净,鲜芹菜叶洗净;锅内加入清水300 mL、白酒15 mL、酱油20 g、姜葱适量;将干贝放入锅中,盖上芹菜叶,煮熟即可。

功效:滋阴补肾。

⑥ 足浴方

原料:玉竹、生地黄、鸡血藤各 15 g。

足浴方法及注意事项请参考糖尿病前期痰湿质。

⑦ 中医外治法

a. 耳穴压豆

取穴:胆、肝、脾、胃、内分泌、神门。

耳穴压豆方法及疗程设置请参考糖尿病前期痰湿质。

b. 穴位按摩

· 太溪

取穴方法和操作方法同糖尿病前期阴虚质。

· 阴陵泉

取穴方法和操作方法同糖尿病前期阴虚质。

· 涌泉

取穴方法:可采用正坐或仰卧的姿势,卷足,涌泉穴位于足前部凹陷处,第2、3 趾趾缝纹头端与足跟连线的前 1/3 处。

操作方法:用拇指指腹垂直按压足心涌泉穴,按 30 s,再提起,一按一放,以能承受为度。也可用手掌心摩擦涌泉穴,直到脚心发热为止。

c. 针刺治疗

取穴:神门、内关、足三里、复溜、三阴交、太溪、胰俞、肾俞。

方法:各穴均用平补平泻法,以补法为主,针刺每次留针 20 min。

疗程:隔日 1 次,连续治疗 10 次。

d. 穴位贴敷

取穴:神阙。

组成:五倍子、何首乌各 30 g。

方法:将上述药材研末醋调,取适量于晚上临睡前贴敷神阙穴,外盖塑料薄膜,再用胶布密封固定。敷 1 天后取下。

疗程:每日 1 次。

e. 刮痧疗法

取穴:内关、神门、三阴交、阴陵泉、太溪、肾俞。

操作方法及疗程设置同糖尿病前期阴虚质。

f. 拔罐疗法

取穴:心俞、肾俞、三阴交。

操作方法及疗程设置同糖尿病前期阴虚质。

(2) 中医辨证治疗

病机:阴液亏损,燥热偏盛。

症状:手足心热,口燥咽干,鼻微干,喜冷饮,大便干燥,舌红少苔,脉细数。

治疗原则:滋阴活血,柔肝补肾。

方药:芍药甘草汤合桃红四物汤加减。

(3) 医案

丁某,男,61岁,2021年3月来我院就诊。主诉:双下肢麻木3月余。既往糖尿病病史7年,现降糖方案为:二甲双胍0.5 g/次,每日3次;阿卡波糖片50 mg/次,每日3次。现空腹血糖控制在7.0 mmol/L左右,餐后2 h血糖控制在9.2 mmol/L左右。肌电图检查示轻度糖尿病周围神经病变。刻下:双下肢麻木,偶有刺痛,口干咽燥,潮热盗汗,时有乏力,眼干眼涩,腰部疼痛,纳眠可,夜尿多,大便调,舌暗红少苔,脉数。

中医诊断:消渴。证型:肝肾阴虚夹瘀证。治疗原则:滋阴活血,柔肝补肾。西医诊断:2型糖尿病,糖尿病周围神经病变。体质分类:阴虚体质。

方药:芍药甘草汤合桃红四物汤加减。

组成:白芍30 g,甘草12 g,当归15 g,熟地黄15 g,川芎12 g,桃仁9 g,红花9 g,鸡血藤18 g,杜仲12 g,地龙9 g。7剂,水煎服,日1剂。

复诊:患者服中药1周后,双下肢麻木减轻,口干缓解,仍双眼干涩,上方加用菊花15 g。7剂,水煎服,日1剂。

(三) 糖尿病心血管病变

1. 血瘀质

(1) 养生保健

① 饮食注意事项

请参考糖尿病期血瘀质的饮食注意事项。另外,糖尿病心血管病变患者应该减少动物脂肪摄入,限油限甜,切勿暴饮暴食。

② 运动疗法

请参考糖尿病期血瘀质的运动疗法。

③ 音乐疗法

请参考糖尿病期血瘀质的音乐疗法。

④ 代茶饮——丹七茶

原料:三七 5 g,丹参 3 g,茶叶 3 g。

方法:将三七、丹参加适量水,小火熬煮 30 min 左右,取煎煮液泡茶饮用。

功能:活血化瘀,止痛定悸。

⑤ 药膳——桃仁红花粳米饭

原料:桃仁、红花各 9 g,粳米 100 g。

方法:将桃仁捣泥,加入红花一并煎煮,滤渣取汁,加适量水,放入洗净的粳米煮熟即可,作为主食食用。

功效:活血化瘀,补气健脾。

⑥ 足浴方

原料:桃仁、红花、丹参各 15 g。

足浴方法及注意事项请参考糖尿病前期痰湿质。

⑦ 中医外治法

a. 耳穴压豆

取穴:交感、内分泌、心、肝、脾、肾、胆。

耳穴压豆方法及疗程设置请参考糖尿病前期痰湿质。

b. 穴位按摩

· 三阴交

取穴方法和操作方法同糖尿病期血瘀质。

· 肝俞

取穴方法和操作方法同糖尿病期血瘀质。

· 然谷

取穴方法和操作方法同糖尿病期血瘀质。

· 心俞

取穴方法:取俯卧姿势,在第 5 胸椎棘突下,后正中线旁开 1.5 寸(约两横指)。

操作方法:需他人以两手大拇指点压此穴,自觉局部有酸、麻、胀感觉时,以顺时针方向按摩,坚持每分钟按摩80次,每日按摩2遍或3遍。

c. 针刺治疗

取穴:内关、血海、太冲、太溪、三阴交、神门、膻中。

方法:各穴均用平补平泻法,以泻法为主,针刺每次留针20 min。此法有益气行气、活血化瘀的作用。

疗程:隔日1次,连续治疗10次。

d. 艾灸疗法

取穴:神阙、膻中、气海、肝俞、膈俞、足三里、次髎。

灸法:每次随症选取1个或2个穴位,艾条温和灸,每穴2—3 min,或艾炷灸3—5壮。神阙用隔姜灸或隔盐灸,每次5—7壮。

疗程:每日或隔日灸1次,7次为一疗程,疗程间隔3—5天。

e. 刮痧疗法

取穴:血海、阳陵泉、地机、肝俞、肾俞、命门、大肠俞、八髎。

操作方法及疗程设置请参考糖尿病期血瘀质。

f. 拔罐疗法

取穴:膈俞、肝俞、心俞、三阴交。

方法:操作时,患者取坐位,选取中口径玻璃罐以闪火法吸拔诸穴10—15 min。此法有活血化瘀的作用。

疗程:每月治疗1次,3次为一疗程。

(2) 中医辨证治疗

病机:血行不畅,凝滞成瘀。

症状:肤色晦暗,色素沉着,容易出现瘀斑,口唇暗淡,舌暗或有瘀点,舌下络脉紫暗或增粗,脉涩。

治疗原则:活血化瘀,行气止痛。

方药:丹参饮合血府逐瘀汤加减。

(3) 医案

汪某,女,59岁,2020年11月来我院就诊。主诉:胸闷1周。患者既往糖尿病病史7年,冠状动脉粥样硬化性心脏病病史2年。刻下:胸闷,夜间加重,偶有心前区刺痛,烦躁易怒,偶有胁肋胀痛,纳可,眠差,二便调,舌质紫暗,有瘀点,脉弦涩。

中医诊断：消渴，胸痹心痛。证型：气滞血瘀。治疗原则：活血化瘀，行气止痛。西医诊断：2型糖尿病，心血管病变。体质分类：血瘀体质。

方药：丹参饮合血府逐瘀汤加减。

组成：丹参15 g，檀香6 g，砂仁9 g，桃仁12 g，红花12 g，当归15 g，川芎12 g，赤芍9 g，柴胡9 g，枳壳9 g，牛膝9 g，桔梗9 g，甘草6 g。7剂，水煎服，日1剂。

复诊：患者服中药1周后，诸症改善，嘱继服7剂。服完中药后继服复方丹参滴丸以巩固疗效。

2. 气虚质

(1) 养生保健

① 饮食注意事项

气虚体质的糖尿病心血管病变患者在饮食上应注意低糖饮食，主食提倡用糙米杂粮代替精细米面，多食黄瓜、菠菜等富含维生素的食物。低脂饮食，少吃胆固醇含量高的食物，如动物肝、脑等内脏及蛋黄、鱼子等，以减轻心血管负担。同时，气虚体质的糖尿病心血管病变患者可多吃益气健脾的食物，如山药、鸡肉、豆类、香菇、莲子、薏米、芡实等。少食生冷性凉、油腻厚味、辛辣刺激等容易耗气、破气的食物，如薄荷、香菜、胡椒、大蒜、柚子、槟榔等。

② 运动疗法

请参考糖尿病期气虚质的运动疗法。

③ 音乐疗法

气虚体质的糖尿病心血管病变患者适宜多听宫音、商音、徵音。宫音平和而流畅，敦厚而辽阔，气虚体质的患者多听宫调音乐，可以达到调和脾胃、补气养血的作用，使心情归于平和，摆脱焦虑，从而达到舒适放松的状态，宫音的代表曲目有《梅花三弄》《阳春》《春江花月夜》《月儿高》等。商音和润浑厚，编钟、三角铁等敲击的声音多为商音，聆听商音可以达到通畅精神的作用，商音的代表曲目有《慨古吟》《长清》《鹤鸣九皋》《白雪》等。徵音入心，清朗活泼，可以起到益气养心的作用，徵音的代表曲目有《山居吟》《文王操》《樵歌》《渔歌》《步步高》《狂欢》等。

④ 代茶饮

a. 灵芝茶

原料:灵芝5—8片,黄芪15 g,玉米须9 g。

方法:将上述药材用清水洗净,然后放入茶杯中,加适量沸水冲泡。盖盖浸泡半小时后,代茶饮用。

功效:益气养心,降糖安神。

b. 党参白术绞股蓝茶

原料:党参、白术、绞股蓝各5 g。

方法:将上述药材用清水洗净,然后放入茶杯中,加适量沸水冲泡。盖盖浸泡半小时后,代茶饮用。

功效:益气健脾,养心降糖。

⑤ 药膳——参芪老鸭汤

原料:老鸭1只,黄芪15 g,沙参15 g,莲藕1节,调味料适量。

方法:将老鸭洗净切大块,用热水焯,捞出冲洗干净血沫,莲藕洗净切块,所有食材一同置于砂锅中,加入清水煮至老鸭酥烂,少许料酒、葱、姜调味即可。

功效:益气养阴,补中养心。

⑥ 足浴方——四味养心汤

组成:黄芪、丹参、白芍、桑寄生各20 g。

足浴方法及注意事项请参考糖尿病前期痰湿质。

⑦ 中医外治法

a. 耳穴压豆

取穴:内分泌、肺、脾、神门、肾上腺、心。

耳穴压豆方法及疗程设置请参考糖尿病前期痰湿质。

b. 穴位按摩

取穴:关元。

取穴方法:在腹部前正中线上,当脐下3寸。

操作方法:用指腹或指尖在相应穴位上做按压转动的动作,需要轻柔、均匀、和缓的力度。每次按摩2—3 min,每日按摩3—5次。

c. 穴位贴敷

取穴:膻中、中脘、气海。

组成:黄芪15 g,党参12 g,白术9 g,丹参9 g,三七6 g。

方法:将上述药材研磨成末,加入适量姜汁搅成膏状,用穴位贴贴敷于相应穴位。

d. 艾灸疗法

取穴:神阙、气海、关元、三阴交。

灸法:每次随症选取1个或2个穴位,艾条温和灸,每穴2—3 min,或艾炷灸3—5壮。神阙用隔姜灸或隔盐灸,每次5—7壮。

(2) 中医辨证治疗

病机:消渴日久不愈,耗伤心气。

症状:神疲乏力,少气懒言,气短,头晕目眩,自汗,动则诸症加剧,舌质淡嫩,脉虚。

治疗原则:益气活血通脉。

方药:补阳还五汤。

(3) 医案

孙某,女,62岁,2020年8月来我院就诊。主诉:胸闷、心悸1月余。患者1个月前因劳累诱发胸闷、心悸,休息后缓解。既往糖尿病病史15年,高血压病病史15年,冠状动脉粥样硬化性心脏病病史8年。刻下:胸闷心悸,气短喘促,活动劳累后加重,心前区疼痛,乏力,动则汗出,面色无华,纳可,眠差,舌暗,苔薄白,脉沉细。

中医诊断:消渴,胸痹。证型:气虚血瘀。治疗原则:益气活血通脉。西医诊断:2型糖尿病,冠心病。体质分类:气虚体质。

方药:补阳还五汤加减。

组成:黄芪30 g,当归15 g,赤芍15 g,地龙9 g,川芎12 g,红花9 g,桃仁9 g。14剂,水煎服,日1剂。

复诊:患者服中药2周后,胸闷、心悸、气短好转,心前区疼痛未发作,但仍有乏力,故上方改黄芪45 g,7剂。

再诊:患者诸症明显改善,上方继服以巩固疗效。

3. 气郁质

（1）养生保健

① 饮食注意事项

气郁体质的糖尿病心血管病变患者平时可进食有助于理气解郁的食物，如荞麦、蘑菇、佛手、洋葱、苦瓜、玫瑰花等，少食具有收敛酸涩之性的食物，如石榴、杨桃、柠檬、乌梅、酸枣等。同时，可多吃富含维生素的水果和蔬菜，摄入优质蛋白，如大豆、扁豆、豌豆、鱼类、瘦肉等。

② 运动疗法

气郁体质的糖尿病心血管病变患者运动锻炼不求强度，只求耐力和时间，可适当进行散步、太极拳、八段锦等舒缓运动。运动时要注意循序渐进，若运动过程中出现面色苍白、头晕、大汗淋漓、胸闷心慌、气短等，应立即停止运动，及时对症处理。同时，在运动过程中应谨防低血糖的发生，随身携带可以补充能量的小零食。

③ 音乐疗法

气郁体质的糖尿病心血管病变患者适宜多听角音和徵音。角音入肝，高畅而清和，能疏肝理气，听之令人心情舒畅，乐观向上。角调式乐曲代表曲目有《列子御风》《庄周梦蝶》《江南好》《春风得意》《江南竹丝乐》等。徵音入心，能促进全身气机的升提，调节心脏功能，能助脾胃、利肺气，振作精神。徵调式乐曲代表曲目有《山居吟》《文王操》《樵歌》《渔歌》《步步高》《狂欢》等。

④ 代茶饮——三花茶

原料：玫瑰花、菊花、梅花各 6 g。

方法：将上述药材用清水洗净，然后放入茶杯中，加适量沸水冲泡。盖盖浸泡半小时后，代茶饮用。

功效：疏肝行气。

⑤ 药膳——芹菜萝卜汤

原料：芹菜 20 g，白萝卜 500 g，精盐适量。

方法：将芹菜洗净切段，白萝卜去皮切片。汤锅放在火上，倒入适量清水，加入芹菜、白萝卜同煮，煮约 1 h，加入少许精盐调味即成。

功效：健脾开胃理气。

⑥ 足浴方——乳没行气方

组成:乳香、没药、紫苏各 10 g。

足浴方法及注意事项请参考糖尿病前期痰湿质。

⑦ 中医外治法

a. 耳穴压豆

取穴:肝、胆、脾、胃、三角窝、心。

耳穴压豆方法及疗程设置请参考糖尿病前期痰湿质。

b. 穴位按摩

取穴:膻中。

取穴方法:男性膻中穴在两乳头之间中点。女性乳头位置不确定,可由锁骨向下数第 3 条肋骨下间隙,与前胸正中汇合处,即平第 4 肋间,当前正中线上。

操作方法:用指腹或指尖在相应穴位上做按压转动的动作,需要轻柔、均匀、和缓的力度。每次按摩 2—3 min,每日按摩 3—5 次。

c. 穴位贴敷

取穴:大包、期门、章门。

组成:川芎 12 g,香附 10 g,柴胡 6 g。

方法:将上述药材研磨成末,加入适量姜汁搅成膏状,用穴位贴贴敷于相应穴位。

d. 艾灸疗法

取穴:阳陵泉、期门、次髎。

灸法:每次随症选取 1 个或 2 个穴位,艾条温和灸,每穴 2—3 min,或艾炷灸 3—5 壮。

(2) 中医辨证治疗

病机:肝气郁滞。

症状:胁肋胀痛,其发作多与精神因素有关,头晕目眩,食欲减退,善太息,女性可见月经不调、乳房胀痛,舌红,苔薄黄,脉弦。

治疗原则:疏肝解郁,健脾养血。

方药:红花逍遥散。

(3) 医案

于某,女,75 岁,2021 年 5 月来我院就诊。主诉:心前区疼痛 7 天。患者既往糖尿病病史 17 年,冠状动脉粥样硬化性心脏病病史 15 年。患者 7 天前因生气诱发心前区疼痛,发作持续 10 s,口服硝酸甘油缓解。刻下:心胸憋闷疼痛,两胁胀痛,头晕目眩,口燥咽干,神疲乏力,平素急躁易怒,纳眠差,二便调,舌暗,苔薄黄,脉弦细。

中医诊断:消渴,胸痹。证型:肝气郁滞。治疗原则:疏肝解郁,健脾养血。西医诊断:2 型糖尿病,冠心病。体质分类:气郁体质。

方药:红花逍遥散。

组成:柴胡 9 g,当归 15 g,茯苓 15 g,芍药 9 g,炒白术 15 g,桃仁 9 g,红花 9 g,炒酸枣仁 30 g,炙甘草 6 g。7 剂,水煎服,日 1 剂。

复诊:患者服药后,心前区疼痛未发作,情绪较前平和,眠可,但仍有乏力,纳少,故上方加黄芪 30 g,陈皮 15 g,7 剂。

再诊:患者诸症明显改善,上方继服。

(四) 糖尿病脑血管病变

1. 阳虚质

(1) 养生保健

① 饮食注意事项

请参考糖尿病期阳虚质的饮食注意事项。另外,糖尿病脑血管病变的患者在低盐、低脂、低糖饮食的前提下,可多吃富含纤维素和维生素的食物,可适当多吃一些豆制品,有助于降低胆固醇、保护血管。

② 运动疗法

请参考糖尿病期阳虚质的运动疗法。建议糖尿病脑血管病变患者尽量选择低强度运动,避免剧烈运动,以免加重脑血管病变。

③ 音乐疗法

请参考糖尿病期阳虚质的音乐疗法。

④ 代茶饮——鹿茸山药茶

原料:鹿茸 1 g,炒山药 5 g。

方法:将上述药材加适量水,小火熬煮30 min左右,代茶饮用。

功效:温阳补肾,益气健脾。

⑤ 药膳——淫羊藿炖猪心

原料:猪心500 g,淫羊藿30 g,葱、姜、卤汁、调味料适量。

方法:将猪心洗净切片备用,淫羊藿加水煎煮,收取药液,将猪心放入,加入葱姜,煮至六成熟捞出,再加入卤汁调味料煮熟即可。

功效:温肾补阳,养心安神。

⑥ 足浴方

原料:生姜20 g,淫羊藿、白术各15 g。

足浴方法及注意事项请参考糖尿病前期痰湿质。

⑦ 中医外治法

a. 耳穴压豆

取穴:腰骶椎、皮质下、内分泌、胰胆、肾、神门、枕。

耳穴压豆方法及疗程设置请参考糖尿病前期痰湿质。

b. 穴位按摩

· 足三里

取穴方法和操作方法同糖尿病期阳虚质。

· 气海

取穴方法和操作方法同糖尿病期阳虚质。

· 劳宫

取穴方法:劳宫穴位于人体的手掌心,横平第3掌指关节近端,第2、3掌骨之间偏于第3掌骨,半握拳,中指尖下即是劳宫穴。

操作方法:右手拇指指腹点按于左手劳宫穴上,按而揉之,使穴位产生局部酸胀痛感,并活动左手手指,以加强指压的感觉,再用指腹轻揉局部放松。左右交替,反复操作,每次约10 min,每日1~2次。

c. 针刺治疗

取穴:合谷、内关、曲池、足三里、太冲、然谷、劳宫。

方法:各穴均用平补平泻法,以补法为主,针刺每次留针20 min。

疗程:隔日1次,连续治疗10次。

d. 穴位贴敷

取穴:神阙。

组成:韭菜子50 g,肉桂20 g,丁香10 g,冰片3 g,白酒适量。

方法:将韭菜子用盐水拌湿润,炒干与其他药物共研为细末,储瓶备用,贴敷时取药末15 g,温水或白酒调成膏状,每晚睡前敷于脐中神阙穴,外用胶布固定即可。

疗程:每天1次,10次为一疗程。

e. 艾灸疗法

取穴:合谷、曲池、气海、命门、足三里、关元、神阙。

灸法:每次随症选取1个或2个穴位,艾条温和灸,每穴2—3 min,或艾炷灸3—5壮。神阙用隔姜灸或隔盐灸,每次5—7壮。

疗程:每日或隔日灸1次,7次为一疗程,疗程间隔3—5天。

f. 刮痧疗法

取穴:足三里、脾俞、肾俞、命门、志室。

操作方法及疗程设置同糖尿病期阳虚质。

g. 拔罐疗法

取穴:肾俞、关元、太溪。

操作方法及疗程设置同糖尿病期阳虚质。

(2) 中医辨证治疗

病机:阳气亏虚,温煦失职。

症状:平素畏冷,手足不温,喜热饮食,精神不振,舌淡胖嫩,脉沉迟。

治疗原则:温阳益气,活血化瘀。

方药:黄芪桂枝五物汤。

(3) 医案

唐某,男,63岁,2021年9月来我院就诊。主诉:头晕6日。患者既往糖尿病病史8年,行颅脑CT示陈旧性脑梗塞。刻下:头晕,乏力,少气懒言,面色无华,畏寒喜热,腰膝酸冷,偶有肢体麻木,纳眠可,小便调,大便稀,舌淡苔薄,脉沉迟而涩。

中医诊断:消渴,中风。证型:阳虚血瘀。治疗原则:温阳益气,活血化瘀。

西医诊断:2型糖尿病,脑血管病变。体质分类:阳虚体质。

方药:黄芪桂枝五物汤加减。

组成:黄芪30 g,桂枝15 g,白芍15 g,生姜6 g,威灵仙30 g,鸡血藤30 g,杜仲12 g,党参15 g,甘草3 g。7剂,水煎服,日1剂。

复诊:患者服中药1周后,诸症改善,继服7剂。

2. 血瘀质

(1) 养生保健

① 饮食注意事项

请参考糖尿病期血瘀质的饮食注意事项。另外,糖尿病脑血管病变的患者在低盐、低脂、低糖饮食的前提下,可多吃富含纤维素和维生素的食物,可适当多吃一些豆制品,有助于降低胆固醇、保护血管。

② 运动疗法

请参考糖尿病期血瘀质的运动疗法。糖尿病脑血管病变患者尽量选择低强度运动,避免剧烈运动,以免加重脑血管病变。

③ 音乐疗法

请参考糖尿病期血瘀质的音乐疗法。

④ 代茶饮——丹参山楂饮

原料:丹参、山楂各5 g。

方法:将上述药材用清水洗净,然后放入茶杯中,加适量沸水冲泡。盖盖浸泡半小时后,代茶饮用。

功效:活血化瘀,化浊降脂。

⑤ 药膳——猪心丹参山楂汤

原料:猪心1个,丹参20 g,山楂20 g,调味料适量。

方法:将猪心洗净,切片备用,与丹参、山楂一并入锅,加水适量,小火炖至猪心熟烂后,加适量调料即可。

功效:活血通经,降脂化瘀。

⑥ 足浴方

原料:三棱、红花、丹参各15 g。

足浴方法及注意事项请参考糖尿病前期痰湿质。

⑦ 中医外治法

a. 耳穴压豆

取穴:交感、内分泌、心、肝、脾、肾、胰胆、枕。

耳穴压豆方法及疗程设置请参考糖尿病前期痰湿质。

b. 穴位按摩

· 三阴交

取穴方法和操作方法同糖尿病期血瘀质。

· 肝俞

取穴方法和操作方法同糖尿病期血瘀质。

· 然谷

取穴方法和操作方法同糖尿病期血瘀质。

· 劳宫

取穴方法:劳宫穴位于人体的手掌心,横平第 3 掌指关节近端,第 2、3 掌骨之间偏于第 3 掌骨,半握拳,中指尖下即是劳宫穴。

操作方法:右手拇指指腹点按于左手劳宫穴上,按而揉之,使穴位产生局部酸胀痛感,并活动左手手指,以加强指压的感觉,再用指腹轻揉局部放松。左右交替,反复操作,每次约 10 min,每日 1 次或 2 次。

c. 针刺治疗

取穴:内关、血海、太冲、太溪、三阴交、劳宫。

方法:各穴均用平补平泻法,以泻法为主,针刺每次留针 20 min。此法有益气行气、活血化瘀的作用。

疗程:隔日 1 次,连续治疗 10 次。

d. 艾灸疗法

取穴:神阙、膻中、气海、肝俞、膈俞、足三里、次髎。

灸法:每次随症选取 1 个或 2 个穴位,艾条温和灸,每穴 2—3 min,或艾炷灸 3—5 壮。神阙用隔姜灸或隔盐灸,每次 5—7 壮。

疗程:每日或隔日灸 1 次,7 次为一疗程,疗程间隔 3—5 天。

e. 刮痧疗法

取穴:血海、阳陵泉、地机、肝俞、肾俞、命门、大肠俞、八髎。

操作方法及疗程设置请参考糖尿病期血瘀质。

f. 拔罐疗法

取穴:膈俞、肝俞、三阴交。

方法:操作时,患者取坐位,选取中口径玻璃罐以闪火法吸拔诸穴 10—15 min。此法有活血化瘀的作用。

疗程:每月治疗 1 次,3 次为一疗程。

(2) 中医辨证治疗

病机:血行不畅,凝滞成瘀。

症状:肤色晦暗,色素沉着,容易出现瘀斑,口唇暗淡,舌暗或有瘀点,舌下络脉紫暗或增粗,脉涩。

治疗原则:补气活血通络。

方药:补阳还五汤。

(3) 医案

朱某,女,74 岁,2021 年 7 月来我院就诊。主诉:右下肢活动不利 1 年余。患者既往糖尿病病史 7 年,脑梗塞病史 2 年。刻下:右下肢活动不利,伴有麻木刺痛,乏力,下肢尤甚,时有头晕,面色暗淡无华,纳眠可,二便调,舌暗苔薄,有瘀斑,脉细涩。

中医诊断:消渴,中风。证型:气虚血瘀,瘀血阻络。治疗原则:补气活血通络。西医诊断:2 型糖尿病,脑血管病变。体质分类:血瘀体质。

方药:补阳还五汤加减。

组成:黄芪 45 g,当归 10 g,赤芍 10 g,川芎 12 g,地龙 12 g,桃仁 9 g,红花 9 g,川牛膝 15 g,全蝎 9 g。7 剂,水煎服,日 1 剂。

复诊:患者服药 1 周后,效可,诸症缓解,改黄芪 60 g,加水蛭 6 g,继服 7 剂。

3. 气虚质

(1) 养生保健

① 饮食注意事项

气虚体质的糖尿病脑血管病变患者在饮食上以低脂肪、低蛋白质为主,少食用高胆固醇食物,如蛋黄、动物内脏、虾、蟹黄、墨鱼等。同时,气虚体质的糖尿病脑血管病变患者可多吃益气健脾的食物,如山药、鸡肉、豆类、香菇、莲子、薏米、芡实等;少食生冷性凉、油腻厚味、辛辣刺激等容易耗气、破气的食物,如薄荷、香菜、胡椒、大蒜、柚子、槟榔等。

② 运动疗法

请参考糖尿病期气虚质的运动疗法。

③ 音乐疗法

请参考糖尿病期气虚质的音乐疗法。

④ 代茶饮

a. 参麦茶

原料:太子参、山楂各15 g,麦冬、葛根各10 g。

方法:将上述药材用清水洗净,然后放入茶杯中,加适量沸水冲泡。盖盖浸泡半小时后,代茶饮用。

功效:益气养阴。

b. 芪参益气茶

原料:黄芪、西洋参、三七粉各9 g。

方法:将黄芪和西洋参用清水洗净,然后加入三七粉,一起放入茶杯中,加适量沸水冲泡。盖盖浸泡半小时后,代茶饮用。

功效:益气活血。

⑤ 药膳——丹参枸杞子粥

原料:丹参15 g,枸杞子20 g,粳米150 g。

方法:将丹参切成薄片,枸杞子洗净,粳米淘净。将丹参、枸杞子、粳米一起放入锅内,加800 mL水,用武火烧沸,再用文火炖煮35 min即可。

功效:滋阴活血。

⑥ 足浴方——芪参活血方

组成:黄芪、丹参、红花、桃仁各20 g。

足浴方法及注意事项请参考糖尿病前期痰湿质。

⑦ 中医外治法

a. 耳穴压豆

取穴:内分泌、肺、脾、神门、肾上腺、脑干、枕。

耳穴压豆方法及疗程设置请参考糖尿病前期痰湿质。

b. 穴位按摩

取穴:足三里。

取穴方法:在小腿前外侧,外膝眼下3寸,距胫骨前缘一横指处。

操作方法:用指腹或指尖在相应穴位上做按压转动的动作,需要轻柔、均匀、和缓的力度。每次按摩2—3 min,每日按摩3—5次。

c. 穴位贴敷

取穴:膻中、中脘、气海。

组成:黄芪15 g,党参12 g,丹参9 g,三七、红花各6 g。

方法:将上述药材研磨成末,加入适量姜汁搅成膏状,用穴位贴贴敷于相应穴位。

d. 艾灸疗法

取穴:神阙、气海、关元、三阴交。

灸法:每次随症选取1个或2个穴位,艾条温和灸,每穴2—3 min,或艾炷灸3—5壮。神阙用隔姜灸或隔盐灸,每次5—7壮。

(2) 中医辨证治疗

病机:气阴两虚。

症状:神疲乏力,少气懒言,气短,头晕目眩,面色苍白,咽干口燥,自汗,动则诸症加剧,舌淡红,苔少,脉沉细。

治疗原则:益气养阴,活血通络。

方药:生脉散合补阳还五汤加减。

(3) 医案

宋某,女,68岁,2020年8月来我院就诊。主诉:头晕2月余。既往糖尿病病史20余年,脑梗塞病史8年。刻下:头晕,健忘,双目干涩,无视物模糊,神疲乏力,汗出,手足发麻,无间歇性跛行,纳可,眠差,尿少便干,舌淡红,苔少,脉沉细。

中医诊断:消渴,中风。证型:气阴两虚。治疗原则:益气养阴,活血通络。西医诊断:糖尿病,脑梗塞。体质分类:气虚体质。

方药:生脉散合补阳还五汤加减。

组成:黄芪30 g,当归15 g,党参15 g,麦冬15 g,赤芍15 g,地龙9 g,川芎12 g,红花9 g,桃仁9 g,炒酸枣仁30 g。14剂,水煎服,日1剂。

复诊:患者服药后,诸症明显减轻,上方继服。

(五)糖尿病视网膜病变

1. 阴虚质

(1)养生保健

① 饮食注意事项

请参考糖尿病前期阴虚质的饮食注意事项。同时,糖尿病视网膜病变的患者可多食富含维生素 A 和维生素 C 的食物,如胡萝卜、菠菜、青椒等,对眼睛有益,不吃或少吃甜腻、辛辣等刺激性大的食物,防止损伤视神经。

② 运动疗法

请参考糖尿病前期阴虚质的运动疗法。糖尿病视网膜病变的患者尽量选择平坦的运动场地,限制升高血压及胸腹腔压力的运动,避免眼压升高,限制震动强度大的运动,如跳绳、拳击等。

③ 音乐疗法

请参考糖尿病前期阴虚质的音乐疗法。

④ 代茶饮——枸杞菊花茶

原料:枸杞子 10 g,菊花 8 g。

方法:将上述药材加适量水,小火熬煮 30 min 左右,代茶饮用。

功效:养阴明目。

⑤ 药膳——菊花枸杞瘦肉汤

原料:猪瘦肉 500 g,枸杞子 20 g,菊花 15 g,调味料适量。

方法:将瘦肉洗净切块,枸杞子、菊花浸泡,一起放入锅中,加适量水炖煮,根据喜好加适量调味料。

功效:滋阴明目,补肾生津。

⑥ 足浴方

原料:麦冬、枸杞子、决明子各 15 g。

足浴方法及注意事项请参考糖尿病前期痰湿质。

⑦ 中医外治法

a. 耳穴压豆

取穴：胆、肝、脾、胃、内分泌、神门、眼。

耳穴压豆方法及疗程设置请参考糖尿病前期痰湿质。

b. 穴位按摩

· 太溪

取穴方法和操作方法同糖尿病前期阴虚质。

· 阴陵泉

取穴方法和操作方法同糖尿病前期阴虚质。

· 睛明

取穴方法：睛明穴位于面部，目内眦角稍上方凹陷处。

操作方法：用大拇指和食指指端按、揉、拿、捏两侧睛明穴，需要轻柔、均匀、和缓的力度，每次按摩 2 min。

c. 针刺治疗

取穴：神门、内关、手三里、复溜、三阴交、太溪、胰俞、睛明、上明。

方法：各穴均用平补平泻法，以补法为主，针刺每次留针 20 min。

疗程：隔日 1 次，连续治疗 10 次。

d. 穴位贴敷

取穴：神阙。

组成：五倍子、何首乌各 30 g。

方法：将上述药材研末醋调，取适量于晚上临睡前贴敷神阙穴，外盖塑料薄膜，再用胶布密封固定。敷 1 天后取下。

疗程：每日 1 次。

e. 刮痧疗法

取穴：内关、神门、三阴交、阴陵泉、太溪、肾俞、肝俞。

操作方法及疗程设置请参考糖尿病前期阴虚质。

f. 拔罐疗法

取穴：心俞、肾俞、三阴交。

操作方法及疗程设置同糖尿病前期阴虚质。

(2) 中医辨证治疗

病机：阴液亏损，燥热偏盛。

症状：手足心热，口燥咽干，鼻微干，喜冷饮，大便干燥，舌红少苔，脉细数。

治疗原则:益阴补血,滋补肝肾。

方药:杞菊地黄汤合二至丸加减。

(3) 医案

张某,女,60岁,2020年4月来我院就诊。主诉:视物模糊半年。患者既往糖尿病病史7年,因双眼干涩及视物模糊曾于当地医院眼科就诊,诊为"糖尿病视网膜病变"。刻下:视物模糊,眼干眼涩,口干,潮热盗汗,偶有眩晕耳鸣,腰膝酸软,纳眠可,二便调,舌淡少苔,脉细数。

中医诊断:消渴,视瞻昏渺。证型:肝阴血亏。治疗原则:益阴补血,滋补肝肾。西医诊断:2型糖尿病,糖尿病视网膜病变。体质分类:阴虚体质。

方药:杞菊地黄汤合二至丸加减。

组成:枸杞子24 g,菊花15 g,熟地黄15 g,酒萸肉12 g,山药15 g,丹皮12 g,泽泻12 g,茯苓10 g,墨旱莲15 g,女贞子15 g,黄芪15 g,当归12 g,麦冬18 g。14剂,水煎服,日1剂。

复诊:患者服中药2周后,视物模糊改善,眼干、眼涩减轻,嘱服用中成药杞菊地黄丸,随诊。

2. 气郁质

(1) 养生保健

① 饮食注意事项

气郁体质的糖尿病视网膜病变患者平素饮食以清淡为主,忌食过于肥甘之品,以免阻碍气的运行,也不宜过食辛香走窜之物,以免耗气散气。应多食山楂、醋、玫瑰花等,少食肥肉等油腻之品。同时,应多食富含维生素A的食物,如胡萝卜、菠菜、苋菜、南瓜、青椒等,不吃或少吃刺激性大的食物,如辣椒、大蒜、胡椒、煎炸食物、咖喱、浓茶等。

② 运动疗法

气郁体质的糖尿病视网膜病变患者应该适当增加户外活动和群体活动,可进行长时间、活动量较大的体育锻炼,如跑步、登山、游泳、打球、武术等,可以起到鼓动气血、疏肝行气、促进食欲、改善睡眠的作用。要注意在运动过程中保持平和心态,防止过于疲劳和受伤。

③ 音乐疗法

气郁体质的糖尿病视网膜病变患者适宜多听角音和徵音。角音入肝,高畅而清和,能疏肝理气,听之令人心情舒畅,乐观向上。角调式乐曲代表曲目有《列子御风》《庄周梦蝶》《江南好》《春风得意》《江南竹丝乐》等。徵音婉愉流利,雅而柔顺,欢快活泼,能促进全身气机的升提,振作精神。徵调式代表曲目有《山居吟》《文王操》《樵歌》《渔歌》《步步高》《狂欢》等。

④ 代茶饮——玫瑰陈皮茶

原料:玫瑰花、陈皮各 6 g。

方法:将上述药材用清水洗净,然后放入茶杯中,加适量沸水冲泡。盖盖浸泡半小时后,代茶饮用。

功效:疏肝行气。

⑤ 药膳——菊花鸡肝汤

原料:银耳 15 g,菊花、茉莉花各 10 g,鸡肝 100 g,调味料适量。

方法:将银耳洗净撕成小片,清水浸泡待用,菊花、茉莉花温水洗净,鸡肝洗净切薄片备用。将水烧开,先加入料酒、姜汁、食盐,随即加入银耳和鸡肝,烧沸,打去浮沫,待鸡肝熟,加入调味料,再加入菊花、茉莉花烧沸即可。

功效:疏肝清热,健脾宁心。

⑥ 足浴方——紫苏香附汤

足浴方法及注意事项请参考糖尿病前期痰湿质。

⑦ 中医外治法

a. 耳穴压豆

取穴:肝、胆、脾、胃、三角窝、眼。

耳穴压豆方法及疗程设置请参考糖尿病前期痰湿质。

b. 穴位按摩

取穴:合谷。

取穴方法:在手背第 1、2 掌骨间,第 2 掌骨桡侧的中点处。

操作方法:用指腹或指尖在相应穴位上做按压转动的动作,需要轻柔、均匀、和缓的力度。每次按摩 2—3 min,每日按摩 3—5 次。

c. 穴位贴敷

取穴:中脘、气海、大包。

组成:芍药、青皮、枳壳各 6 g。

方法:将上述药材研磨成末,加入适量姜汁搅成膏状,用穴位贴贴敷于相应穴位。

d. 艾灸疗法

取穴:肝俞、三阴交、膻中、气海。

灸法:每次随症选取 1 个或 2 个穴位,艾条温和灸,每穴 2—3 min,或艾炷灸 3—5 壮。

(2) 中医辨证治疗

病机:气机郁滞。

症状:胁肋胀痛,其发作多与精神因素有关,善太息,脉弦。

治疗原则:疏肝解郁,养肝明目。

方药:逍遥散合杞菊地黄丸加减。

(3) 医案

林某,男,62 岁,2020 年 10 月来我院就诊。主诉:视物模糊 1 月余。既往糖尿病病史 12 年,空腹血糖最高达 17 mmol/L。患者 1 个月前久视后出现视物模糊,查空腹血糖 10.3 mmol/L,左眼视力 0.3,右眼视力 0.5,眼底动脉硬化,散在小出血灶。刻下:头晕目眩,视物模糊,情绪急躁易怒,口干口渴,乏力,纳眠可,夜尿频多,大便秘结,舌红苔薄,脉弦细。

中医诊断:消渴眼病。证型:气机郁滞。治疗原则:疏肝解郁,养肝明目。

西医诊断:糖尿病视网膜病变。体质分类:气郁体质。

方药:逍遥散合杞菊地黄丸加减。

组成:枸杞子 15 g,菊花 15 g,熟地黄 15 g,酒萸肉 12 g,丹皮 15 g,炒山药 15 g,茯苓 15 g,泽泻 15 g,当归 15 g,芍药 12 g,炒白术 15 g,柴胡 9 g,炙甘草 6 g。14 剂,水煎服,日 1 剂。

复诊:患者服药后,症状明显减轻,上方继服以巩固疗效。

3. **气虚质**

(1) 养生保健

① 饮食注意事项

气虚体质的糖尿病视网膜病变患者在饮食上应注意增补元气,采用低盐、低糖、低脂饮食,选择营养丰富且易于消化的食物,多食性平偏温、健脾益气的食物,如胡萝卜、山药、香菇、莲子、白扁豆、黄豆、鸡肉、鸡蛋、牛肉、粳米、鳝鱼等,饮食不宜过于滋腻,尽量避免食用薤菜、槟榔、生萝卜等耗气的食物,不宜多食生冷苦寒、辛辣燥热的食物。日常可多食富含维生素 C 的新鲜蔬菜和水果,如苦瓜、冬瓜、洋葱、芹菜、嫩南瓜、黄瓜、番茄、豆芽、菠菜、银耳、木耳、香菇、蘑菇等。

② 运动疗法

请参考糖尿病期气虚质的运动疗法。

③ 音乐疗法

气虚体质的糖尿病视网膜病变患者适宜多听宫音、商音、角音。宫音平和而流畅,敦厚而辽阔,气虚体质的患者多听宫音,可以达到调和脾胃、补气养血的作用,使心情归于平和,摆脱焦虑,从而达到舒适放松的状态。宫调式乐曲代表曲目有《梅花三弄》《阳春》《春江花月夜》《月儿高》等。商音和润浑厚,编钟、三角铁等敲击的声音多为商音,聆听商音可以达到通畅精神的作用。商调式乐曲代表曲目有《慨古吟》《长清》《鹤鸣九皋》《白雪》等。角音高畅而清和,其声波能量入肝胆经。角调式乐曲代表曲目有《列子御风》《庄周梦蝶》《江南好》《春风得意》《江南竹丝乐》等。

④ 代茶饮

a. 桑芪菊花茶

原料:桑叶 9 g,黄芪、当归各 6 g,菊花 9 g。

方法:将上述药材用清水洗净,然后放入茶杯中,加适量沸水冲泡。盖盖浸泡半小时后,代茶饮用。

功效:益气明目降糖。

b. 参菊决明茶

原料:党参 15 g,菊花、决明子各 9 g。

方法:将上述药材用清水洗净,然后放入茶杯中,加适量沸水冲泡。盖盖浸泡半小时后,代茶饮用。

功效:益气健脾,清肝明目。

⑤ 药膳——菊花莲子银耳粥

原料:菊花 15 g,莲子 30 g,银耳、粳米适量。

方法:将莲子、粳米、银耳浸泡,莲子、粳米先放,大火熬开,小火慢煮,出锅前15 min放银耳、菊花,煮熟即可。

功效:益气明目。

⑥ 足浴方——芪术桑菊方

组成:黄芪30 g,白术10 g,菊花、桑叶各15 g。

足浴方法及注意事项请参考糖尿病前期痰湿质。

⑦ 中医外治法

a. 耳穴压豆

取穴:内分泌、肺、脾、神门、肾上腺、肝、眼。

耳穴压豆方法及疗程设置请参考糖尿病前期痰湿质。

b. 穴位按摩

取穴:承泣。

取穴方法:在面部,瞳孔直下,眼球与眶下缘之间。

操作方法:用指腹或指尖在相应穴位上做按压转动的动作,需要轻柔、均匀、和缓的力度。每次按摩2—3 min,每日按摩3—5次。

c. 穴位贴敷

取穴:气海、关元、足三里。

组成:黄芪、当归各15 g,党参12 g,白术、菊花各9 g。

方法:将上述药材研磨成末,加入适量姜汁搅成膏状,用穴位贴贴敷于相应穴位。

d. 艾灸疗法

取穴:神阙、气海、足三里、肝俞。

灸法:每次随症选取1个或2个穴位,艾条温和灸,每穴2—3 min,或艾炷灸3—5壮。神阙用隔姜灸或隔盐灸,每次5—7壮。

(2) 中医辨证治疗

病机:气阴两虚。

症状:多饮、多尿、多食症状不典型,口咽干燥,视物模糊,神疲乏力,少气懒言,眠少汗多,大便干结,或头晕耳鸣,或肢体麻木,舌淡红,苔薄白或舌红少苔,中有裂纹,脉细或细而无力。

治疗原则:益气养阴明目。

方药:生脉散。

(3) 医案

周某,男,65岁,2020年6月来我院就诊。主诉:双眼视物模糊1月余。既往糖尿病病史15年,规律服用降糖药物。检查视力:右眼0.2,左眼0.25,双眼视网膜见微血管瘤,较多点片状出血,黄斑区轻度水肿。刻下:口干口渴,头晕,视物模糊,神疲乏力,腰膝酸软,纳可,眠差,大便干结,舌淡红,苔薄白,脉细数。

中医诊断:消渴眼病。证型:气阴两虚。治疗原则:益气养阴明目。西医诊断:糖尿病视网膜病变。体质分类:气虚体质。

方药:生脉散加减。

组成:党参15 g,麦冬15 g,五味子9 g,炒蒺藜15 g,桑叶15 g,菊花15 g,木贼草12 g。7剂,水煎服,日1剂。

复诊:患者服药后,视物模糊改善,双眼视网膜出血明显吸收,黄斑区水肿减轻。上方加黄芪30 g,枸杞子15 g,决明子15 g。7剂,水煎服,日1剂。

再诊:患者诸症明显减轻,上方继服以巩固疗效。

(六) 糖尿病胃肠病变

1. 阳虚质

(1) 养生保健

① 饮食注意事项

请参考糖尿病期阳虚质的饮食注意事项。另外,糖尿病胃肠病变的患者应尽量不吃生冷、辛辣等刺激性食物,少吃容易导致胃肠胀气的食物,如牛奶、豆类等,避免摄入过量膳食纤维,饮食以清淡、易消化为原则。

② 运动疗法

请参考糖尿病期阳虚质的运动疗法。建议糖尿病胃肠病变的患者选择较为舒缓的运动,尽量不要空腹运动,避免饭后立即运动。

③ 音乐疗法

请参考糖尿病期阳虚质的音乐疗法。

④ 代茶饮——温阳健胃茶

原料:干姜、高良姜、丁香各 5 g。

方法:将上述药材加适量水,小火熬煮 30 min 左右,代茶饮用。

功效:温中止呕。

⑤ 药膳——老姜仔鸡

原料:仔鸡 1 只,老姜 300 g,调味料适量。

方法:将仔鸡清理干净后备用,老姜捣碎后用纱布包好,挤出姜汁,放入仔鸡腹中。将仔鸡放入锅中,锅内加水,烧沸后转小火炖熟,加适量调料调味即可。

功效:温阳散寒,温中止呕。

⑥ 足浴方

原料:干姜 15 g,花椒、丁香各 10 g。

足浴方法及注意事项请参考糖尿病前期痰湿质。

⑦ 中医外治法

a. 耳穴压豆

取穴:腰骶椎、皮质下、内分泌、胆、肾、神门、胃。

耳穴压豆方法及疗程设置请参考糖尿病前期痰湿质。

b. 穴位按摩

• 足三里

取穴方法和操作方法同糖尿病期阳虚质。

• 气海

取穴方法和操作方法同糖尿病期阳虚质。

• 胃俞

取穴方法:患者取俯卧姿势,在背部,第 12 胸椎棘突下,后正中线旁开 1.5 寸(约两指宽)即是此穴。

操作方法:术者用两手掌按压此穴,再以画圈的方法揉按此穴,每次 2—3 min,每日按摩 2—3 次。

c. 针刺治疗

取穴:合谷、内关、曲池、足三里、太冲、然谷、胃俞。

方法:各穴均用平补平泻法,以补法为主,针刺每次留针 20 min。

疗程:隔日1次,连续治疗10次。

d. 穴位贴敷

取穴:神阙。

组成:韭菜子50 g,肉桂20 g,丁香10 g,冰片3 g,白酒适量。

方法:将韭菜子用盐水拌湿润,炒干与其他药物共研为细末,储瓶备用,贴敷时取药末15 g,温水或白酒调成膏状,每晚睡前敷于脐中神阙穴,外用胶布固定即可。

疗程:每天1次,10次为一疗程。

e. 艾灸疗法

取穴:合谷、曲池、气海、命门、足三里、关元、神阙、胃俞。

灸法:每次随症选取1个或2个穴位,艾条温和灸,每穴2—3 min,或艾炷灸3—5壮。神阙用隔姜灸或隔盐灸,每次5—7壮。

疗程:每日或隔日灸1次,7次为一疗程,疗程间隔3—5天。

f. 刮痧疗法

取穴:足三里、脾俞、胃俞、肾俞、命门、志室。

操作方法及疗程设置请参考糖尿病期阳虚质。

g. 拔罐疗法

取穴:肾俞、关元、太溪、胃俞。

操作方法及疗程设置请参考糖尿病期阳虚质。

(2) 中医辨证治疗

病机:阳气亏虚,温煦失职。

症状:平素畏冷,手足不温,喜热饮食,精神不振,舌淡胖嫩,脉沉迟。

治疗原则:温中散寒。

方药:理中汤合四神丸加减。

(3) 医案

王某,男,62岁,2020年10月来我院就诊。主诉:腹泻1年余。既往糖尿病病史6年,6年前查体发现空腹血糖9 mmol/L,诊为"2型糖尿病"。刻下:腹泻,无疼痛,每日3次或4次,偶有恶心,乏力,畏寒喜温,四肢发凉,食欲不佳,眠可,小便调,舌淡苔白,脉沉。

中医诊断:消渴、泄泻。证型:中焦虚寒。治疗原则:温中散寒。西医诊断:糖尿病性腹泻。体质分类:阳虚体质。

方药:理中汤合四神丸加减。

组成:党参 20 g,干姜 12 g,炙甘草 12 g,炒白术 15 g,肉豆蔻 6 g,补骨脂 12 g,吴茱萸 6 g,五味子 9 g,炒山药 15 g。7 剂,水煎服,日 1 剂。

复诊:患者服中药 1 周后,腹泻明显改善,上方继服 14 剂,不适随诊。

2. 湿热质

(1) 养生保健

① 饮食注意事项

湿热体质的糖尿病胃肠病变患者饮食以清淡为主,注意顾护脾胃,平素可食用清热利湿的食物,如薏苡仁、莲子、茯苓、赤小豆、绿豆、冬瓜、丝瓜、苦瓜、黄瓜、白菜、芹菜、卷心菜、蕹菜、鸭肉、鲫鱼等,忌食辣椒、生姜、大葱、大蒜等辛辣燥烈的食物,牛肉、狗肉、鸡肉、鹿肉等温阳食物也宜少食。

② 运动疗法

请参考糖尿病前期湿热质的运动疗法。

③ 音乐疗法

请参考糖尿病前期湿热质的音乐疗法。

④ 代茶饮——三叶茶

原料:荷叶、桑叶、淡竹叶各 10 g。

方法:将上述药材洗净放入杯中,用适量沸水浸泡约 10 min 后,过滤即可饮用。

功效:清热利尿。

⑤ 药膳——泥鳅炖豆腐

原料:泥鳅 500 g,豆腐 250 g,盐适量。

方法:将泥鳅去鳃及内脏,洗净,豆腐切块。泥鳅入锅,加盐、清水适量,置武火上,炖至五成熟时,加入豆腐,再炖至泥鳅熟烂即可。

功效:清热利湿。

⑥ 足浴方——苏参三黄方

组成:紫苏、苦参、黄连、黄柏、黄芩各 20 g。

足浴方法及注意事项请参考糖尿病前期痰湿质。

⑦ 中医外治法

a. 耳穴压豆

取穴：脾、胃、大肠、直肠下段、内分泌。

耳穴压豆方法及疗程设置请参考糖尿病前期痰湿质。

b. 穴位按摩

取穴：支沟。

取穴方法：支沟穴位于前臂背侧，阳池与肘尖的连线上，腕背横纹上3寸，尺骨与桡骨之间。

操作方法：可使用左掌或右掌的大鱼际根部，来回施以顺时针揉法，令该部位有热感即可。

c. 穴位贴敷

取穴：期门、阳陵泉、足三里、曲泉。

组成：大黄、栀子、苦参、白术各9 g。

方法：将上述药材研磨成末，加入适量姜汁搅成膏状，用穴位贴贴敷于相应穴位。

d. 艾灸疗法

取穴：阴陵泉、阳陵泉、足三里、三阴交。

灸法：每次随症选取1个或2个穴位，艾条温和灸，每穴2—3 min，或艾炷灸3—5壮。

疗程：每日或隔日灸1次，7次为一疗程，疗程间隔3—5天。

（2）中医辨证治疗

病机：痰热内蕴。

症状：形体肥胖，腹部胀大，口干口渴，喜冷饮，饮水量多，脘腹胀满，易饥多食，心烦口苦，大便干结，小便色黄，舌质淡红，苔黄腻，脉弦滑。

治疗原则：清热化湿，和胃降浊。

方药：小陷胸汤合葛根芩连汤加减。

（3）医案

李某，男，41岁，2020年8月来我院就诊。主诉：胃脘胀满10天余。既往糖尿病病史5年，慢性非萎缩性胃炎3年。患者平素饮食不节，嗜食肥甘厚味，10天前食后出现胃脘胀满，未予系统治疗。刻下：胃脘胀满，口干口渴，心烦易怒,纳差,呃逆,喜冷饮,眠可,小便发黄,大便干结,舌红,苔黄腻,脉弦滑数。

中医诊断:消渴,痞满。证型:痰热内蕴。治疗原则:清热解毒利湿。西医诊断:糖尿病胃肠病变。体质分类:湿热体质。

方药:小陷胸汤合葛根芩连汤加减。

组成:葛根15 g,黄连15 g,黄芩15 g,清半夏9 g,瓜蒌9 g,甘草6 g。7剂,水煎服,日1剂。

复诊:患者服药后,胃脘胀满减轻,二便调,但仍纳少,故上方加陈皮15g,茯苓15 g,7剂。

再诊:患者服药后,诸症改善,上方继服以巩固疗效。

3. 气郁质

(1) 养生保健

① 饮食注意事项

气郁体质的糖尿病胃肠病变患者平时可进食理气解郁、调理脾胃的食品,如荞麦、蘑菇、佛手、洋葱、苦瓜、玫瑰花之类。少食具有收敛酸涩之性的食物,如石榴、杨桃、柠檬、乌梅、酸枣等。饮食以清淡养胃为主,忌食生冷辛辣、油甘厚腻等食物,注意顾护脾胃。

② 运动疗法

请参考糖尿病视网膜病变气郁质的运动疗法。

③ 音乐疗法

气郁体质的糖尿病胃肠病变患者适宜多听角音、徵音、宫音。角音入肝,高畅而清和,能疏肝理气,听之令人心情舒畅,乐观向上。角调式乐曲代表曲目有《列子御风》《庄周梦蝶》《江南好》《春风得意》《江南竹丝乐》等。徵音婉愉流利,雅而柔顺,欢快活泼,促进全身气机的升提,振作精神。徵调式乐曲代表曲目有《山居吟》《文王操》《樵歌》《渔歌》《步步高》《狂欢》等。宫音能促进全身气机的稳定,调节脾胃,聆听宫调音乐,可以使心情归于平和,调节身心,稳定心理,达到自然放松的状态。宫调式乐曲代表曲目有《梅花三弄》《阳春》《春江花月夜》《月儿高》等。

④ 代茶饮——玫陈普洱茶

原料：玫瑰花、陈皮各6 g，普洱茶适量。

方法：将上述药材用清水洗净，然后放入茶杯中，加适量沸水冲泡。盖盖浸泡半小时后，代茶饮用。

功效：疏肝行气。

⑤ 药膳——佛手炒肉片

原料：佛手瓜15 g，猪瘦肉250 g，油、盐、酱油各适量。

方法：将锅底放油烧热，肉片放入锅中翻炒变色后，加入佛手瓜片翻炒片刻，放入少许盐、酱油翻炒均匀即可。

功效：行气和胃。

⑥ 足浴方——香术合欢汤

组成：香附、白术、合欢皮各10 g。

足浴方法及注意事项请参考糖尿病前期痰湿质。

⑦ 中医外治法

a. 耳穴压豆

取穴：肝、胆、脾、胃、三角窝。

耳穴压豆方法及疗程设置请参考糖尿病前期痰湿质。

b. 穴位按摩

取穴：太冲。

取穴方法：位于足背侧，第1跖骨间隙的后方凹陷处。

操作方法：用指腹或指尖在相应穴位上做按压转动的动作，需要轻柔、均匀、和缓的力度。每次按摩2—3 min，每日按摩3—5次。

c. 穴位贴敷

取穴：肝俞、阳陵泉、期门。

组成：川芎12 g，青皮、枳壳各6 g。

方法：将上述药材研磨成末，加入适量姜汁搅成膏状，用穴位贴贴敷于相应穴位。

d. 艾灸疗法

取穴：期门、肝俞、三阴交、气海。

灸法：每次随症选取1个或2个穴位，艾条温和灸，每穴2—3 min，或艾炷灸3—5壮。

（2）中医辨证治疗

病机：肝气乘脾。

症状：腹痛腹泻，大便溏薄，伴有郁闷不舒，或两胁胀满疼痛，舌淡苔白，脉弦。

治疗原则：疏肝健脾。

方药：四逆散合四君子汤加减。

（3）医案

邢某，女，41岁，2021年4月来我院就诊。主诉：腹泻5天余。既往糖尿病病史4年。患者平素性情焦虑抑郁，饮食稍有不节则致腹泻，5天前因心情抑郁加之食用生冷诱发腹泻，遂来我院就诊。刻下：腹痛腹泻，腹泻前有急迫感，泻后痛减，大便日行4次或5次，伴有郁闷不舒，或两胁胀满疼痛，乏力，纳少，舌淡苔白，脉弦。

中医诊断：消渴，泄泻。证型：肝气乘脾。治疗原则：疏肝健脾。西医诊断：糖尿病性腹泻。体质分类：气郁体质。

方药：四逆散合四君子汤加减。

组成：柴胡12 g，芍药9 g，炒枳实15 g，党参15 g，炒白术15 g，茯苓15 g，炙甘草6 g。7剂，水煎服，日1剂。

复诊：患者服药后，腹痛腹泻改善，上方继服以巩固疗效。

附：中医特色治疗

1. 中药保留灌肠

（1）作用原理：健脾补肾，祛瘀化浊。

（2）方法：灌肠前让患者排空大便，取温阳结肠洗液30 mL，加入0.9%生理盐水100 mL，嘱患者侧卧位，臀部垫高，选16—18号导尿管，用石蜡油润滑导尿管前端，轻轻地插入肛门25～30 cm，缓慢地注完药液，嘱患者卧床休息2 h，每日灌肠1次。

（3）适应证：糖尿病肾病，尤其适用于糖尿病肾病氮质血症期及早期尿毒症。

(4) 注意事项:① 药液温度应保持在38~40 ℃,过低可使肠蠕动加强,腹痛加剧,过高则引起肠黏膜烫伤或肠管扩张,产生强烈便意,致使药液在肠道内停留时间短、吸收少、效果差。② 药液一次不应超过200 mL。③ 速度不能太快,否则影响在肠道内保留的时间。④ 严重内痔、肛管黏膜炎症、水肿及有活动性出血的患者;肛门、结肠、直肠手术后患者;肠穿孔、肠坏死、腹膜炎、急性肠炎患者;未控制的严重高血压、心力衰竭、严重肝腹水的患者;孕妇;人工肛患者;其他不适于结肠透析体位及要求的患者忌用。

2. 厚朴/吴茱萸热奄包治疗

(1) 作用原理:温阳行气,通腹止痛。

(2) 方法:厚朴/吴茱萸250 g,粗盐100 g,一起炒热或微波炉加热至37 ℃后装入双层布袋中,敷于患者局部或特定穴位上,并来回或回旋运转。

(3) 适应证:糖尿病胃轻瘫及降糖药物所致胃肠道反应等。

(4) 注意事项:① 温度不宜过高,40~70 ℃为宜。② 外敷时间勿过长,20—30 min为宜。留药时间结束,揭开被子,祛除药包,擦干局部。③ 注意患者的保暖。④ 疼痛部位皮肤有破溃、意识障碍、生活不能自理、不能配合的患者忌用。

3. 甲氧氯普胺(胃复安)足三里穴位注射

(1) 作用原理:促进胃肠蠕动。

(2) 方法:患者取舒适体位,用经过严密消毒的所需的注射器和针头,抽好胃复安原液,在双侧足三里消毒,持注射器对准穴位,快速刺入皮下,然后缓慢地进针,"得气"后回抽无血,即可将药液注入。

(3) 适应证:糖尿病胃轻瘫。

(4) 注意事项:① 严格遵守无菌操作规则,防止感染,最好每注射一个穴位换一个针头。② 穴位所在部位表皮有破损则不宜穴位注射,以免引起深部感染。③ 注射器通过皮下后,针尖应保持一定方向,慢慢地深入,当患者有酸胀等感觉时,可将针芯回抽一下,看看有无回血。如有回血,就要把针头退出一些,或再刺深一些,或略改变一下针头的角度,待无回血后,方可注入药液。

4. 中药丹参离子导入

(1) 作用原理:活血祛瘀通络,改善眼底微循环。

(2) 方法:以丹参针经离子导入治疗仪熏洗眼部,一日1次或2次。

(3) 适应证:糖尿病视网膜病变。

(4) 注意事项:① 检查仪器输出调节旋钮是否在"0"位,正确安置正、负电极。② 通电量大小以患者有麻刺感而又可以忍受为度,治疗20—30 min。③ 在治疗中,不得改变电极板上的极性。如必须变换,先将输出强度旋钮退回至"0"位,然后变换极性,再重新调节治疗量。

5. **中医辨证针灸治疗糖尿病肥胖患者**

(1) 作用原理:通过经络及穴位刺激改善糖、脂肪代谢。

(2) 方法:辨病结合辨证选用穴位,进行针刺治疗。

(3) 适应证:糖尿病伴肥胖。

(4) 注意事项:① 过度劳累、饥饿、精神紧张的患者不宜立即针刺。年老体弱者针刺应尽量采取卧位,取穴宜少,手法宜轻。② 有出血性疾病的患者,或常有自发性出血,损伤后不易止血者,不宜针刺。皮肤有感染、溃疡、瘢痕处,不宜针刺。③ 人体某些部位如眼区、项部、胸背部、胁肋部的穴位,应掌握好针刺角度、方向和深度。④ 针灸后避免吹凉风,不能吃辛辣刺激食物以及牛肉、羊肉这类发物。

第六章 糖尿病互联网管理

我国糖尿病患者的基数较大,而糖尿病作为一种需要终身控制的疾病,无论患者或者医生,都需要投入大量的精力来进行疾病的管理。我国传统的糖尿病管理模式主要有3种:社区卫生服务中心开展的以公共卫生人员服务为主的管理模式,以综合性医院临床诊疗为主的管理模式,以及"医院—社区"一体化管理模式。但糖尿病的管理存在医疗资源分布不均、分级诊疗阻力较大、患者就医流程繁琐、监管能力不足等问题。

随着互联网技术的快速发展和医疗改革的不断深入,互联网医疗作为一种新兴的医疗模式得到了国家的重视。2018年4月,国务院办公厅印发《关于促进"互联网+医疗健康"发展的意见》,明确表达对互联网医疗的支持态度。后续国家也出台多部推动互联网医疗的政策文件,如2018年国家卫生健康委员会和国家中医药管理局发布的《互联网诊疗管理办法(试行)》《互联网医院管理办法(试行)》《远程医疗服务管理规范(试行)》,2023年中共中央办公厅和国务院办公厅发布的《关于进一步完善医疗卫生服务体系的意见》等。互联网医疗可有效提高患者就医效率和促进优质医疗资源下沉。

糖尿病的互联网管理是指专业医护人员通过互联网医院或管理平台进行线上诊疗,为糖尿病患者实施糖尿病自我管理支持、诊疗和管理。糖尿病具有对远程管理需求较高、治疗方案的调整难易适中的特点,是最适合进行远程管理的慢性疾病之一。在国家相关政策的推动下,糖尿病的互联网管理成为一种新兴的管理模式,为广大糖尿病患者提供了许多便利。在糖尿病互联网管理模式的实践过程中,形成了《中国糖尿病远程管理专家共识(2020版)》《中国互联网医疗糖尿病线上诊疗和管理专家指导建议(2022)》,为糖尿病的互联

第六章 糖尿病互联网管理

网管理提供了指导性规范。

在第五代移动通信技术(5G)的背景下,借助互联网技术手段,主诊医生通过血糖精准管理平台,在专业护士的帮助下,对自己首诊后的糖尿病患者进行远程综合管理,及时处理患者糖代谢紊乱,预防低血糖与高血糖及各种并发症的发生,真正实现对糖尿病患者的院外动态跟踪随访、个体化管理和全病程控制。血糖精准管理公益行动项目组也呼吁更多内分泌专家加入项目,跳出院内"三分治",投身院外"七分管",造福更多糖尿病患者。

基于先进的互联网技术,通过血糖信息化管理系统,医院内分泌科糖尿病管理总控制台可与院内各临床科室和院外社区医疗服务中心的多个端口通过数据服务器、互联网实现信息共享。内分泌科医生足不出户便可知晓全院糖尿病患者血糖监测的结果,给予非专科医生建议和指导,极大地提高工作效率,规范院内糖尿病患者的治疗;同时医生可对数据进行统计分析,撰写科研论文,优化治疗方案,提高自己的医疗水平。患者出院后,则可通过移动终端(血糖仪)进行血糖检测、数据自动保存,满足大部分糖尿病患者居家自我管理的需求,而医生通过互联网终端可以实现对糖尿病患者的全病程跟踪管理。不同等级医院分权共享血糖信息,各司其职,分级转诊,患者可同时享受社区医院医生的服务和三级医院医生的指导。

一、互联网在糖尿病管理中的作用

(一) 糖尿病管理互联网平台和应用程序的发展历程

糖尿病管理互联网平台和应用程序的发展历程可以追溯到互联网普及以及移动应用兴起的早期阶段。随着科技的不断发展和医疗健康领域的数字化转型,糖尿病管理也逐步融入互联网的生态系统中。以下是糖尿病管理互联网平台和应用程序的发展历程。

1. 早期阶段(2000年以前)

早期的互联网时代,主要是一些基本的医疗健康网站提供有关糖尿病的信息。这些网站主要以文字、图片、视频等形式向公众传播糖尿病的基本知识、预防措施和一般性建议。

2. **智能手机普及和移动应用崛起（2000—2010）**

随着智能手机的普及,移动应用开始崛起。最初的糖尿病管理应用主要用于记录血糖、饮食、运动等数据,并提供一些基本的管理建议。

3. **健康管理应用的发展（2010年以后）**

2010年以后,健康管理应用开始蓬勃发展。糖尿病管理应用逐渐多样化,提供更加综合和个性化的服务,包括血糖监测、药物管理、饮食跟踪、运动计划、健康日志等。近10年糖尿病管理进入大数据发展的时代。

（1）远程监测和医疗服务

随着大数据时代的到来,移动技术和远程监测技术也有了进步,一些糖尿病管理应用开始提供远程监测功能,患者可以通过连接设备实时监测血糖,并将数据传输给医生,以便他们可以实时调整治疗方案。

（2）人工智能和大数据应用

人工智能和大数据技术得到广泛应用,糖尿病管理应用开始利用这些技术提供更智能化的个性化服务,包括预测血糖趋势、个性化饮食建议、个性化运动方案等。

（3）在线社区和患者支持

在线社区成为糖尿病患者交流和支持的重要平台。患者可以在这些平台上分享经验、交流疾病管理的心得、寻求支持和鼓励。

总的来说,糖尿病管理互联网平台和应用程序的发展经历了从简单信息传播到智能化、个性化、数据驱动的演变过程。这些平台和应用为糖尿病患者提供更方便、智能化、个性化的管理和支持,有助于提高患者的生活质量和健康管理水平。

（二）互联网技术对糖尿病患者的影响

互联网对糖尿病管理产生了深远的影响,提供更广泛、便捷、实时的信息和支持,改变糖尿病患者的管理方式。互联网提供一系列工具和资源,有助于患者更好地管理疾病。

1. 信息获取和教育

互联网为糖尿病患者提供广泛的信息资源,包括糖尿病的基本知识、最新研究进展、治疗选项等。患者可以通过搜索引擎、健康网站、社交媒体和医疗博客获取有用的信息,从而提高对疾病的理解。

2. 健康管理应用程序

互联网提供许多糖尿病管理的应用,可以帮助患者记录血糖水平、饮食、运动、药物管理等关键数据。这些应用通常提供图表和趋势分析,帮助患者更好地管理疾病、监测健康状况。

3. 远程监测和智能设备

一些连接互联网的健康设备,如血糖监测仪、胰岛素泵等,可以将实时数据传输到患者的手机或云端。医生和患者可以随时访问这些数据,以便及时干预和调整治疗计划。

4. 个性化治疗建议

基于大数据和人工智能的分析,互联网技术可以提供个性化的治疗建议。这些建议可以包括饮食计划、运动方案、药物管理策略等,根据患者的特定情况进行优化。

5. 在线支持和社区

互联网有许多糖尿病患者社区和在线支持组织。患者可以在这些平台上分享经验、寻求支持和交流问题,从其他患者和医疗专家那里获取鼓励和建议。

6. 远程医疗服务

互联网技术使远程医疗服务更容易实现。患者可以通过视频会诊与医生交流,获取定期的医疗建议和处方更新。

7. 药物管理和提醒

移动应用和在线工具可以帮助患者记住服药时间,提供定时的药物提醒,确保他们按时服药,提高治疗效果。

总的来说,互联网技术为糖尿病患者提供了更多自我管理工具、信息资源和支持系统,有助于提高生活质量、降低并发症风险,并增强患者对疾病的控制感。但需要注意的是,这些技术仍然需要患者与医疗专家合作,以制订最佳的治疗计划和管理策略。

二、糖尿病互联网管理工具

(一)糖尿病管理应用程序和软件

糖尿病管理应用程序和软件是为糖尿病患者设计的工具,旨在帮助他们更好地监测和管理血糖水平、饮食、运动、用药等方面的情况。以下是一些常见的糖尿病管理应用程序和软件,它们具有不同的功能和特点,以满足不同患者的需求,为医疗机构专业人员提供支持。

1. mySugr

mySugr 是一款对用户友好的糖尿病管理应用程序,可用于记录血糖水平、饮食、运动和药物管理情况。它提供趋势分析、报告生成和提醒功能。

2. Glucose Buddy

这款应用程序允许用户跟踪血糖水平、饮食、药物和运动情况。它还可以生成图表和报告,以帮助用户更好地了解糖尿病控制情况。

3. Diabetes:M

这是一款多功能的糖尿病管理应用程序,除了常规的血糖追踪外,还提供饮食建议、药物管理、糖尿病教育内容和数据共享选项。

4. BG Monitor Diabetes

这个应用程序专注于血糖监测,允许用户记录测量结果并查看历史数据。它还提供图表和趋势分析。

5. Dario

Dario 是一款与血糖测量仪器相结合的应用程序,可将测量结果自动同步到手机上。它还提供饮食跟踪和药物提醒功能。

6. Contour Diabetes App

这是一款与 Contour Next 系列血糖仪器兼容的应用程序,可用于记录血糖测量结果、查看趋势和设置提醒。

7. Nutrino

Nutrino 是一款帮助糖尿病患者管理饮食的应用程序,它提供个性化的饮食建议和食谱,可根据用户的口味和营养需求进行定制。

8. DailyRounds Diabetes

这是一款专业的医疗应用程序,旨在帮助医生和医疗专业人员更好地管理糖尿病患者的情况。它提供诊断支持和治疗建议。

9. Sugar Sense

Sugar Sense 是一款简单易用的应用程序,用于跟踪血糖测量、饮食和运动。它还提供报告和趋势分析。

10. 健康360(Health 360)

健康360是一款健康管理应用程序,它具备血糖监测、饮食记录、运动跟踪和药物管理等功能。用户可以使用这个应用来记录和跟踪健康数据,还可以参与社交互动和获取糖尿病管理的相关信息。

11. 优医生(UOYI)

优医生是我国一个健康管理平台,也提供糖尿病管理的功能,包括血糖测量记录、饮食计划、药物提醒、健康数据可视化等工具,以协助糖尿病患者更好地管理他们的健康。

12. 丁香医生

丁香医生是我国一个知名的医疗信息和健康管理平台,也提供糖尿病管理的功能。用户可以使用这个平台来记录血糖、查看医疗新闻、咨询医生等。

13. 微信小程序和应用

微信是我国非常流行的社交媒体和通讯应用,它也有许多糖尿病管理的应用程序。这些应用程序可以提供血糖记录、饮食建议、医疗咨询等功能,通过微信平台为用户提供便捷的服务。

请注意,每个应用程序都有其独特的特点和优势,因此糖尿病患者可以根据他们的需求和偏好选择适合自己的应用程序。此外,一些应用程序可能提供免费版本和付费版本,具体功能和内容可能有所不同。在选择应用程序时,建议仔细研究并与医疗专业人员讨论,以确保符合个体的治疗需求。

(二)血糖监测设备和远程监测设备

血糖监测设备和远程监测设备是用于测量血液中葡萄糖水平的工具,常用于糖尿病管理。这些设备可以帮助糖尿病患者监测血糖水平,以便更好地管理疾病。以下是一些常见的血糖监测设备和传感器类型。

1. 血糖仪

血糖仪是一种手持式设备,用于测量血液中的葡萄糖水平。用户用一次性采血针刺破指端皮肤,让出血部位朝下,形成血滴,滴血于血糖测试条上,然后将测试条插入血糖仪中。仪器会测量血糖水平,并在显示屏上显示结果。一些血糖仪还可以将数据存储和传输到电脑或智能手机应用程序中。

2. 连续葡萄糖监测系统

CGM 是一种更高级的监测设备,它使用皮肤下的传感器来持续监测血糖水平。传感器通常安装在患者的腹部或手臂上,可以在几天到几周内持续工作。CGM 系统通过无线连接将实时数据传输到接收器或智能手机应用程序上,使患者能够监控血糖趋势。

3. 扫描式葡萄糖监测系统

扫描式葡萄糖监测系统(flash glucose monitoring, FGM)类似于 CGM 系统,但通常不提供连续实时数据。相反,用户需要扫描传感器以获取当前的血糖读数。该系统的一个优点是,它们不需要多次日常校准,因此对一些患者来说更为方便。

4. 远程监测设备

一些血糖监测设备具有远程监测功能,可以与医疗专业人员或家庭成员分享数据。这可以帮助医生更好地追踪患者的血糖控制情况,以便进行远程监护和干预。

需要注意的是,不同的血糖监测设备和传感器在精确性、使用便捷性、价格和功能上可能有所不同,糖尿病患者通常会根据他们的需求和医生的建议选择合适的设备。此外,随着技术的不断发展,血糖监测设备和传感器也在不断改进,可以提供更准确的数据和更好的用户体验。

（三）人工智能在糖尿病管理中的应用

人工智能（AI）在糖尿病管理中的应用已经取得显著进展，它能够提供更智能、更具个性化和效能的糖尿病治疗和护理。以下是 AI 在糖尿病管理中的一些关键应用领域。

1. 血糖预测和趋势分析

AI 可以分析糖尿病患者的历史血糖数据，识别和预测潜在的高危时间段。通过这种方式，患者可以提前采取措施来防止高血糖或低血糖的发生。这些预测可以基于机器学习算法，根据每个患者的个体差异进行优化。

2. 个性化治疗建议

基于患者的个体数据，AI 可以生成个性化的治疗建议，包括饮食、运动、胰岛素剂量和药物管理等。这有助于糖尿病患者更好地管理疾病，并最大程度地减少血糖波动。

3. CGM 和远程监测

AI 可以与 CGM 系统结合使用，实时监测血糖数据，并提供警报和建议，帮助患者和医生更好地理解和管理血糖控制情况。同时，远程监测功能允许医疗专业人员监测多个患者的数据，并及时介入。

4. 糖尿病并发症预测

AI 可以分析大规模的临床数据，识别与糖尿病相关的并发症风险因素，并提前发现潜在的并发症，如糖尿病性视网膜病变、神经病变等。这有助于及早采取干预措施以减轻并发症风险。

5. 药物研发和个体化治疗

AI 可用于加速新药物的研发，同时也可以帮助医生选择最适合患者的药物和治疗方案，以实现更有效的治疗效果。

6. 病历管理和医生辅助

AI 系统可以帮助医生更有效地管理糖尿病患者的病历，并提供诊断建议。这有助于改善临床决策和提供更好的患者护理。

总的来说，AI 在糖尿病管理中的应用可以提高治疗效率、个性化程度和预测性能。然而,这些技术仍在不断发展,需要进一步的研究和临床验证,以确保它们在糖尿病管理中的安全性和有效性。同时,隐私和数据安全也是使用AI进行糖尿病管理时需要考虑的重要问题。

三、血糖监测与数据管理

(一) CGM 的原理和使用

CGM 是一种用于测量糖尿病患者血糖水平的高级技术工具,它可以提供连续不断的血糖数据,帮助患者更好地管理糖尿病。以下是 CGM 的原理和使用方式。

1. 原理

CGM 系统基于以下原理监测血糖水平。

① 传感器:CGM 系统包括一个小型传感器,通常植入患者腹部或上臂的皮下脂肪组织中。这个传感器包含一个微型导电探头,可以感测周围组织中的葡萄糖水平。

② 葡萄糖测量:传感器定期测量周围组织中的葡萄糖浓度。这些测量通常以每几分钟一次的频率进行,具体频率取决于 CGM 系统的型号。

③ 数据传输:传感器将葡萄糖浓度的数据传输到连接的监测仪器或设备中,如便携式接收器或智能手机应用程序。这样,患者和医生可以实时查看血糖数据。

④ 数据分析和显示:CGM 系统的监测仪器或应用程序会对传感器数据进行分析,并以图表或图形的形式显示血糖趋势。这有助于患者更好地了解血糖控制情况。

2. 使用方式

使用 CGM 系统通常涉及以下步骤。

① 传感器安装:医疗专业人员会在患者的皮下植入传感器。这是一个简单的过程,可以在医疗诊所或医院完成。传感器通常需要每几天或每一周更

换一次,具体取决于传感器的型号。

② 数据监测:一旦传感器安装完毕,患者可以使用连接的监测仪器或智能手机应用程序来实时监测血糖数据。这些数据包括当前血糖水平、趋势图和警报。

③ 设置警报:患者可以根据目标血糖范围设置警报。当血糖超出这个范围时,系统会发出警报,提醒患者采取行动。

④ 数据记录和分析:患者和医生可以记录和分析 CGM 数据,以了解血糖波动的原因,并做出相应的调整,如调整胰岛素剂量、饮食或运动。

⑤ 远程监测(可选):一些 CGM 系统允许医疗专业人员远程监测患者的数据,以提供更好的护理和建议。

总的来说,CGM 系统使糖尿病患者能够更全面地了解血糖控制情况,有助于更好地管理糖尿病。然而,CGM 系统仍需要定期的校准和维护,并需要患者和医生密切合作,以确保血糖管理的有效性。

(二) 血糖数据的收集、分析和可视化

血糖数据的收集、分析和可视化对于糖尿病管理至关重要。这些步骤有助于患者和医生更好地了解血糖控制情况,做出必要的调整和决策。以下是关于如何进行血糖数据收集、分析和可视化的详细步骤。

1. 血糖数据的收集

① 使用 CGM 系统:如果患者使用 CGM 系统,数据会自动收集。CGM 系统通常每几分钟测量一次血糖,并将数据传输到监测仪器或智能手机应用程序中。

② 使用血糖仪:如果患者不使用 CGM 系统,可以使用血糖仪来测量血糖。这通常涉及在指尖或其他合适的部位采集一滴血液,然后使用血糖仪来测量血糖浓度。这些数据可以手动记录。

③ 记录饮食和活动:除了血糖数据,患者还应记录饮食摄入和体育活动,因为这些因素可以影响血糖水平。

2. 血糖数据的分析

① 趋势分析:将血糖数据整理成趋势图,以查看血糖水平的波动。这可

以帮助识别每天血糖的高峰和低谷,以及血糖与特定时间段或活动相关的变化。

② 平均血糖计算:计算平均血糖水平,这可以更好地反映长期血糖控制情况。常用的计算方式包括糖化血红蛋白或平均血糖。

③ 标准差和变异系数:这些统计指标可以帮助评估血糖的不稳定性。较高的标准差和变异系数表示血糖波动较大。

④ 餐后血糖分析:特别关注餐后血糖,因为餐后血糖可能是糖尿病管理中的关键。分析餐后血糖有助于确定饮食选择和胰岛素剂量。

3. **血糖数据的可视化**

① 图表和图形:使用图表或图形来使血糖数据可视化。趋势图、折线图和直方图是常见的可视化方式。这些图表可以显示每天的血糖波动,以及不同时间段的趋势。

② 警报和提醒:在可视化界面中设置警报和提醒,以便及时注意高低血糖事件,并采取必要的行动。

③ 移动应用程序和云存储:使用移动应用程序将数据上传到云端,这样患者和医生可以随时随地访问和分享数据。

④ 与医生分享数据:将可视化的血糖数据与医生分享,以便获得专业建议和指导。医生可以帮助患者根据数据制订更有效的治疗计划。

总之,血糖数据的收集、分析和可视化是管理糖尿病的关键步骤。通过监控血糖趋势和变化,患者和医生可以更好地调整治疗方案,以维持良好的血糖控制。这有助于降低并发症风险,并提高生活质量。

(三)云端数据存储和分享

糖尿病管理是一个需要持续监测和记录数据的过程,因此云端数据存储和分享在糖尿病管理中可以发挥重要作用。以下是关于糖尿病云端数据存储和分享的详细信息。

1. **数据收集和存储**

① 血糖数据:糖尿病患者通常需要每天在多个时间点测量血糖水平。这些数据可以通过血糖仪或 CGM 收集,并上传到云端存储。

②饮食和运动记录:患者可以使用手机应用程序或电子日记记录饮食摄入和运动情况。这些数据也可以与云端同步。

③药物管理:云端应用还可以用于跟踪药物用量和服药时间,以确保患者按照医嘱服药。

2. 数据分享和协作

①医疗团队协作:糖尿病患者可以授权医生、营养师和其他医疗专业人员访问其云端数据,以便协作制订更有效的治疗计划。

②亲友支持:有时患者可能需要与家人或朋友分享其糖尿病数据,以便他们了解状况并提供支持。

③糖尿病社区:一些云端平台还提供社交功能,允许患者参与糖尿病社区活动,与其他患者交流经验和建议。

3. 云端数据的好处

①可访问性:糖尿病患者可以通过手机或电脑随时随地访问健康数据。这有助于他们监测身体状况并及时采取行动。

②远程监护:医疗专业人员可以通过云端访问患者的数据,进行远程监护和提供建议。这对于偏远地区或无法亲临医院的患者尤为重要。

③数据分析:云端存储使得大量的糖尿病数据可以被汇总和分析,有助于疾病趋势的识别和治疗计划的改进。

4. 隐私和安全性

在使用云端数据存储和分享时,糖尿病患者和医疗专业人员需要特别注意数据的隐私和安全性,确保选择符合医疗法规和数据保护标准的云端服务,并采取适当的安全措施,如数据加密和访问权限控制。

总之,糖尿病云端数据存储和分享可以帮助患者更好地管理健康状况,并与医疗团队和亲友分享相关信息。这种方法有助于实现更加个性化的治疗和更好的糖尿病管理。

四、互联网饮食和运动管理

(一) 互联网饮食计划和糖尿病食谱

互联网提供的饮食计划和糖尿病食谱可以为糖尿病患者提供有益的信息和工具,帮助他们更好地管理血糖水平和饮食习惯。以下是关于互联网饮食计划和糖尿病食谱的一些信息。

1. 互联网饮食计划

① 个性化建议:许多互联网平台和应用程序提供个性化的饮食计划建议。它们通常会要求用户提供一些基本信息,如年龄、性别、体重、身高和糖尿病类型,然后根据这些信息生成适合用户的饮食计划。

② 食材和食谱建议:这些平台通常会提供有关食材选择、食谱建议和每餐的热量、碳水化合物、脂肪和蛋白质的信息。这有助于患者更好地控制饮食,以维持稳定的血糖水平。

③ 饮食记录和跟踪:一些应用程序允许用户记录饮食摄入,以便进行监测和分析。这有助于患者更好地了解他们的饮食习惯,并做出改进。

④ 饮食建议:饮食计划通常会包括饮食建议,如控制碳水化合物摄入、关注低血糖指数(GI)食物、分配食物比例等。

2. 糖尿病食谱

① 低 GI 食谱:糖尿病食谱通常会强调低 GI 食物,因为它们有助于更稳定地控制血糖。低 GI 食物包括大多数蔬菜、全麦食品、燕麦、豆类和一些水果。

② 控制碳水化合物摄入:糖尿病食谱会建议控制碳水化合物摄入,以防止血糖激增。这可能包括精确计算碳水化合物的克数,并分配到每餐。

③ 均衡饮食:均衡的糖尿病食谱包括蛋白质、脂肪和纤维,以确保患者获得全面的营养。

④ 饮食控制:糖尿病食谱通常建议控制食物的分量,以防止过度摄入卡路里和碳水化合物。

3. 注意事项

① 互联网上的饮食计划和糖尿病食谱应该基于可信赖的来源，并最好是由专业医生或注册营养师审核或制订的。

② 患者在遵循任何饮食计划之前应咨询医生或注册营养师，以确保其适合个体情况和治疗目标。

③ 饮食计划和食谱只是糖尿病管理的一部分，患者还需要考虑药物管理、运动、血糖监测和其他治疗方面的建议。

总之，互联网饮食计划和糖尿病食谱可以为糖尿病患者提供有用的信息和工具，帮助他们更好地管理饮食。但在采用这些计划之前，应咨询医疗专业人员以确保其适合个体需求。同时，糖尿病管理应综合考虑多个方面，而不仅仅局限于饮食。

（二）运动跟踪和建议应用程序

以下是一些适合糖尿病患者的运动跟踪和建议应用程序，它们可以帮助糖尿病患者更好地管理运动习惯。

1. MyFitnessPal

MyFitnessPal 是一款综合的健身和营养跟踪应用程序，它可以帮助用户记录饮食、运动和血糖水平。用户可以设置个性化的健康目标，并获取有关营养、运动和健康的建议。

2. Google Fit

Google Fit 是一款免费的健康和健身应用程序，可以跟踪步数、运动时间、心率等健康数据。它还可以与许多其他健康设备和应用程序同步，提供全面的健康数据管理。

3. MyPlate by Livestrong

这是一款营养和健身跟踪应用程序，可以帮助用户记录饮食、运动和体重。它可以提供个性化的健康建议和目标设置。

4. Fitbit

Fitbit 是一款知名的健康跟踪设备和应用程序，可以跟踪步数、心率、睡眠等健康数据。它还提供许多健身活动和训练计划。

5. Nike Training Club

这是一款提供各种训练计划的应用程序,从有氧运动到力量训练,涵盖多种健身目标。用户可以根据自己的健康状况和偏好选择适合的训练方式。

6. Runkeeper

这是一款专注于跑步和有氧运动的应用程序,可以跟踪用户的跑步路线、距离、速度等信息。它也可以用于记录其他有氧运动。

7. Diabetes：M

这是一款专门为糖尿病患者设计的应用程序,可以帮助患者跟踪血糖、饮食、运动等数据,并提供个性化的糖尿病管理建议。

需要注意的是,在使用任何健康跟踪应用程序之前,糖尿病患者应咨询医疗专业人员,以确保应用程序的使用符合个体健康状况和治疗目标。同时,这些应用程序可以作为糖尿病管理的辅助工具,而不应替代专业医疗建议和治疗。

（三）健康饮食和锻炼的在线资源

以下是一些在线资源,提供关于糖尿病健康饮食和锻炼的信息、建议和指导。

1. American Diabetes Association（ADA）——官方网站：https://www.diabetes.org/

ADA 是一个权威的糖尿病信息和资源中心,提供饮食、运动、糖尿病管理等方面的专业指导和建议。

2. Diabetes UK——官方网站：https://www.diabetes.org.uk/

Diabetes UK 提供关于糖尿病健康饮食、运动、糖尿病管理和支持的信息,也有针对不同群体的建议。

3. Mayo Clinic—Diabetes Diet：Create Your Healthy-eating Plan——官方网站：https://www.mayoclinic.org/diseases-conditions/diabetes/in-depth/diabetes-diet/art-20044295

Mayo Clinic 提供糖尿病患者如何制订健康饮食计划的详细指南。

4. Harvard Health Publishing—Exercise and Type 2 Diabetes——官方网站：https：//www. health. harvard. edu/diseases-and-conditions/exercise-and-type-2-diabetes

这篇文章介绍了运动对于 2 型糖尿病患者的重要性，以及如何制订适合自己的运动计划。

5. Joslin Diabetes Center——官方网站：https://www. joslin. org/

Joslin Diabetes Center 是一个专门致力于糖尿病研究、治疗和教育的机构，他们提供丰富的糖尿病管理信息。

6. WebMD—Type 2 Diabetes Guide：Diet and Exercise Tips——官方网站：https：//www. webmd. com/diabetes/type-2-diabetes-guide/diet-exercise-tips

WebMD 提供关于 2 型糖尿病饮食和运动的建议和提示。

7. National Institute of Diabetes and Digestive and Kidney Diseases——官方网站：https：//www. niddk. nih. gov/

NIDDK 提供丰富的关于糖尿病、饮食和运动的科学信息和研究结果。

8. Healthline—Diabetes Diet：What to Eat and What to Avoid——官方网站：https://www. healthline. com/nutrition/diabetes-diet

这篇文章介绍糖尿病患者应该吃什么和避免吃什么，以保持健康饮食。

请注意，这些资源提供的信息不能替代专业医疗建议。在制订饮食和运动计划时，糖尿病患者应咨询医疗专业人员并听取专业指导。

五、互联网药物管理和治疗方案

（一）药物管理应用程序和提醒系统

以下是一些糖尿病药物管理应用程序和提醒系统，它们可以帮助糖尿病患者更好地管理药物治疗。

1. mySugr

mySugr 是一款全面的糖尿病管理应用程序，它可以跟踪血糖水平、药物剂量和饮食。此外，它还提供药物提醒功能，确保患者按时服药。该应用程序可在 iOS 和 Android 设备上使用。

2. Diabetes：M

Diabetes:M 是一款功能强大的糖尿病管理应用程序，提供糖尿病药物的提醒功能，帮助患者管理药物治疗。它还有血糖跟踪、饮食计划、健康数据报告等功能。该应用程序支持 iOS 和 Android 设备。

3. Medisafe

虽然 Medisafe 不是专门为糖尿病设计的应用程序，但它是一款非常受欢迎的药物管理应用程序，可以用于管理各种药物，包括糖尿病药物。患者可以设置提醒以确保按时服药，并监测药物的库存量。该应用程序适用于 iOS 和 Android 设备。

4. Glooko

Glooko 是一个面向糖尿病患者的综合性管理平台，除了药物提醒外，它还允许患者跟踪血糖、饮食、运动等多个方面的数据。这个应用程序可以与多种血糖仪和设备连接，以实现全面的数据管理。该应用程序支持 iOS 和 Android 设备。

5. BG Monitor Diabetes

这是一款简单易用的血糖监测和药物提醒应用程序。它可以帮助患者记录血糖读数并设置药物提醒,确保患者按时服药。该应用程序适用于 iOS 和 Android 设备。

6. OnTrack Diabetes

OnTrack Diabetes 是一款综合性的糖尿病管理应用程序,除了药物提醒,它还提供饮食、运动和血糖跟踪等功能。该应用程序支持 iOS 和 Android 设备。

7. Dbees.com

Dbees.com 是一个在线糖尿病管理平台,提供糖尿病药物的提醒和管理功能,同时还有血糖跟踪和报告功能。患者可以在网页上访问,也可以在移动设备上使用。

这些应用程序和系统可以帮助患者更好地管理糖尿病药物治疗,确保患者按时服药,从而维持良好的血糖控制。患者根据需求选择适合的应用程序,并在使用前了解其功能和设置。同时,始终按照医疗专业人员的建议管理糖尿病治疗计划。

(二)个性化治疗计划的制订

制订糖尿病的个性化治疗计划是非常重要的,因为每个糖尿病患者的情况都可能不同。个性化治疗计划应该基于患者的病史、生活方式、健康目标和具体病情而定。以下是制订糖尿病个性化治疗计划的一般步骤。

1. 患者评估

① 收集患者的个人史和家族史。

② 测量患者的身高、体重、腰围和血压。

③ 进行实验室检查,包括血糖测试(空腹血糖、糖化血红蛋白)、肾功能测试、血脂水平等。

④ 评估患者的生活方式,包括饮食、运动、吸烟和饮酒习惯。

2. 设定治疗目标

① 根据患者的病情和生活情况,设定个性化的治疗目标,如血糖控制、血压控制、体重管理等。

② 考虑患者的健康风险,如心血管疾病风险和肾病风险。

3. 药物治疗

① 根据患者的血糖控制情况,可能需要开立口服药物或胰岛素治疗。

② 选择合适的药物类型和剂量,以满足患者的特定需求。

③ 确保患者理解如何正确使用药物,包括注射技巧和药物储存。

4. 饮食管理

① 与营养师合作,为患者制订个性化的饮食计划,考虑其饮食偏好、文化因素和糖尿病类型。

② 强调均衡饮食,控制碳水化合物摄入,监测饮食中的糖分。

5. 运动计划

① 制订适合患者的运动计划,鼓励有氧运动和体力活动。

② 强调定期锻炼的重要性,同时监测运动对血糖的影响。

6. 监测和自我管理

① 教育患者如何自行监测血糖,包括血糖仪的使用。

② 培养患者自我管理的技能,包括了解低血糖和高血糖的症状,以及应对这些情况的方法。

7. 定期随访和调整

① 安排定期的医疗随访,以监测患者的进展,检查药物疗效和调整治疗计划。

② 根据患者的生活变化和疾病状况,灵活地调整治疗计划。

8. 教育和支持

① 为患者提供关于糖尿病的教育,包括对疾病的理解、治疗目标的重要性和自我管理技能。

② 提供心理和情感支持,因为糖尿病管理可能会带来压力和焦虑。

9. 紧急计划

① 教育患者如何应对紧急情况,如低血糖或高血糖事件。

② 确保患者知道何时需要寻求医疗帮助。

10. 记录和跟踪

记录患者的病史、药物使用、血糖水平和其他相关数据,以便监测进展和做出决策。

最重要的是,个性化治疗计划应该是一个与患者密切合作的过程,医疗团队和患者应该共同制订计划,并定期评估和调整,以确保最佳的糖尿病管理效果。此外,定期的医疗随访和监测是保持治疗计划有效性的关键。

(三)糖尿病患者的药物依从性问题

糖尿病患者的药物依从性问题确实是一个常见且关键的挑战。药物依从性指的是患者按照医生或医疗团队的建议,正确地服用药物、遵循治疗方案和控制疾病。

1. 可能导致药物依从性问题的因素

① 知识和理解水平:患者可能没有足够的知识,没有理解糖尿病和治疗的重要性。这可能导致他们不重视药物的正确使用或不了解药物的影响和副作用。

② 复杂的治疗方案:复杂的治疗方案,如多种药物的组合、复杂的剂量和时间安排,可能增加患者的困惑和服药难度,导致药物依从性降低。

③ 副作用和不良反应:某些药物可能引起不良反应或副作用,如胃肠道不适、低血糖或体重增加。这可能导致患者不愿意继续使用药物或减少药物的剂量。

④ 记忆和认知问题:一些糖尿病患者可能有记忆问题或认知功能受损,导致他们忘记服药或混淆药物的使用。

⑤ 心理和情绪因素:焦虑、抑郁、压力等心理和情绪问题可能影响患者对药物依从性的掌控和意愿。

⑥ 生活方式因素:患者的生活方式可能影响他们的药物依从性。例如,忙碌的工作、不规律的作息时间、旅行和社交活动可能会使患者难以按时服药。

⑦ 经济因素:长期用药的经济负担可能导致患者不愿意购买或继续使用药物。

2. 解决药物依从性问题的策略

① 教育和沟通:提供足够的教育和信息,使患者充分了解糖尿病和药物

治疗的重要性。医疗团队应与患者进行有效的沟通,解答疑问,澄清治疗方案和药物使用问题。

② 简化治疗方案:尽可能简化治疗方案,减少药物的种类和剂量,使患者更容易遵循。

③ 个性化治疗计划:根据患者的需求和生活方式制订个性化的治疗计划,使其适应患者的日常生活。

④ 提供支持和激励:建立支持系统,为患者提供心理和情感支持,并激励他们积极管理疾病和正确使用药物。

⑤ 使用记忆辅助工具:为患者提供服用药物的记忆辅助工具,如提醒应用程序、药物盒或日历,以帮助他们记住服药时间。

⑥ 定期随访和评估:通过定期随访和评估,医疗团队可以监测患者的药物依从性情况,及时发现问题并提供必要的支持和调整。

⑦ 经济援助:为那些面临经济困境的患者提供相应的经济援助或药物优惠计划。

药物依从性是糖尿病管理中的重要一环。有效的教育、支持和个性化的治疗计划可以帮助患者更好地掌握药物管理,并取得更好的治疗效果。医疗团队与患者之间的良好沟通和密切合作是解决药物依从性问题的关键。

六、互联网与糖尿病教育

(一)在线糖尿病教育资源

有许多在线糖尿病教育资源可帮助患者获取相关知识和信息。这些资源可以提供关于糖尿病管理、药物使用、饮食控制、锻炼建议以及其他相关主题的信息。以下是一些常见的在线糖尿病教育资源。

1. 美国糖尿病协会

美国糖尿病协会提供广泛的在线资源,包括文章、指南、食谱、运动建议和在线社区等。他们的网站(www.diabetes.org)具有丰富的糖尿病教育内容,可以帮助患者了解糖尿病管理的各个方面。

2. 糖尿病教育在线

这是由加州大学旧金山分校开发的在线教育平台,提供全面的糖尿病教育资源。患者可以在他们的网站(dtc.ucsf.edu/diabetes-education/)上找到关于糖尿病的基础知识、药物管理、血糖监测、饮食和锻炼等方面的内容。

3. 糖尿病教育网

该网站提供糖尿病管理的在线教育资源,包括文章、视频、问答、工具等。患者可以通过访问他们的网站(www.diabeteseducator.org/patient-resources)来获取有关糖尿病自我管理的信息。

4. 国家糖尿病信息交换中心

该机构提供关于糖尿病的预防、诊断、治疗和管理的在线资源。患者可以通过访问他们的网站(www.niddk.nih.gov/health-information/diabetes)了解有关糖尿病的最新信息和资源。

此外,还有许多其他组织和机构提供在线糖尿病教育资源,包括药物公司、糖尿病协会和医疗中心。患者可以通过在搜索引擎上输入相关关键词,如"糖尿病教育资源"或"在线糖尿病课程",获取更多的在线资源。

(二)社交媒体和糖尿病支持社群

社交媒体和糖尿病支持社群是许多糖尿病患者相互交流、分享经验和支持的重要平台。以下是一些常见的社交媒体平台和在线糖尿病支持社群。

1. Instagram

Instagram 是一个流行的社交媒体平台,许多人在那里分享他们的糖尿病日常、饮食、锻炼和治疗经验。患者可以搜索相关标签,如#糖尿病、#糖尿病管理等,找到与糖尿病相关的帖子和用户,加入对话并获取支持。

2. Twitter

Twitter 是另一个广泛使用的社交媒体平台,许多人使用它来分享糖尿病相关的消息、信息和个人经验。患者可以搜索相关的糖尿病主题或使用特定标签,如#糖尿病、#糖尿病社区等,找到相关内容和社群。

3. Facebook

Facebook 上有许多糖尿病支持社群和页面,患者可以加入这些社群或关注相关页面,与其他患者和关注糖尿病的人们互动、分享信息和获得支持。患者可以搜索关键词如"糖尿病支持社群""糖尿病社区"等,找到相关组织和社群。

4. Reddit

Reddit 是一个广泛的社交媒体平台,提供各种糖尿病相关的讨论和社群。在 Reddit 上,患者可以找到各种糖尿病相关的社群,如 r/diabetes 和 r/diabetes_t2 等。这些社群通常是以问题、经验分享和互助为主题,患者可以在这些社群中询问问题、分享经验和获取支持。

此外,许多糖尿病组织和机构也在社交媒体上拥有自己的页面和账号,提供与糖尿病相关的信息和支持。例如,美国糖尿病协会、国际糖尿病联盟等组织活跃在社交媒体上,并提供有关糖尿病的资源和支持。

(三)远程糖尿病教育的发展

远程糖尿病教育是指通过远程技术和平台向糖尿病患者提供教育和支持。随着科技的不断进步和数字化医疗的兴起,远程糖尿病教育正在快速发展,并为患者提供许多优势和便利性。以下是一些远程糖尿病教育的主要发展情况。

1. 在线教育平台

现在有许多在线平台和网站提供糖尿病教育课程和资源。这些平台将教育内容以文字、视频和互动式学习的形式呈现,并允许患者在自己方便的时间和地点进行学习。患者可以从专业的医疗团队和教育者那里获取准确的信息,并学习管理糖尿病所需的技能和知识。

2. 远程监测和数据共享

远程技术还允许患者通过便携式设备和传感器对糖尿病数据进行监测,并将数据传输给医疗团队进行远程评估。这样,医疗专业人员可以远程监测患者的血糖水平、胰岛素使用情况和其他相关数据,并提供个性化的治疗建议。远程监测和数据共享使医疗团队能够更及时地了解患者的状况,并提供更准确的管理指导。

3. 虚拟诊疗和远程咨询

患者可以通过视频会议、电话或聊天应用程序与医生和其他医疗专业人员进行远程咨询和诊疗。这种虚拟诊疗模式为患者节省了时间和交通成本，同时也提供了灵活性和便利性。患者可以随时与医生进行沟通，讨论糖尿病管理的问题和难题，并获得个性化的建议和治疗方案。

4. 远程支持和社区

远程糖尿病教育还提供与其他患者和支持者建立联系和互动的机会。患者可以通过在线论坛、社交媒体群组和虚拟支持小组与其他患者交流，并分享他们的经验和遇到的挑战。这种远程支持和社区的连接能够提供情感支持、共享知识和鼓励，使患者感到更有动力和支持感来应对糖尿病管理遇到的挑战。

总体而言，远程糖尿病教育的发展为患者提供了更灵活、便利和个性化的教育和支持。这种教育模式使患者能够按照自己的节奏学习和管理糖尿病，同时与医疗团队和其他患者建立联系，共同应对糖尿病的挑战。然而，需要注意确保远程教育和治疗的质量和安全性，同时尊重个人隐私和数据保护。

请注意，社交媒体上的信息并不代表医学建议，因此在采取任何糖尿病管理或治疗措施之前，请始终咨询医疗专业人员。

（四）糖尿病互联网管理的适用条件

1. 管理平台的适用场景

互联网管理首先需要满足相应资质。互联网医院、管理平台应通过卫生部门认证并接受相应的质控监管，具有远程管理相关资质。在互联网提供诊疗服务的医师，应当依法取得相应执业资质。进行远程管理的医疗团队应是整合型的团队，包括内分泌科医师、糖尿病专科护士、营养师、专业的计算机管理人员等。

糖尿病互联网管理适用场景包括：① 对糖尿病患者进行综合评估、定期监测，推进糖尿病及其并发症早期筛查与风险预警；② 对糖尿病患者进行健康教育，提供个体化、可视化饮食和运动指导，以及效果评估；③ 对糖尿病患者进行随访，包括血糖、血压、血脂以及并发症管理；④ 利用远程管理系统，对糖尿病患者进行线上复诊。

2. 适合纳入互联网管理的条件

对于能够通过互联网上传自我检测数据、接收教育信息,能与远程管理人员互动、接受个性化管理,以及对所提供服务的收费有支付意愿和能力的糖尿病患者,都可以利用网络平台接受远程管理。其中,2型糖尿病患者及偏远地区患者更适合互联网管理。互联网管理的糖尿病患者应为已通过线下首诊、具有线下病历和诊断证明的患者,远程管理不适用于初诊患者。

糖尿病患者符合以下情况者不适合互联网管理:① 互联网诊疗效果不佳、依从性差的患者,常驻地无网络覆盖或网络覆盖不稳定的患者,不会使用或无人协助使用智能手机等设备的患者;② 患有严重高血糖、精神疾病、认知功能障碍者,依从性差、对疾病控制不重视者;③ 合并其他疾病且病情复杂、糖尿病急性并发症和严重慢性并发症、病情危重等患者(表1),此类患者应尽快转至线下或急诊;④ 患者要求线下诊疗,或医生判断需要转至线下诊疗者。

表1 糖尿病患者需要转至线下或急诊的情况

情况	临床表现
低血糖	反复发生低血糖:随机血糖<3.9 mmol/L,伴饥饿感、四肢湿冷、心慌、出汗等症状; 严重低血糖:随机血糖<2.8 mmol/L,无论有无症状
糖尿病酮症酸中毒或高血糖状态	口干、烦渴、多饮,恶心、呕吐,呼吸深快、意识障碍; 2次及以上测定空腹血糖≥16.7 mmol/L,或随机血糖>20 mmol/L
糖尿病慢性并发症需紧急处理的情况	糖尿病慢性并发症(视网膜病变、肾病、神经病变、糖尿病足或周围血管病变)确诊、治疗方案制订和疗效评估线上就诊有困难者;糖尿病慢性并发症导致严重靶器官损害需紧急救治者(急性心脑血管疾病、糖尿病肾病导致的肾功能不全、糖尿病视网膜病变导致的严重视力下降、糖尿病外周血管病变导致的间歇性跛行和缺血性症状、糖尿病足等)
其他应激情况	感染、骨折、外伤、足部破溃、水肿(持续不缓解)、失明、心脑血管急症、昏迷等

七、互联网医疗糖尿病线上诊疗和管理规范

2021年5月20日,由中国老年保健协会糖尿病专业委员会牵头,慢病管理平台医联参与,北京协和医院内分泌科肖新华教授、北京医院内分泌科郭立新教授等我国10多位权威专家共同发起、制定的《互联网医院糖尿病线上管理中国专家共识》(以下简称《共识》)正式发布。这是我国首个互联网医院糖尿病线上管理专家共识,旨在促进糖尿病线上管理更加安全、规范、高效及便捷,推动糖尿病线上管理水平的提升。

该《共识》的制定和发布是糖尿病线上管理发展之路的里程碑式成果。《共识》邀请了10多位拥有多年一线临床经验的权威专家,针对糖尿病线上管理存在的关键问题,给出规范细致的指导意见,为在线上执业的医师带来实际帮助,降低线上管理的风险,保障患者的安全和权益。

糖尿病作为最常见的慢性病之一,在临床中的治疗和管理框架被称为"五驾马车":糖尿病教育、饮食治疗、运动治疗、药物治疗以及自我血糖监测。除定期到医院复诊、调整用药外,糖尿病的管理场景大部分都发生在院外,而这正是传统管理模式无法覆盖的。

互联网医院糖尿病线上管理既具有互联网医院慢病管理的共性,又包含糖尿病管理的特色。糖尿病线上管理可以借助智能血糖仪、智能血压计、智能手环等智能设备对患者进行全方位数据监测,同时打破了原有线下时间和地域的壁垒,患者足不出户就可以接受优质的医疗服务,医护人员也可以借助智能信息技术、利用碎片化时间更加便利地对患者进行全生命周期管理。因此,集智能性、高效性、便利性、可及性、持续性特征于一体的线上管理模式,对于线下诊疗具有很好的延伸作用。

糖尿病需要长期有效的控制,仅依靠医生是无法实现血糖长期控制目标的。《共识》中明确糖尿病线上管理团队协同参与,基本人员配置包括内分泌专科医生、医生助理、健康管理人员,医生负责医学决策,医生助理、健康管理人员协助医生处理完善健康档案、管理数据收集、对患者进行监督等日常管理工作,以减轻医生的负担,提高管理效率,实现管理效能最大化。有条件的情况下,还应配备心理咨询师、营养师、运动康复师等专业人员。

随着我国医疗改革的不断深入及互联网医疗的迅猛发展，尤其是经历了新型冠状病毒感染疫情，国家从顶层设计上持续释放积极信号，鼓励线上慢病管理服务。《共识》的制定是基于互联网医院线上管理迅速发展的趋势，特别是临床实践中面临的问题和对策。随着互联网医疗和学科的不断发展、临床证据的不断积累和丰富以及临床研究的深入开展，《共识》也将与时俱进，不断完善和更新。

糖尿病线上诊疗和管理是由病情评估、目标设定和干预管理这3个要素组成的全过程。病情评估是对患者病情特点、既往治疗效果、是否适合线上/线下管理等的全面了解与估量；目标设定是在全面评估基础上为患者设定安全合理的个体化治疗目标、适当的随访频率和管理强度；干预管理是指按照个体化的管理目标，实施整合的干预和管理方案，涵盖教育和自我管理支持、药物治疗、病情监测、生活方式调整、心理辅导等多个方面。

（一）病情评估

患者转入互联网治疗和管理时，应将既往诊疗记录上传。在接诊过程中，医生可采用图文、电话、视频等形式进行沟通，医生应注意信息回复的时间，在文字沟通中注重人文关怀，可采用视频的方式完成部分体格检查的内容（如糖尿病足皮损和皮肤溃疡、胰岛素注射部位皮肤异常、甲状腺肿大等）。

1. 线上诊疗

患者在同一家医院由线下到线上复诊或者跨地域、跨医院复诊，应有既往诊疗记录上传。接诊医师对患者进行评估，开具诊断和药物处方，并给出其他相关的医学建议。接诊医师在了解患者线下诊疗资料基础上，根据疾病诊疗需要可进一步了解患者的更多情况，对患者做出全面评估，包括：① 是否适合线上诊疗和管理；② 完整的病史和病情、代谢指标（血糖、糖化血红蛋白、血脂、肌酐、肾小球滤过率、尿酸、肝功能等）、体格检查（血压、身体质量指数、腰围等）并发症（靶器官损害或其高危因素）、生活状态（饮食、运动、自我管理能力）、个人特点（主观意愿、资源可及性、低血糖风险及药物不良反应的可能性）、既往治疗效果与达标情况；③ 已经过线上随访或线上复诊者是否出现了需要转到线下诊疗和管理的情况。

2. 接诊注意事项

通过互联网医院对患者进行诊疗的方式主要有图文诊疗、电话诊疗和视频诊疗。对于即时通讯类型的交流形式,患者往往会重视咨询回复的时间。研究显示,在 1 min 内接诊糖尿病患者的问诊服务,患者满意度达 82.3%。因此,接诊时要重视对患者的回应速度,互联网医院需要有适当措施提醒医师及时接诊和接待患者的投诉反馈,提高患者线上就诊体验和诊疗效果。诊疗中的图文咨询无法用语音、语调和语气来辅助表达对患者的关心和安慰,接诊医师应尽可能采用适当文字体现对患者的人文关怀。

3. 诊断及治疗规范

应基于循证医学证据并契合指南,对患者采取药物、监测、饮食、运动、教育、自我管理等综合干预方案。需要注意的是,各项指南的具体内容在某些方面可能存在差异。诊疗实践中,在参考指南的基础上还要持续追踪与评估最新研究证据,结合患者个体特点做出符合具体临床诊疗需求的最佳决策。

4. 病历书写规范

接诊医师确认患者身份,采集完整信息,为患者建立电子健康档案,撰写电子病历,记录患者就诊时间、主诉、病史、诊断、处理意见等,遵循《电子病历应用管理规范(试行)》(国卫办医发〔2017〕8 号)规定。电子病历保存时间不少于 15 年,诊疗过程中的记录如图文对话、音视频资料等保存时间不少于 3 年。

5. 电子处方规范

接诊医师根据患者病情开具电子处方,需要符合《处方管理办法》等处方管理规定。处方需要由接诊医师本人开具,不允许使用人工智能等自动生成处方。在线电子处方必须有医生的电子签名,经药师审核后,互联网医院可委托符合条件的第三方机构进行药品配送。

6. 线上线下双向转诊

转至线上诊疗和管理的情况:接诊医生判断符合前述"服务对象/适用范围"和"复诊/线上诊疗认定"标准的患者,可由线下转至线上诊疗和管理。

需转至线下管理的情况:① 患者出现糖尿病急性并发症或原有慢性并发症明显加重或其他需要线下就诊的合并症;② 患者经 3—6 个月治疗,血糖、血压、血脂仍不达标;③ 患者血糖或体重出现显著波动;④ 患者出现严重低血糖或其他线上难以处理的严重药物不良反应;⑤ 患者出现新的慢性并发症需要线下评估或某些疾病生理指标需要线下评估;⑥ 患者自己要求转至线下诊疗;⑦患者的依从性差,无法通过线上诊疗达到诊疗目的;⑧经主治医生判断需要线下诊疗的其他情况。

7. 线上诊疗后管理

(1)随访

通常每2周左右随访患者的症状、血糖(空腹和餐后)、血压以及用药情况。间隔3个月左右应复诊,全面评估治疗方案效果和患者达标情况。线上随访可按需采用图文、音视频等方式给予患者个体化的糖尿病教育、心理健康教育和饮食、运动指导。糖化血红蛋白每3—6个月评估1次;糖尿病视网膜病变、糖尿病肾脏病变、糖尿病周围神经病变等并发症需每年筛查1次。已确诊糖尿病并发症但病情稳定的患者,每6个月重新评估1次,如病情有变化需要立即重新评估。如出现心脑血管疾病、下肢动脉狭窄等相关症状,应立即进行相应检查。

(2)管理

对于血糖稳定、没有明显并发症或并发症没有明显进展的患者,实施常规管理,进行常规频率的随访和复诊。对于血糖控制情况差、自我管理能力差、出现早期并发症或者并发症明显进展的患者,实施强化管理,进行更高频率的随访和复诊,必要时建议转至线下诊疗。从糖尿病诊断后治疗干预起第6个月开始,患者的血糖控制有可能出现恶化趋势,必要时应强化管理,持续改进综合干预措施。通过网络云端实时监测患者智能可穿戴设备数据的互联网医院,如果发现患者出现需要立刻干预的异常指标(如低血糖),应及时对患者进行反馈指导。

8. 收费建议

互联网诊疗收费按照分级诊疗标准进行,应符合《国家医疗保障局关于完善"互联网+"医疗服务价格和医保支付政策的指导意见》(医保发〔2019〕47号)和《国家医疗保障局关于积极推进"互联网+"医疗服务医保支付工作的指导意见》(医保发〔2020〕45号)中"医疗服务价格项目实行以省为主,国家、省和市三级管理"和"线上线下一致,对线上、线下医疗服务实行公平的医保支付政策"的原则与规定。患者网上购药的费用也应符合物价和医保规定,涉及配送费用时,可按照相应规定收费。

9. 危机事件处理流程

互联网医院应当设立互联网诊疗危机事件处理预案和流程,并对医护人员进行培训。参与互联网诊疗的医护人员需要熟知危机事件的处理流程,按照管理方案和医学原则及时妥当地处置危机事件,并迅速上报管理部门。

10. 诊疗纠纷、投诉处理机制和不良事件处置

医师的医疗责任保险范围应覆盖医师的互联网诊疗行为。互联网医院需要设有接待线上诊疗纠纷投诉并进行相应处理的机制和部门,及时处理患者的投诉。互联网医院发生的医疗服务不良事件和药品不良事件,需要按照国家有关规定上报。患者与互联网医院发生医疗纠纷时,应当向互联网医院登记机关提出处理申请,并由相应机构按照有关法律、法规和规定进行处理。

11. 知情同意

互联网医院必须对患者进行互联网诊疗的风险提示,获得患者知情同意。需要向患者告知糖尿病线上诊疗和管理的特点、局限性与可能风险,并写明患者接受糖尿病线上诊疗和管理的权利和义务,患者在接受线上糖尿病诊疗和管理前需要签署知情同意书。患者可在实体医疗机构签署纸质知情同意书,并将其影印件上传到互联网医院,也可通过智能手机等签署互联网医院提供的电子知情同意书。无论是纸质还是电子知情同意书,均要注意充分告知和保护患者合法权益。

(二)目标设定

互联网管理的核心目标是改善糖尿病患者的临床结局、健康状况和生活质量。互联网管理在糖尿病管理中扮演着至关重要的角色,它不仅提高了决策的科学性和效率,增强了患者的自我管理意识和能力,还解决了患者面临的种种问题,促进了医患之间的紧密合作。目标设定相关的系列措施共同作用于提升糖尿病患者的临床控制水平,改善其整体健康状况,最终实现生活质量的提升。

1. 支持决策的制定

① 个性化数据管理与分析:互联网管理平台通过集成血糖监测、饮食记录、运动追踪等功能,收集患者日常生活的健康数据。利用大数据分析技术,为每位患者提供个性化的健康报告,帮助患者及医疗团队识别风险因素,从而制订更为精准的治疗和管理计划。

② 智能预警系统:建立基于算法的智能预警机制,当患者的血糖水平、血

压或其他关键指标偏离正常范围时,系统自动发送提醒至患者及指定医护人员,确保异常情况得到及时处理,有效预防并发症的发生。

③ 教育资源推荐:根据患者的具体需求和病情,互联网平台智能推荐相关的糖尿病教育资料、视频教程或专家讲座,提升患者的疾病认知,为决策制定提供知识支持。

2. 提高患者自我管理行为

① 自我监测工具与指导:详细介绍并教授患者如何使用智能血糖仪、血压计等设备,以及如何通过手机应用记录日常生活的健康数据,培养患者定期自我监测的习惯,提高自我管理能力。

② 个性化生活方式建议:基于患者的健康数据和个人偏好,互联网平台提供定制化的饮食计划、运动方案和心理调适建议,鼓励患者采取积极的生活方式,有效控制病情。

③ 社区互动与激励机制:建立糖尿病患者在线社区,鼓励患者分享经验、互相支持,同时设置积分、勋章等激励机制,表彰积极参与自我管理的患者,增强患者的自我驱动力。

3. 解决患者的问题

① 在线咨询服务:提供一天 24 小时、一周 7 天(24/7)在线医生咨询服务,患者可以随时咨询关于病情、用药、饮食等方面的疑问,获得专业及时的解答,减少因信息不对称导致的焦虑与误解。

② 问题跟踪与反馈机制:建立问题提交与跟踪系统,确保患者的每一个问题都被记录并得到有效处理。定期收集患者反馈,不断优化服务流程和内容,提升用户体验。

③ 紧急援助通道:设立紧急联络机制,对于出现严重并发症或紧急情况的患者,能够快速对接医疗资源,提供必要的医疗援助和指导,保障患者安全。

4. 促进患者积极与医疗团队合作

① 远程医疗会诊:利用视频会议技术,实现患者与多学科医疗团队的远程会诊,方便患者在家就能获得专家意见,同时促进医疗资源的有效配置。

② 医疗计划协同管理:互联网平台作为医患沟通的桥梁,支持医疗团队在线制订、调整患者的管理计划,并与患者共享,确保双方对治疗方案有共同的理解和执行。

③ 家庭参与与支持：鼓励患者家属加入管理过程，通过平台了解患者的健康状况，参与制订管理计划，共同监督执行，形成家庭内部的良好支持环境，增强患者的治疗依从性。

（三）干预管理

糖尿病互联网管理的具体方案措施应基于循证医学证据并契合指南，对患者采取药物、监测、饮食、运动、教育和自我管理等综合干预方案，结合患者个体特点做出符合具体临床诊疗需求的最佳决策。

1. **饮食管理要求**

应对所有糖尿病患者进行饮食管理并贯穿始终，利用计算机和互联网技术、移动手机、电子智能设备等对糖尿病患者的饮食实施远程监测和管理。对糖尿病患者进行饮食管理前应进行必要的营养状况评估，包括进行个体化营养评估、诊断、制订相应营养干预计划。设定合理的营养治疗目标，调整总能量的摄入，合理均衡分配各种营养素，并尽可能满足个体饮食喜好。

2. **运动管理要求**

应对所有排除运动禁忌证的糖尿病患者进行运动康复管理并贯穿始终。运动前对糖尿病患者进行评估是必要的，应排除以下运动禁忌证：患者空腹血糖 > 16.7 mmol/L、反复低血糖或血糖波动较大、糖尿病酮症酸中毒、增殖性视网膜病变、严重肾病、严重心脑血管疾病（不稳定型心绞痛、严重心律失常、一过性脑缺血发作）、合并急性感染等情况。具体的运动方案参照相应指南制订。

3. **远程教育要求**

在糖尿病患者确诊时即开展远程教育，体现长期和及时的特点。年度评估及教育、新的复杂因素影响到自我管理时，出入院或因年龄因素导致认知改变等过渡护理时，应及时启动或加强远程教育管理。远程教育包括对病情、知识、行为、心理等内容的评估与教育，对需要心理专家或营养专家进行治疗的患者，应在及时评估后给予转诊支持。

4. **药物治疗要求**

药物治疗是糖尿病远程管理的关键内容。控制目标应遵循个体化原则，即根据患者的病情特点、年龄、病程、并发症、药物不良反应风险等因素实施分层管理,尤其需要综合考虑对动脉粥样硬化性心血管疾病、慢性肾脏病和心力衰竭等疾病的防控策略,并对血糖控制的风险、获益比、成本、效益比、可及性等方面进行科学评估,以期达到最合理的平衡。

八、数据隐私和安全性

互联网诊疗会产生相应的数据,这些数据属于健康医疗数据的范畴。健康医疗数据是指个人健康医疗数据以及由个人健康医疗数据加工处理之后得到的健康医疗相关数据,包括群体总体分析结果、趋势预测、疾病防治统计数据等。健康医疗数据可划分为个人属性数据、健康状况数据、医疗应用数据、医疗支付数据、卫生资源数据、公共卫生数据等。国家市场监督管理总局和国家标准化管理委员会为此制定和发布了《信息安全技术——健康医疗数据安全指南》(标准号:GB/T 39725—2020)。互联网医院需要具备满足互联网技术要求的设备设施、信息系统、技术人员以及信息安全系统,保证互联网诊疗活动全程留痕、可追溯,按照《信息安全等级保护管理办法》实施第三级信息安全等级保护。医疗机构要确保信息安全、患者隐私保护和医疗数据保密,防止违法传输、修改,防止数据丢失,实现网络安全、操作安全、数据安全、隐私安全。患者信息应当被妥善保管,不得非法买卖、泄露患者信息。发生患者信息和医疗数据泄露后,医疗机构应当及时向主管的卫生健康行政部门报告,并立即采取有效应对措施。

互联网医疗糖尿病线上诊疗和管理持续产生的大量健康医疗数据,既涉及患者的诊疗,又关系到医学研究、公共卫生决策的制定以及相关的产业决策与可能的商业利益。有关各方需要遵循《中华人民共和国知识产权法》等相关法律法规,对健康医疗数据分类应用管理、责权一致,明确数据的所有权、使用权,在维护国家利益基础上保护医疗机构、患者以及有关各方的权利。

除以上提及的政策法规和国家标准之外,为实现健康医疗数据安全管理和患者隐私保护,互联网医院还应遵守《中华人民共和国网络安全法》《信息安全技术——个人信息安全规范》《国务院办公厅关于促进和规范健康医疗大数据应用发展的指导意见》《国家健康医疗大数据标准、安全和服务管理办法(试行)》《人口健康信息管理办法(试行)》等。

（一）糖尿病数据的隐私保护问题

糖尿病数据的隐私保护是一个重要的问题，特别是在远程糖尿病管理和数字化医疗的背景下。以下是与糖尿病数据隐私保护相关的一些问题和措施。

1. 数据安全和加密

为了确保糖尿病数据的隐私保护，医疗机构和数字化平台应采取适当的安全措施，如数据加密、防火墙和访问控制，以保护患者数据免受未经授权的访问和泄露。

2. 知情同意和透明性

糖尿病患者在使用远程糖尿病管理平台或参与数字化医疗项目之前应被告知数据收集的目的、使用方式和保护措施，并需要明确的知情同意。数字化平台和医疗机构应提供透明的隐私政策，向患者解释数据的使用和共享情况。

3. 匿名化和去标识化

为了进一步保护糖尿病数据的隐私，个人身份信息应被匿名化或去标识化，以防止将数据与特定患者联系起来。只有经过适当处理的数据才能被使用和共享，以减少患者的隐私泄露风险。

4. 访问权限和控制

医疗机构和数字化平台应建立适当的访问权限和控制机制，确保只有经过授权的人员可以访问和处理糖尿病数据。此外，应定期审查和更新访问权限，以确保数据的安全性和隐私。

5. 教育和意识提高

患者应该受到妥善教育，了解数据的价值和隐私风险，并采取适当的措施来保护自己的数据，如设置强密码、定期更改密码、不共享账号和密码等。

糖尿病数据的隐私保护是一个综合性问题，需要医疗机构、数字化平台、患者和政府监管机构共同努力来确保数据的安全和隐私。重要的是平衡糖尿病管理的效益与患者隐私的保护，以确保患者的信任和数据安全。

（二）互联网平台的安全性和合规性

糖尿病互联网平台的安全性和合规性对于保护患者数据和确保合法操作

至关重要。以下是与糖尿病互联网平台安全性和合规性相关的考虑因素。

1. 身份验证和访问控制

糖尿病互联网平台应实施强大的身份验证和访问控制机制,确保只有经过授权的用户才能访问和处理糖尿病数据。这可以包括多因素身份验证、唯一用户标识符、访问令牌等。

2. 隐私政策和知情同意

糖尿病互联网平台应提供明确的隐私政策,详细说明数据的收集、使用、共享和存储方式。患者应在使用平台之前被告知数据使用的目的,并需要明确的知情同意。

3. 合规性和监管要求

糖尿病互联网平台应遵守适用的法律法规和行业标准,如欧洲的《通用数据保护条例》(GDPR)、美国的《健康保险可移植性和责任法案》(HIPAA)等。平台应与监管机构合作,接受审查和监督。

4. 数据存储和访问权限

糖尿病互联网平台应使用安全的数据存储解决方案,并为数据访问和处理设置严格的权限控制,以确保仅授权人员可以接触敏感数据。

5. 漏洞管理和安全更新

糖尿病互联网平台应定期进行漏洞管理和安全更新,及时修补系统的漏洞,并保持软件和硬件设备的安全性。

6. 教育和培训

糖尿病互联网平台提供者应向用户和医疗专业人员提供必要的培训和教育,以加强他们对隐私保护和安全措施的理解和意识。

糖尿病互联网平台的安全性和合规性是一项持续的责任,平台提供者需要密切关注最新的安全威胁和隐私法规的变化,并不断采取适当的措施来保护患者数据的安全和隐私。

九、糖尿病管理新模式

"社会—医院—社区—家庭"糖尿病管理新模式是一种基于社会多方资源相互协作的糖尿病管理模式。它以紧密型医联体结构为轴线,借助互联网手段及大数据技术对现有糖尿病管理流程进行再造,融合社会各方人力、物力资源,对糖尿病进行分级健康管理。

(一)糖尿病协同管理团队

糖尿病协同管理团队主要是由家庭医生团队、护理宣教团队和管理对象团队构成。家庭医生团队由三甲医院内分泌科、社区公共卫生科、全科和中医保健科等专业人员组成,侧重于管理对象个体的管理,负责对管理对象进行检查、诊疗、健康教育、健康咨询及各个具体项目和实施策略的顶层设计,糖尿病健康管理中的筛查—诊断—随访—干预—效果评价等环节的具体落实。护理宣教团队由护士、药师、营养师等社会专业人员以及健康志愿者组成,侧重于管理对象人群的管理,负责对管理对象进行护理、保健、健康教育、健康咨询、协助项目实施、活动现场管理、康复训练等。管理对象团队由患者本身组成,侧重自我管理,负责接受糖尿病健康教育,参加并配合各种健康检查,参与各项干预活动,主动矫正不良生活方式、行为习惯等。

(二)运行模式

糖尿病管理的运行主要依赖清晰的分级管理路径、明确的分级健康管理和随访标准、具有地域特色的干预方法和标准化的数据管理措施。糖尿病管理路径主要基于共享的电子病历系统和区域公共卫生服务系统。家庭医生团队可通过病历系统查询患者住院信息,录入患者随访信息,为危重患者预约挂号、安排转诊等。而三甲医院医生则可通过电子病历系统了解患者出院后情况,指导基层医生对患者进行管理。护理宣教团队可将日常管理信息记录到电子健康档案中,与病历、处方、血糖监测值等数据进行整合,从而形成糖尿病患者筛查、建档、一般治疗、重症转诊的管理路径。糖尿病的分级健康管理根据糖尿病诊断结果及行为危险因素、高危疾病情况,将人群划分为一般人群、高危人群、患者3个管理级别,针对不同管理级别,采取不同的干预和管理手段。针对一般人群,主要采取健康教育和健康促进的干预手段,普及健康知识,纠正其生活行为;针对高危人群,主要采取早期诊断和个体化指导与干预的管理手段,对其血糖、血压、体重等指标进行控制;针对患者,主要采取规范化管理和康复手段,对其疾病进行治疗、控制。根据管理级别不同,制订不同的随访计划。同时,可根据患者的病情动态调整计划。有地域特色的干预方法主要依据地方生活习惯和文化,实行不同的个体和群体干预手段。标准化的数据管理是将社区糖尿病患者的电子病历和电子健康档案数据进行整合,建立糖尿病患者的全生命周期个人健康数据,并针对糖尿病管理目标和运行要求修改电子病历和电子健康档案相关管理规范,构建能面向人工智能和大数据技术的居民健康大数据。

(三)保障机制

糖尿病管理新模式的保障机制主要由规范化的培训机制、激励机制和动态闭环绩效考核系统构成。培训机制主要是对糖尿病健康管理团队各级成员进行线上线下、院内院外的各种短期和长期培训,确保各级健康管理团队成员的防控专业素质,提升服务质量。激励机制主要依据健康管理质量和健康管理目标对不同管理对象设置不同的激励措施,以提升医生团队成员的服务成就感、护理宣教团队成员的服务归属感和管理对象的服务获得感,促进团队持续发展。动态闭环绩效考核体系主要是为了保障糖尿病管理工作正确有效的实施而设立的一系列绩效计划和绩效监控方法,它首先在现有绩效考核指标上分别对组织、个人和群体绩效设置一系列新的指标,并运用互联网管理平台对指标进行采集和监控,最后应用数据统计和数据分析方法分别针对个体、群体进行绩效的评估和预测。

十、未来糖尿病互联网管理趋势和展望

(一)未来糖尿病互联网管理的技术趋势

1. 智能穿戴设备和传感器

① CGM系统:CGM技术已经在不断发展,提供实时的血糖水平数据,并

能够发出警报以防止高血糖或低血糖事件。

② 智能胰岛素泵:联网的胰岛素泵可以与 CGM 系统进行通信,实现更加精确的胰岛素调节,从而改善血糖控制。

③ 智能眼镜和眼镜式设备:这些设备可以提供实时的血糖数据,同时也可以显示其他健康参数,使患者能够更好地监控糖尿病管理情况。

2. 人工智能和机器学习

① 个性化治疗方案:基于大量的病例数据,人工智能可以提供个性化的糖尿病管理建议,并考虑患者的生活方式、饮食习惯、活动水平等因素。

② 预测分析:利用机器学习模型,可以预测患者未来可能发生的高血糖或低血糖事件,从而提前采取措施。

3. 远程监测和远程医疗

① 远程医疗平台:通过互联网,医生可以监测患者的血糖数据,并提供实时建议,而患者不必亲自前往医院。

② 虚拟医疗助手:患者可以通过文字或语音与虚拟医疗助手进行互动,获取关于饮食、药物管理等方面的建议。

4. 数字健康记录和云存储

① 数字健康记录系统:糖尿病患者可以使用数字健康记录系统来追踪血糖数据、用药情况等信息,并与医疗团队共享。

② 云存储:将糖尿病管理数据存储在云端,使患者可以随时随地访问并与医疗专业人员共享。

5. 社交支持和社群

在线社群和平台:提供一个交流和分享经验的平台,让糖尿病患者可以相互支持,分享有效的管理方法。

6. 虚拟现实和增强现实

教育和培训:利用虚拟现实和增强现实技术,可以为糖尿病患者提供更生动直观的教育体验,帮助他们理解和掌握糖尿病管理技能。

(二)互联网在全球糖尿病流行病学中的作用

互联网在全球糖尿病流行病学中发挥了重要作用,为糖尿病的研究、管理和预防提供了有力支持。

1. 数据收集和研究

互联网为研究人员提供了广泛的数据来源。通过在线调查、电子健康记录、社交媒体和健康应用程序，研究人员可以获取大规模的糖尿病患者数据，用于流行病学研究。通过在线平台，研究人员可以实时监测糖尿病患者的趋势和模式，以及分析患者的生活方式和健康数据。

2. 教育和宣传

互联网为糖尿病教育提供了广泛的平台。糖尿病患者和公众可以通过网站、社交媒体、在线课程和健康应用程序获得关于糖尿病的信息。医疗专业人员可以使用在线平台向患者提供信息和建议，提高患者的糖尿病管理意识。

3. 远程监测和诊疗

互联网和远程医疗技术允许医生和患者进行远程监测。患者可以使用血糖监测设备、智能手机应用程序等远程分享血糖数据，医生可以远程评估并提供建议。远程医疗也有助于改善偏远地区或医疗资源有限地区的糖尿病管理。

4. 社交支持和社区建设

互联网社交媒体和在线社区为糖尿病患者提供了一个平台，让他们可以分享经验、交流建议，并互相支持。在线社交支持可以帮助患者更好地应对糖尿病、减轻心理压力、建立支持网络。

5. 健康应用和工具

有许多健康应用程序和工具专门设计用于糖尿病管理。这些应用程序可以帮助患者追踪血糖、饮食、运动和药物管理，提供个性化建议。某些应用程序还可以与医疗专业人员的系统集成，实现更好的医患沟通。

6. 研究合作和国际合作

互联网促进了国际糖尿病研究和合作的交流。研究人员和医疗专业人员可以通过在线协作平台分享研究成果、数据和最佳实践。

总之，互联网在全球糖尿病流行病学中扮演了多重角色，从数据收集到患者教育，再到远程监测和社交支持，都对糖尿病的研究、管理和预防产生了积极影响。随着科技的不断发展，互联网在糖尿病领域的作用可能会不断增强。

(三)糖尿病互联网管理的社会影响和未来挑战

糖尿病互联网管理对社会产生了积极影响,但也伴随着一些挑战。

1. 社会影响

① 提高患者自我管理能力:互联网和健康应用程序为糖尿病患者提供了工具,帮助他们更好地管理疾病。这包括监测血糖、饮食和运动,以及提供个性化的建议,有助于改善患者的生活质量。

② 增强健康意识:在线信息和社交媒体上的糖尿病教育推广有助于提高公众对于糖尿病的认识和意识,鼓励更多人关注和预防这一慢性疾病。

③ 促进远程医疗:互联网使医疗专业人员能够远程监测糖尿病患者的健康状况,提供实时建议,从而改善患者的医疗护理和管理。

④ 社交支持和社区建设:在线社交平台和糖尿病社区为患者提供了一个支持系统,让他们能够分享经验,并获得鼓励和情感支持,有助于减轻心理压力和改善心理健康。

2. 未来挑战

① 隐私和安全问题:随着越来越多的健康数据在互联网上传播,隐私和安全问题变得更加突出。确保患者的健康信息得到保护、防止数据泄露和滥用是一个挑战。

② 数字鸿沟:并非每个人都能轻松访问互联网或拥有智能设备,这可能导致数字鸿沟。确保糖尿病管理工具和信息的平等分享是一个需要解决的问题。

③ 信息质量和准确性:互联网上存在大量信息,有些是不准确或不可信的。患者和公众需要具备辨别信息真伪的能力,以免受到误导。

④ 医疗专业人员的角色:互联网管理工具的广泛使用可能导致患者自行处理疾病,减少了对医疗专业人员的依赖。医疗专业人员需要适应这一变化,提供更加综合和个性化的管理。

⑤ 监管和法规:监管机构需要跟进互联网健康工具的发展,确保其安全性和有效性。这需要制定和实施相应的法规和政策。

⑥ 对医联体的合作方式要求较高:糖尿病管理新模式对健康管理团队各级成员划分了明确的责任、权利和利益,要求各级团队成员必须紧密配合、相互协作。因此,以医联体为核心的健康管理团队必须确立一套公开透明的责

权原则。然而,目前我国的医联体模式有多种,各个模式之间经营方式各有不同,医联体内的责权利标准难以划分。此外,现有医联体较为严格地执行分级诊疗制度,但是并未真正改善基层医疗组织技术力量薄弱的现状。社区医生服务质量不高,难以提高患者对社区医生的信任度和满意度,不能真正实现整个管理流程的顺畅。

⑦ 前期成本较高:糖尿病管理新模式的管理路径主要基于医院和社区互联互通的电子病历系统、公共医疗健康档案系统以及互联网移动端软件。因此,前期建设需要投入大量成本。此外,糖尿病管理新模式基于数据的防控体系,对数据的采集、存储过程有着较高的质量要求。然而,现有防控措施的指标并不完善,数据采集质量和效率都不高。因此,前期建设需要投入大量人力、物力。

⑧ 对绩效考核体系要求较为严格:由于健康管理团队各级成员的管理目标和管理对象各不相同,无法采用同等的指标统一考核。因此,选取合适的考核指标以及确立一套良好的考核体系对于团队工作的延续性和有效性至关重要。然而,目前并没有很成熟的考核标准和体系,需要在运行的过程中不断探索。

⑨ 对居民的配合度要求较高:糖尿病管理新模式虽然结合了患者的区域文化特色和个性化需求,在一定程度上能够提高居民的满意度和糖尿病管理工作的延续性。但是前期筛查和健康教育的过程仍然依赖于社区居民的配合。因而,采用何种活动方式提高居民的积极性亦是新模式运行过程中需要解决的问题。

总之,糖尿病互联网管理对社会产生了积极影响,但也面临一系列挑战。解决这些挑战需要各方协作,包括政府、医疗机构、技术公司和患者在内的多方参与,以确保互联网在糖尿病管理中的最大潜力能够实现,同时维护患者的权益和数据安全。

综上所述,在"互联网+"的大背景下,开展糖尿病互联网管理对提高患者的生活质量和改善临床结局都有较大帮助,为患者的就医带来了便利,提高了就医效率,应在条件允许的情况下积极开展。在互联网医疗糖尿病线上诊疗和管理过程中,医护人员要正确把握糖尿病线下/线上双向转诊标准,根据指南、循证医学和患者个体特点,为患者制订最佳线上诊疗和管理方案。同时,医护人员还需要熟练使用互联网诊疗平台和主动适应新的医患互动交流模式,注重人文关怀,坚持依法行医,严格保护患者隐私,持续提高医疗质量。

目前,我国糖尿病线下诊疗以《中国2型糖尿病防治指南》为指引,但线上糖尿病管理在规范化方面却无章可循,其有效性与安全性缺乏检验。未来,《互联网医院糖尿病规范化管理专家共识》的发布将会改变这一现状,在线上执业的医生也将有据可依,为糖尿病患者提供更加规范化的糖尿病诊疗服务,提升医生效率的同时,让患者在线上也能享受到有效、低价、可及的慢病管理服务。

当然,包括糖尿病在内的慢病的互联网管理都在监管、医疗服务质量和医疗安全保障等领域面临诸多挑战,存在多种潜在风险,涉及法律风险、业务风险、技术风险和安全风险等不同方面,为互联网诊疗糖尿病带来新的风险和挑战。相关从业者应把患者受益置于首位,注意学习和适应新的技术、理念、法规,共同优化糖尿病互联网管理。现阶段,医生多点执业全面放开,再加上互联网医疗平台的融合应用,对于糖尿病等慢病的健康管理来说可谓如虎添翼。未来,随着医疗信息互联互通,人工智能等高科技的融入,互联网医疗服务将走向真正意义上的智能化,将为慢病患者提供更安全、更便捷、更优质的管理服务。

参 考 文 献

[1] 中华医学会糖尿病学分会. 中国2型糖尿病防治指南(2017年版)[J]. 中国实用内科杂志, 2018, 38(4): 292-344.

[2] 王荣英, 贺振银, 赵稳稳, 等. 慢性病管理研究进展[J]. 中国全科医学, 2016, 19(17): 1989-1993.

[3] 刘诗蓉, 黄宇虹. 消渴的五脏辨证论治[J]. 光明中医, 2013, 28(5): 1012-1014.

[4] 高彦彬, 刘铜华, 李平. 糖尿病肾病中医防治指南[J]. 中国中医药现代远程教育, 2011, 9(4): 151-153.

[5] 段俊国, 金明, 接传红. 糖尿病视网膜病变中医防治指南[J]. 中国中医药现代远程教育, 2011, 9(4): 154-155.

[6] 庞国明, 闫镛, 郑晓东. 糖尿病周围神经病变中医防治指南[J]. 中国中医药现代远程教育, 2011, 9(22): 119-121.

[7] 奚九一, 李真, 范冠杰, 等. 糖尿病中医防治指南糖尿病足[J]. 中国中医药现代远程教育, 2011, 9(19): 140-143.

[8] 冯兴中, 张宁, 谢春光. 糖尿病中医防治指南糖尿病合并脑血管病[J]. 中国中医药现代远程教育, 2011, 9(19): 138-140.

[9] 杨叔禹, 李学军, 王丽英, 等. 糖尿病胃肠病中医诊疗标准[J]. 世界中西医结合杂志, 2011, 6(5): 450-454.

[10] 沈远东, 詹红生, 赵咏芳, 等. 糖尿病性代谢性骨病中医防治指南[J]. 中国中医药现代远程教育, 2011, 9(22): 121-122.

[11] 石岩, 尤立平, 刘瓦利, 等. 糖尿病合并皮肤病中医防治指南[J]. 中国中医药现代远程教育, 2011, 9(22): 123-124.

[12] 李显筑,郭力,王丹,等. 糖尿病神经源性膀胱中医诊疗标准[J]. 世界中西医结合杂志,2011,6(4):365-368.

[13] 吴以岭,高怀林,贾振华,等. 糖尿病合并心脏病中医诊疗标准[J]. 世界中西医结合杂志,2011,6(5):455-460.

[14] 吴深涛,梁家利,高婧,等. 糖尿病合并脂代谢紊乱中医诊疗标准[J]. 世界中西医结合杂志,2011,6(7):626-631.

[15] 赵进喜,王世东,庞博,等. 糖尿病合并高血压中医诊疗标准[J]. 世界中西医结合杂志,2011,6(7):638-644.

[16] 李显筑,郭力,王丹,等. 糖尿病泌汗异常中医诊疗标准[J]. 世界中西医结合杂志,2011,6(3):274-276.

[17] 魏子孝,夏城东,李惠林,等. 糖尿病合并代谢综合征中医诊疗标准[J]. 世界中西医结合杂志,2011,6(2):177-179.

[18] 冯建华,高思华,程益春,等. 糖尿病勃起功能障碍中医诊疗标准[J]. 世界中西医结合杂志,2011,6(2):180-184.

[19] 中华医学会糖尿病学分会. 中国2型糖尿病防治指南(2020年版)(上)[J]. 中国实用内科杂志,2021,41(8):668-695.

[20] 曹荣耀,张群. 消渴病因病机理论框架结构研究[J]. 中国中医药现代远程教育,2020,18(4):30-32.

[21] 庞国明,倪青,张芳. 2型糖尿病病证结合诊疗指南[J]. 中医杂志,2021,62(4):361-368.

[22] 陈利鸿,陈正涛,高泓,等. 老年2型糖尿病慢病管理指南[J]. 中西医结合研究,2023,15(4):239-253.

[23] 张利民. 王不留行籽耳穴贴压联合穴位按摩在2型糖尿病患者护理中的应用[J]. 中国药物与临床,2021,21(22):3788-3790.

[24] 朱晓红,张阿宏,严莉,等. 刮痧联合拔罐治疗对肥胖型糖尿病患者基础代谢率的影响研究[J]. 黑龙江中医药,2021,50(6):482-483.

[25] 孙颖. 2型糖尿病中医证型与中医七情的关系研究[D]. 天津:天津中医药大学,2022.

[26] 王瑞华,闫镛. 中医情志护理对2型糖尿病患者血糖波动影响的临

床分析[J]. 中国药物与临床,2021,21(20):3482-3484.

[27] 叶恬恬. 分级诊疗背景下老年糖尿病社区健康管理研究[D]. 合肥:安徽医科大学,2023.